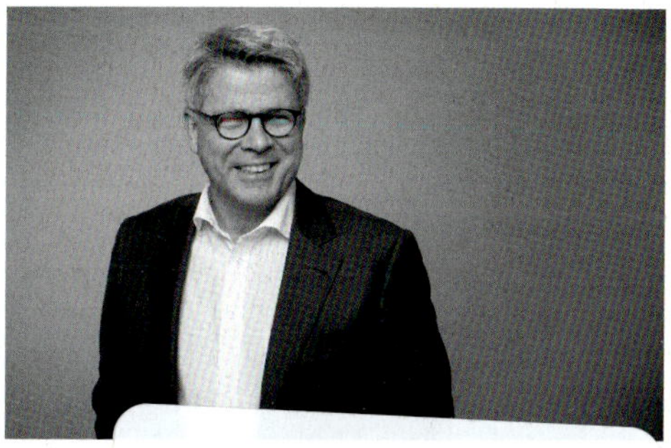

Liebe Leserin, lieber Leser

Sie wird leicht unterschätzt, unsere Haut – ist sie doch scheinbar nur eine schlichte Hülle. Doch kein zweites Organ dient uns auf eine derart vielfältige Weise: Die Haut hält uns gefährliche Erreger vom Leib und schützt vor UV-Strahlung. Sie lässt uns die Welt um uns herum spüren – zärtliche Berührungen, den Sand unter den Füßen, den Stich einer Nadel. Und nicht zuletzt vermittelt sie uns damit eine Vorstellung von uns selbst. Genug Gründe, mit unserer äußeren Hülle sorgsam umzugehen.

Nicht zu rauchen und intensive Sonnenbäder zu meiden sind nur zwei wichtige Faktoren, die unsere Haut gesund erhalten und ihre Alterung verlangsamen. In einem großen Sonderteil zur Pflege (Seite 51) wird deutlich, dass es inbesondere für manche Hautzustände wichtig ist, spezielle Cremes zu verwenden.

Gerade Pflegeprodukte bewerben Hersteller allerdings oft mit wohlklingenden Versprechungen, für die sich nicht immer nachvollziehbare Belege finden lassen. Wem ist schon bekannt, dass „dermatologisch geprüft" erst einmal nur bedeutet, *dass* ein Produkt getestet wurde – aber nicht, *was* die Prüfung ergeben hat?

Womit nicht gesagt ist, dass die Cremes nutzlos sind – wohl aber, dass eine derartige Formulierung kein offizielles Gütesiegel ist. Dennoch, so versichert uns ein ausgewiesener Experte, gibt es heute manche Anti-Aging-Cremes, die tatsächlich kleine Falten reduzieren und die Gesichtshaut glatter wirken lassen (Seite 96).

Nicht wenige Frauen und Männer möchten ihr Aussehen aber deutlicher verändern – und stellen sich die Frage, ob womöglich Botox-Spritzen, Laserbehandlungen oder gar ein Facelift infrage kommen. Auch diese und andere Methoden stellen wir vor, möchten gleichwohl nicht dazu raten, jedoch umfassend über Nutzen und Risiken aufklären (Seite 99). Insbesondere bei der Wahl des behandelnden Arztes gilt es, Vorsicht walten zu lassen; wer Werbung im großen Stil macht, hat es meist auch nötig, sagt Professor Christian Raulin, der selbst Schönheitsbehandlungen begutachtet (Seite 116).

Wie jeder Einzelne auch jenseits von Cremes und Lifting viel für ein gesundes Hautbild tun kann, erklärt die Dermatologin und Ernährungsmedizinern Yael Adler: Da sich die äußere Hautschicht jeden Monat komplett erneuere, sei es wichtig, unsere Schutzhülle mit den nötigen Nährstoffen zu versorgen. Empfehlenswert sei die Mittelmeerdiät, also viel Obst und Gemüse, Seefisch und gesunde Öle (Seite 74).

Ihr besonderer Tipp: Jeden Tag ein Glas Möhrensaft färbt die Haut binnen eines Monats orangefarben. Das schützt nicht nur vor Sonnenschäden und verlangsamt die Hautalterung. Eine solche Gesichtsfarbe wird zudem als gesund und attraktiv eingeschätzt – ein schöner Nebeneffekt.

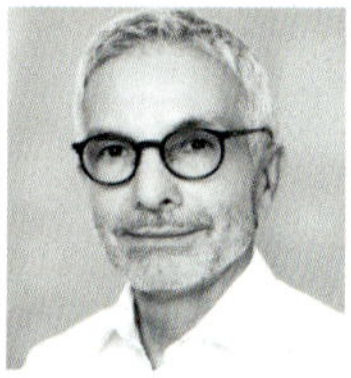

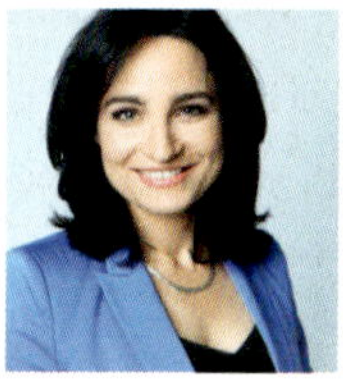

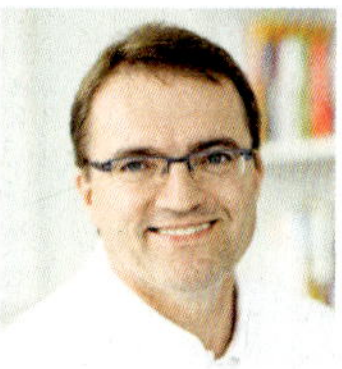

Diese Experten haben uns beraten: **Prof. Dr. Christian Raulin**, **Dr. Yael Adler,** und **Prof. Dr. Matthias Augustin** (u.)

Herzlich Ihr

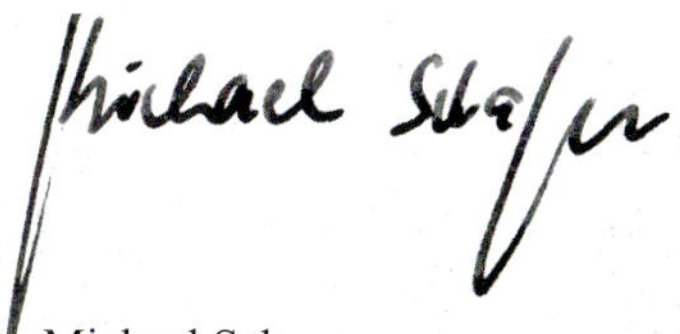

Michael Schaper

Jetzt neu: GEO WISSEN ERNÄHRUNG »Gesund durch Herbst und Winter« und GEO WISSEN »Geliebte Gefährten« sowie der Auftritt auf facebook.com/geowissen

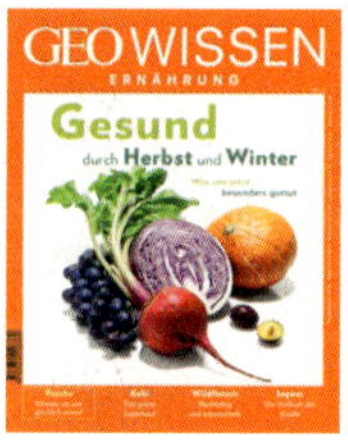

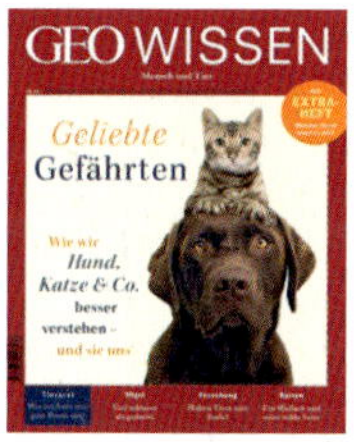

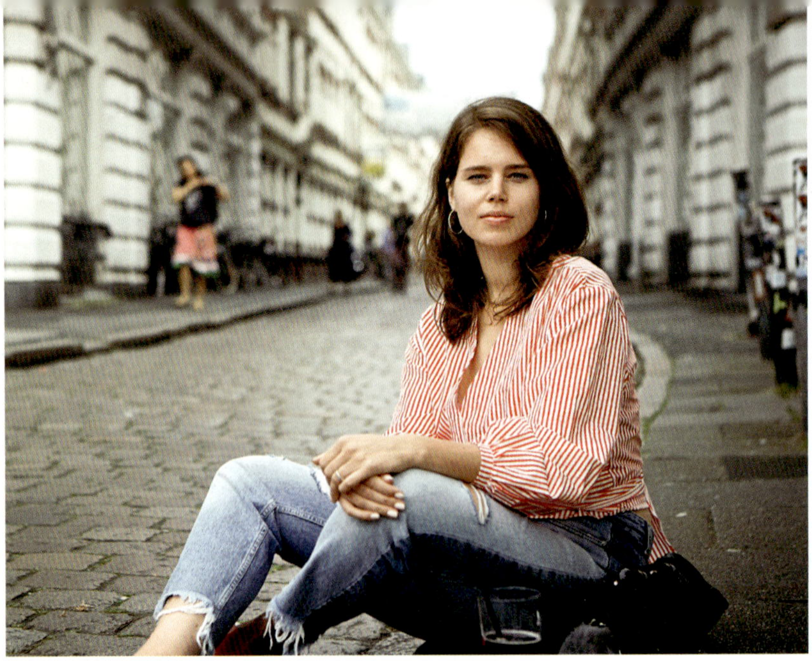

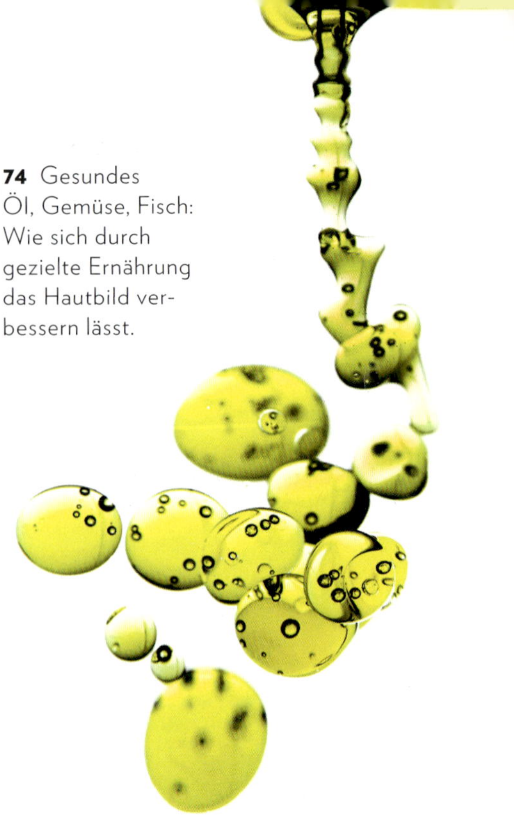

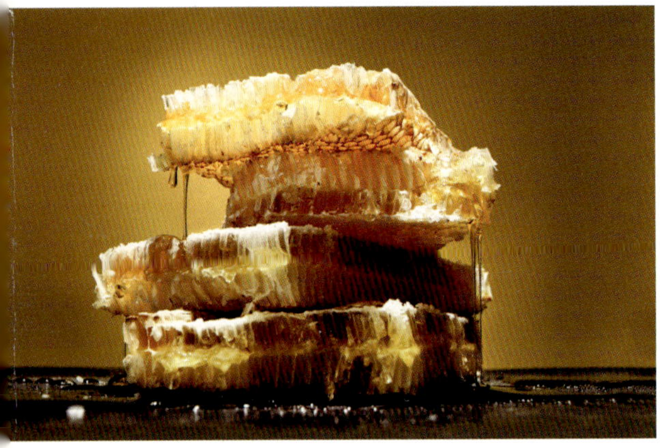

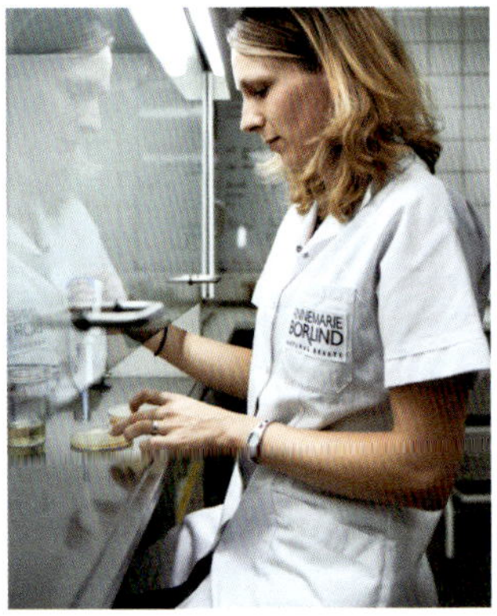

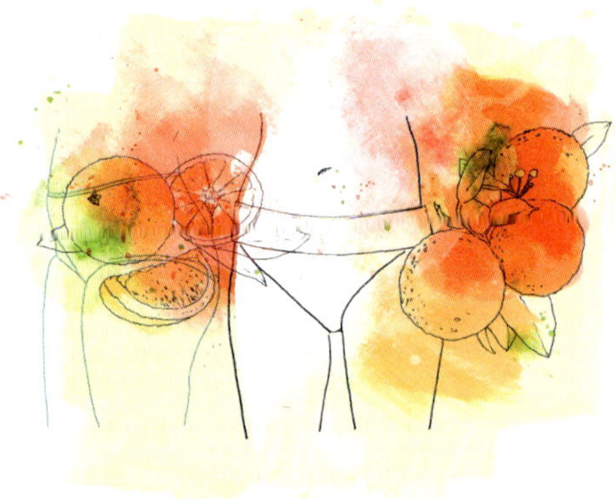

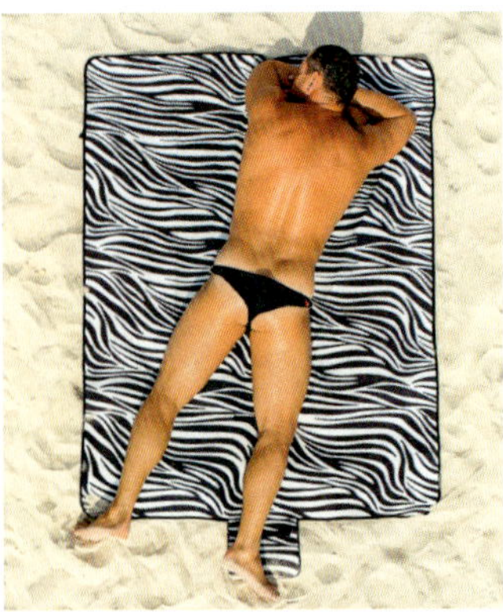

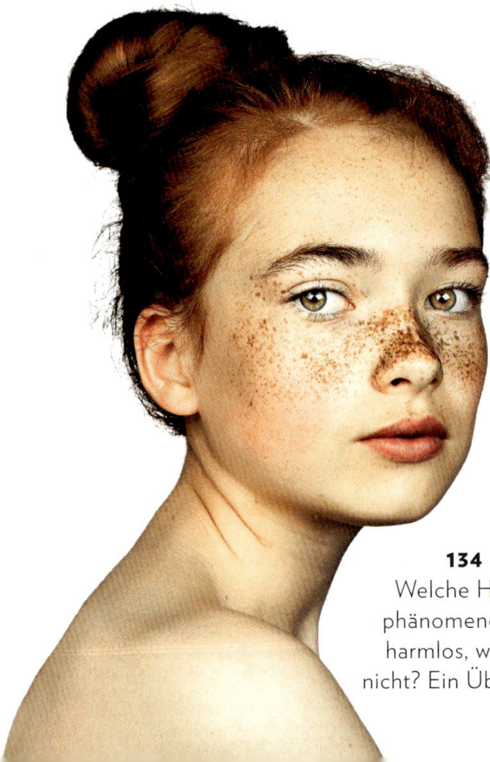

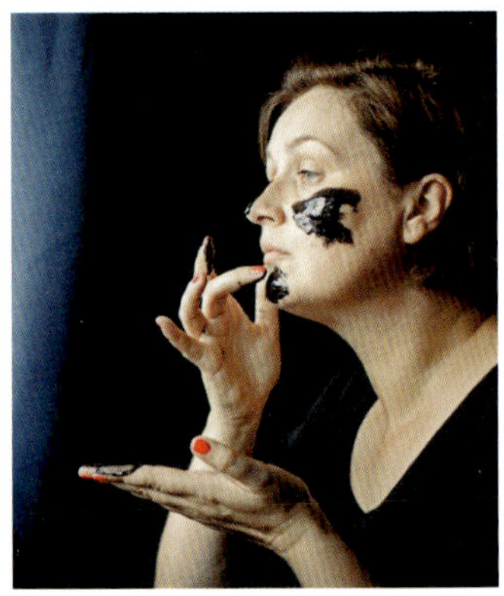

INHALT

Nr. 6

Was unsere Haut braucht

Was unsere Haut verändert

Was bei Hautkrankheiten hilft

Redaktionsschluss: 13.10.2017

Alle Fakten sind von der Redaktion und den Fachberatern wissenschaftlich überprüft worden.
Die Texte ersetzen aber nicht eine qualifizierte ärztliche Beratung.

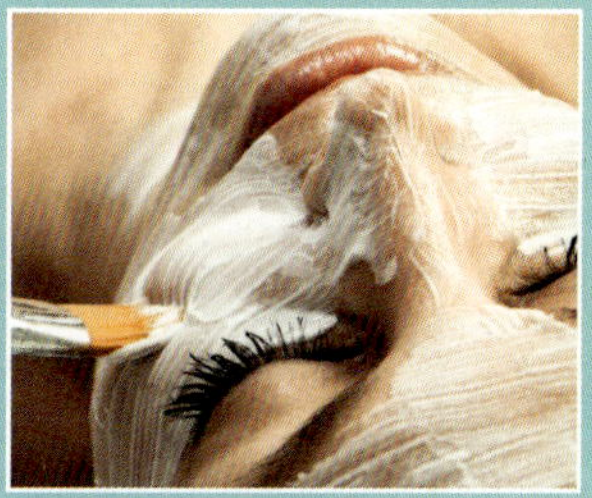

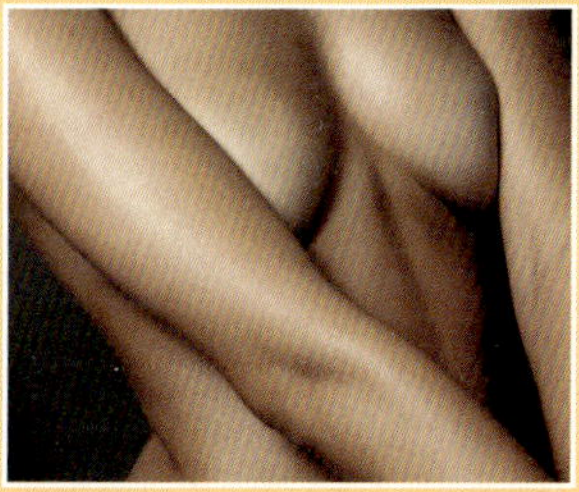

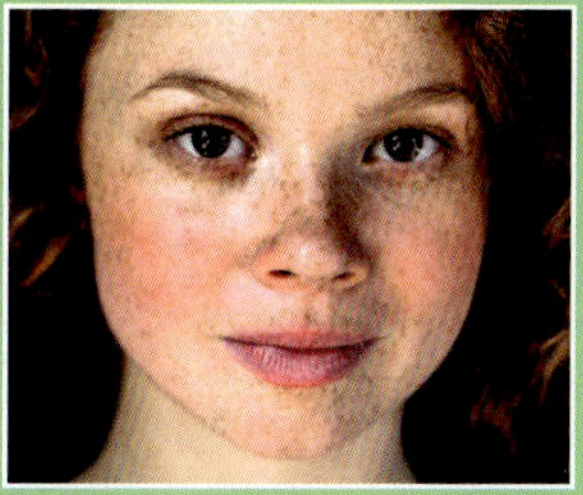

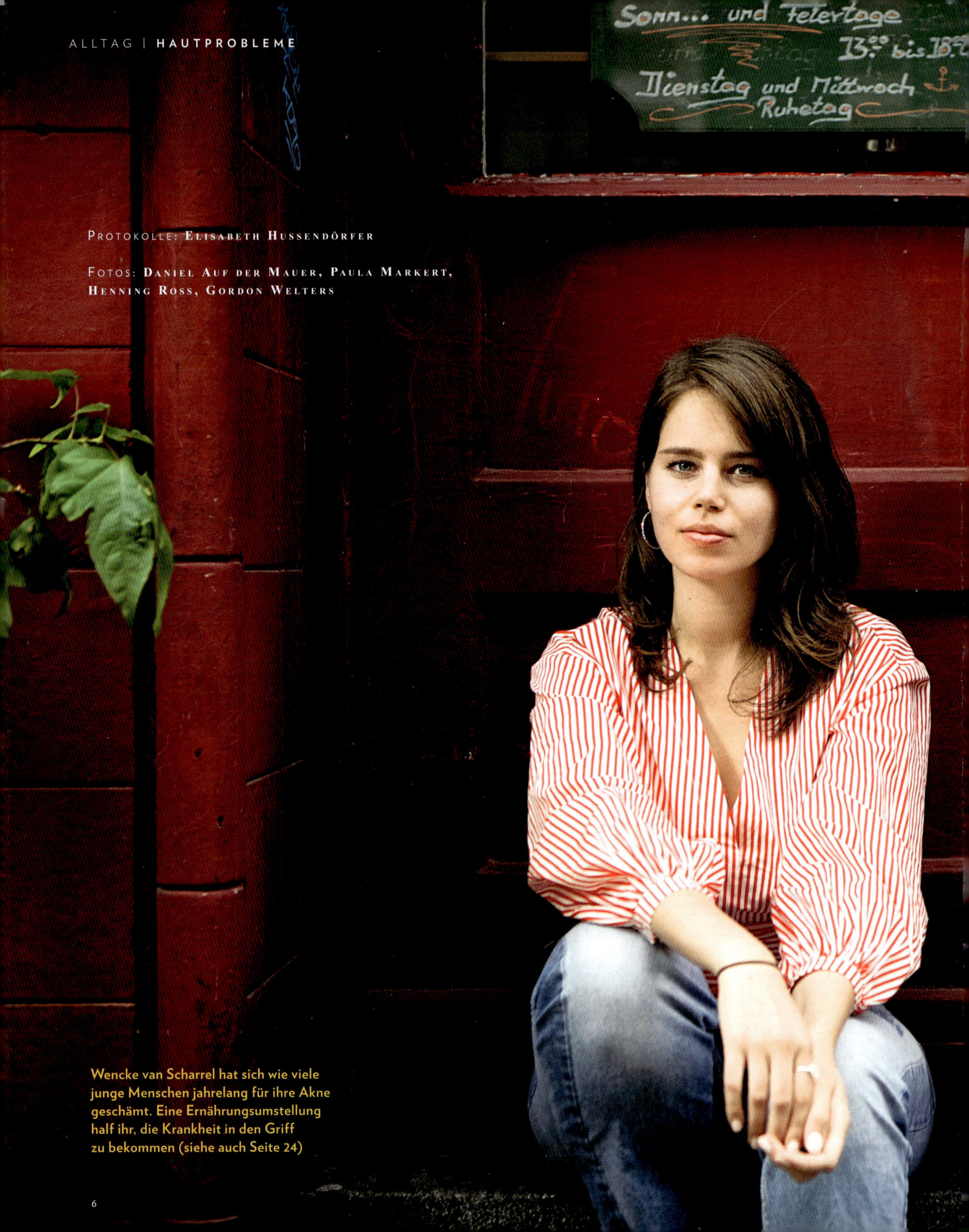

PROTOKOLLE: ELISABETH HUSSENDÖRFER

FOTOS: DANIEL AUF DER MAUER, PAULA MARKERT, HENNING ROSS, GORDON WELTERS

Wencke van Scharrel hat sich wie viele junge Menschen jahrelang für ihre Akne geschämt. Eine Ernährungsumstellung half ihr, die Krankheit in den Griff zu bekommen (siehe auch Seite 24)

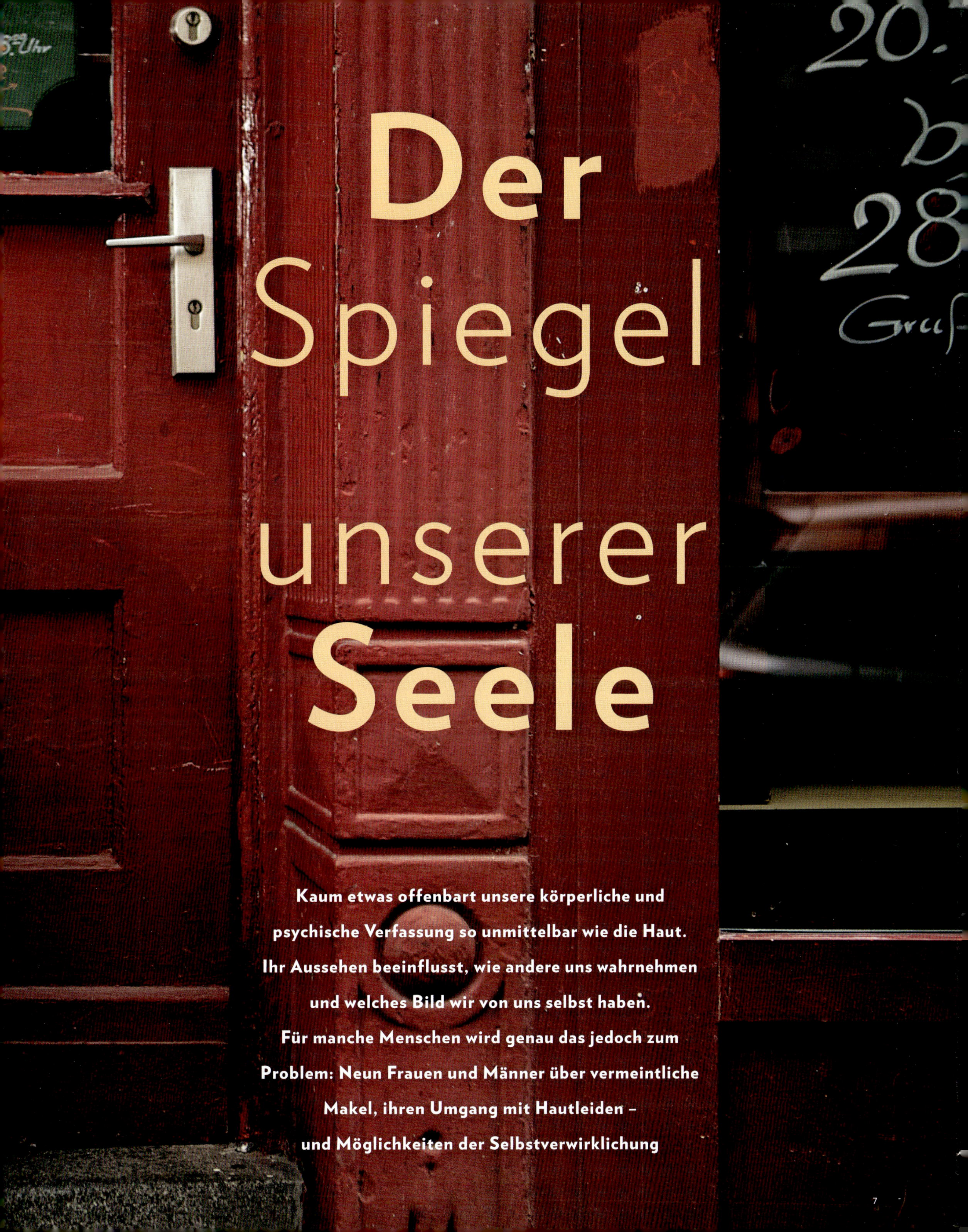

Der Spiegel unserer Seele

Kaum etwas offenbart unsere körperliche und psychische Verfassung so unmittelbar wie die Haut. Ihr Aussehen beeinflusst, wie andere uns wahrnehmen und welches Bild wir von uns selbst haben. Für manche Menschen wird genau das jedoch zum Problem: Neun Frauen und Männer über vermeintliche Makel, ihren Umgang mit Hautleiden – und Möglichkeiten der Selbstverwirklichung

Zu jung für Geheimratsecken

Christian Schäfer, Jg. 1982, technischer Projektmanager aus Köln, hat sich Haare transplantieren lassen

Mit 20 Jahren stellte ich fest, dass sich meine Haare oberhalb der Stirn lichteten. Dass es so kommen würde, hatte ich schon geahnt – sowohl mein Opa als auch mein Vater hatten früh Geheimratsecken und im Alter von 50 Jahren eine Glatze.

Bald rasierte ich mir alle Haare ab, wie manche Männer es machen. Ich wurde eben auch älter. Ich fand mich damit ab.

Das änderte sich schlagartig, als ich mich mit 30 frisch verliebte. Alles stand auf Anfang. Plötzlich fühlte ich mich wieder jung – und wollte auch so aussehen.

Ich ließ mein Haar wachsen, kämmte Strähnen von einer Seite auf die andere, stylte, nutzte Gel und war stets darauf bedacht, keinen Regen an mein Haupt zu lassen, der meine wenigen Haare strähnig und platt hätte aussehen lassen.

Es störte mich gewaltig, wie das Haar-Thema meinem Leben die Unbeschwertheit nahm. Daher entschied ich mich irgendwann für eine Transplantation. Kaum jemand schien das zu verstehen. „Willst du das wirklich machen?", fragte mein Vater. In unserer Familie hätten doch schließlich alle Männer damit gelebt. Nur mein Partner sagte: „Wenn du das wirklich willst, dann tu es."

Der Eingriff dauerte sehr lange: sieben Stunden! Die ersten vier lag ich mit dem Kopf nach unten. Mehrmals wurde mir die Haut mit einer Spritze betäubt. Eine spezielle Maschine entnahm mir rund 2500 Haare mitsamt Wurzeln vom Haarkranz über den Ohren und am Hinterkopf. Weil das Haar dort dicht ist, fällt es nicht auf, wenn etwas fehlt. Anschließend ritzte der Arzt kleine Löcher in die kahlen Stellen über der Stirn und setzte dort die Haare Stück für Stück ein.

Anschließend war meine Kopfhaut mit Krusten übersät, Wundwasser sammelte sich in der Stirn. Zwei Wochen bin ich zu Hause geblieben, weil ich mich so entstellt fühlte.

Die Ärzte hatten mich vorab über alles aufgeklärt. Auch darüber, dass die transplantierten Haare nach einigen Wochen ausfallen würden und der Körper im schlimmsten Fall sogar einige nichttransplantierte Haare abstoßen könnte.

Ein halbes Jahr lang habe ich meine Halbglatze unter einer Kappe versteckt. Aber dort, wo mir zuvor die Haare ausgefallen waren, begannen neue zu wachsen – und zwar überall.

Seither fühle ich mich wie neu. Ich bin selbstbewusster, viel unbeschwerter. Sogar mein Vater sagt inzwischen, dass er das auch gemacht hätte, wenn es diese Möglichkeit schon vor 30 Jahren gegeben hätte.

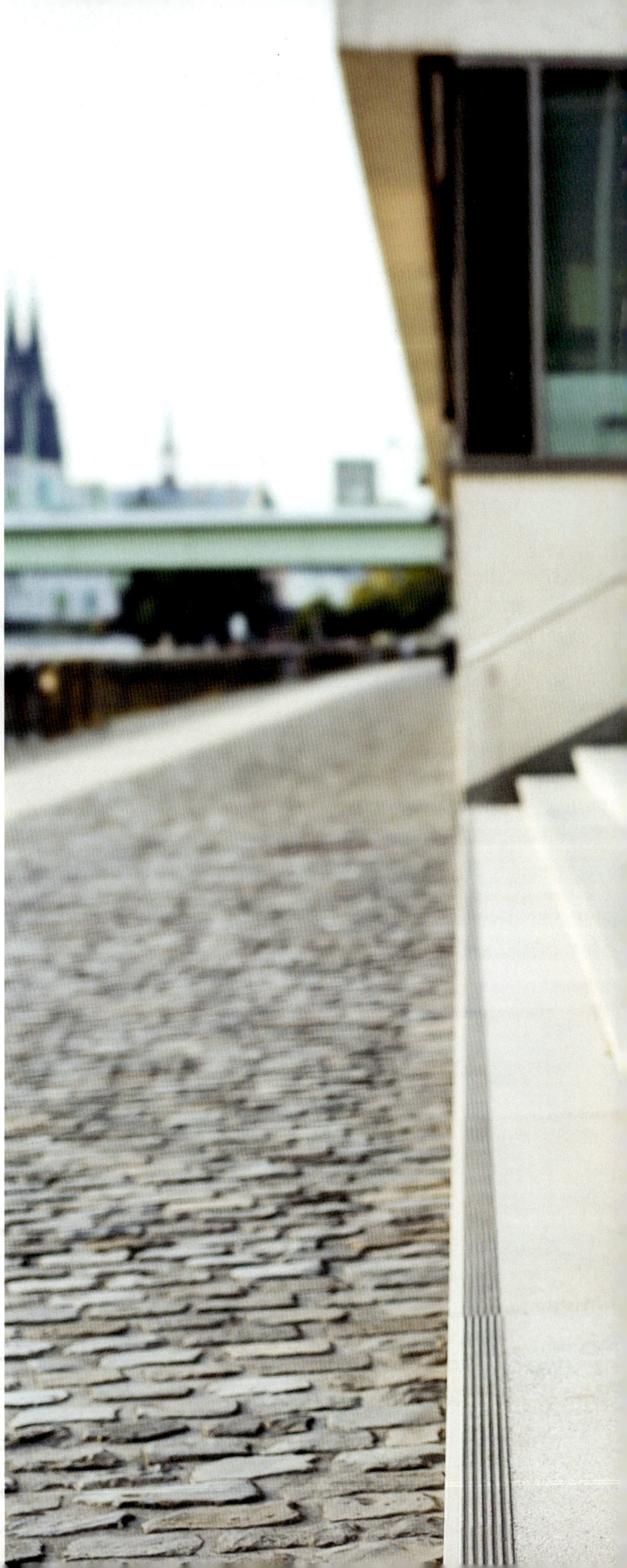

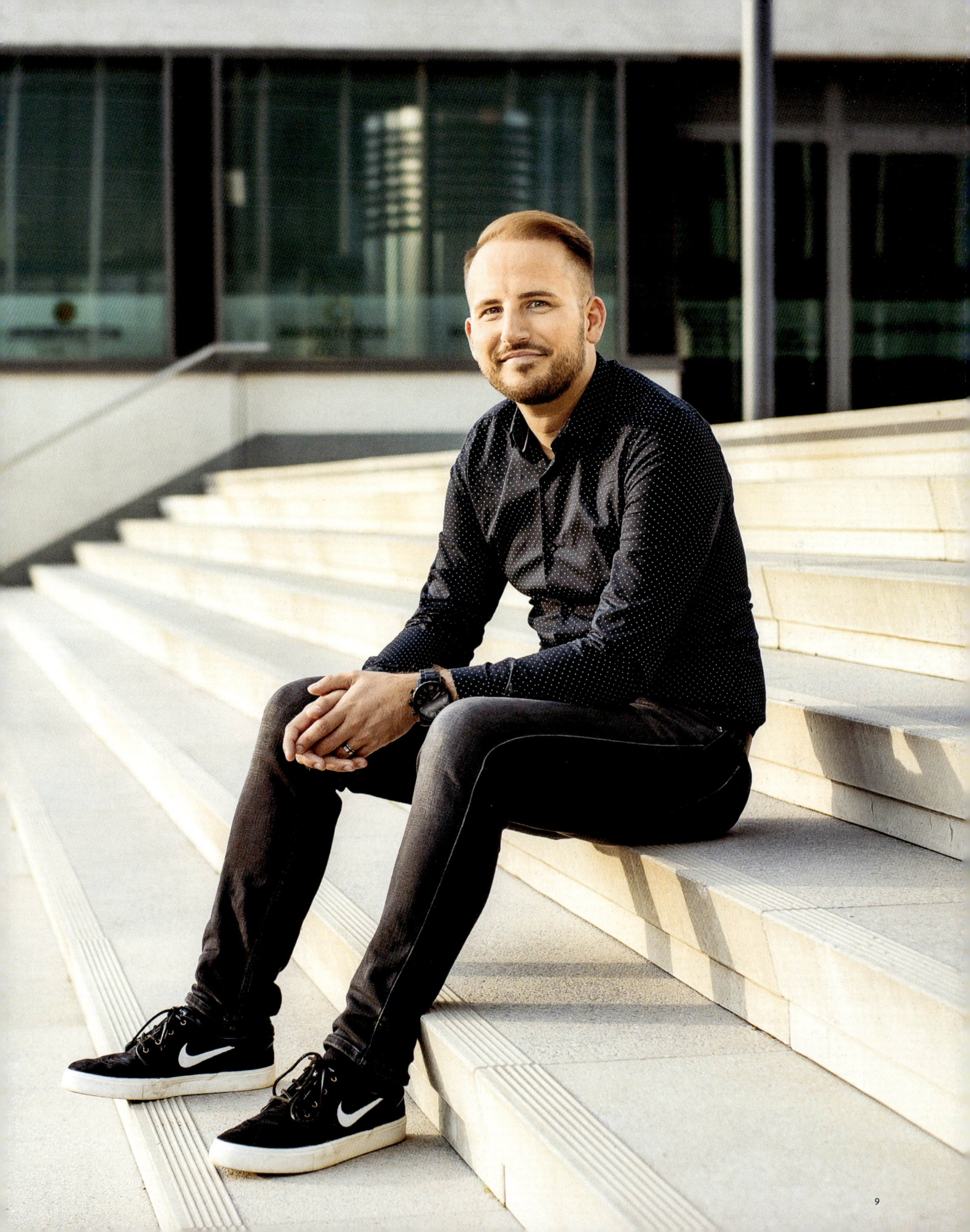

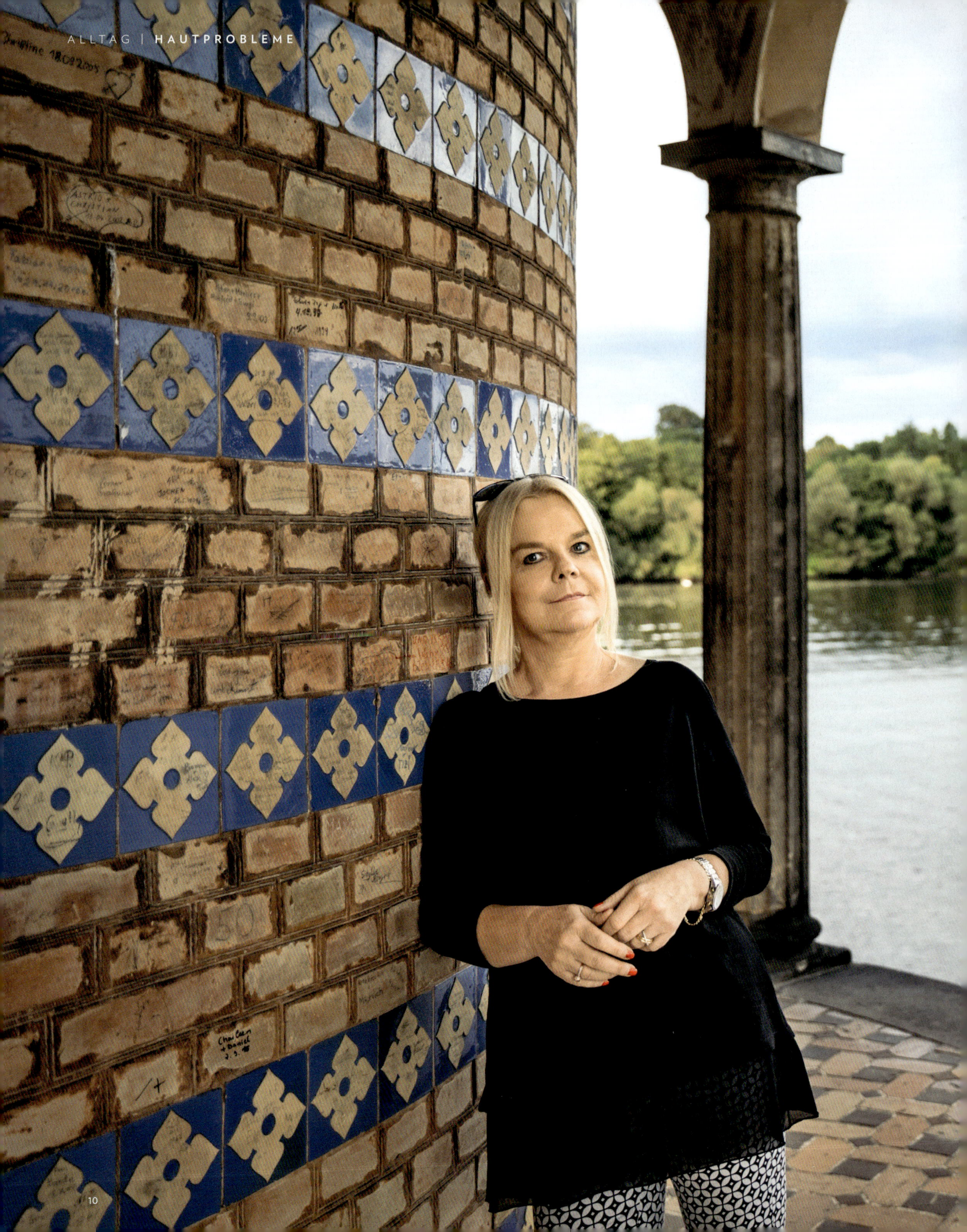

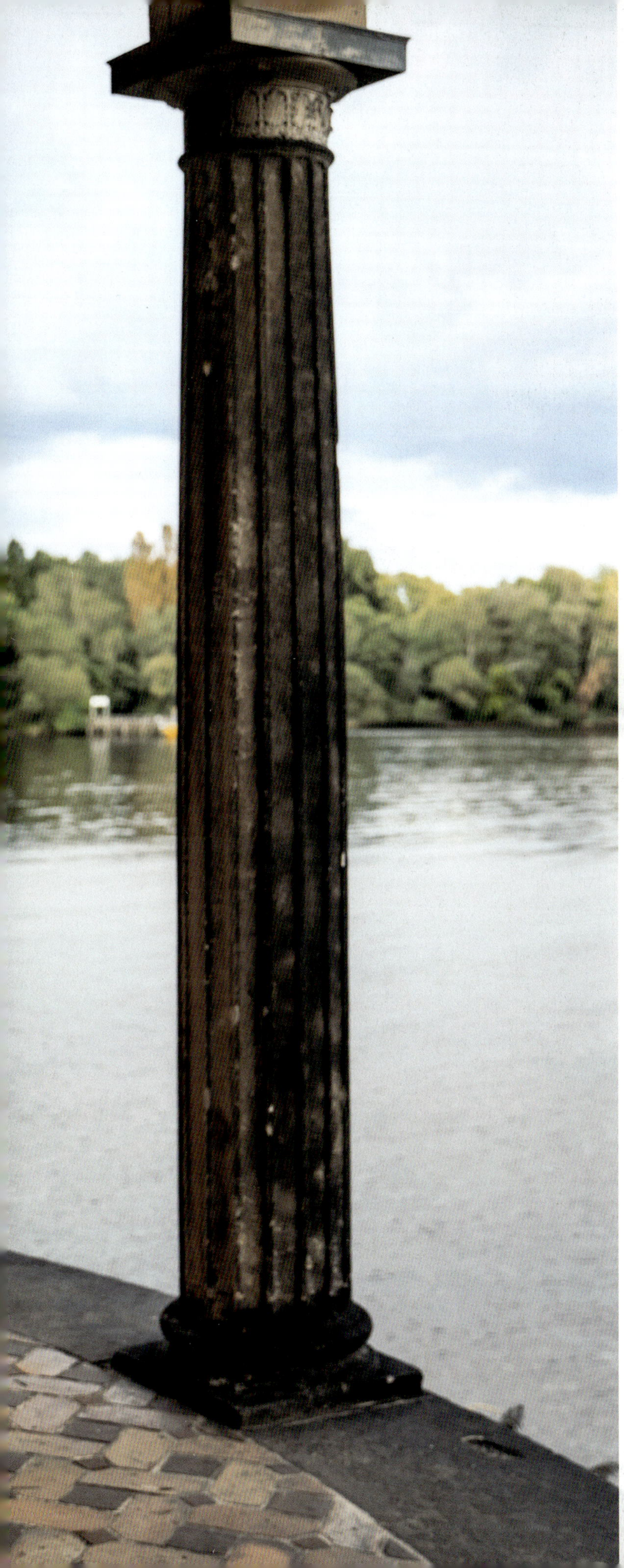

Wie nach einem erholsamen Urlaub

Saskia Ziegler*, Jg. 1957, Immobilienmaklerin aus Berlin, hat sich für ein Facelift entschieden

Frauen, die sich operieren lassen, um jünger auszusehen, und dann kaum noch Mimik haben – die fand ich immer furchtbar. Man ist so jung, wie man sich fühlt: Bis Ende 40 galt dieses Motto für mich uneingeschränkt.

Dann aber bildeten sich Falten zwischen den Nasenflügeln und Mundwinkeln. Das Gesicht, das mir morgens aus dem Spiegel entgegenschaute, erschien mir auf einmal unfreundlich. Gestresst. Dabei bin ich ein von Grund auf positiver, heiterer Mensch.

Nach einer Beratung bei einem Dermatologen habe ich mir Hyaluronsäure spritzen lassen, das ist eine Substanz, die viel Wasser bindet. Die Behandlung ließ meine Haut frischer und praller aussehen, und der angestrengte Ausdruck verschwand aus meinem Gesicht. Darüber hinaus fühlte ich mich sogar tatsächlich erholter als zuvor.

Fünf Jahre lang habe mich einmal jährlich nachspritzen lassen. Im sechsten Jahr machte der Arzt Fotos von meinem Gesicht und vergrößerte sie. Ich erschrak: Ganze Partien wirkten jetzt nicht mehr stimmig. Die rechte Wange war eingefallen. Die Spritzen allein würden nicht mehr helfen.

„Und jetzt?", fragte ich.

„Facelift" war die Antwort. Aber ich wollte doch nicht operiert aussehen! Doch die Vorher-nachher-Bilder, die mir mein Arzt zeigte, haben mich schließlich überzeugt.

Der Eingriff geschah unter Vollnarkose. Es war ein seltsames Gefühl, zu wissen, dass der Arzt die gesamte Gesichtshaut anheben und überschüssiges Gewebe wegschneiden wird.

Am nächsten Tag durfte ich den Kopfverband abnehmen. Trotz der Schwellungen und Hämatome sah ich, dass die Krähenfüße um die Augen fehlten. Und dass die Wangen und der vorher knittrige Hals glatt waren.

Schmerzen hatte ich keine. Aber ein Teil meiner Gesichtshaut war anfangs ohne Gefühl. Zwei Wochen lang musste ich eine elastische Maske tragen, damit sich nichts verschob. Schlafen konnte ich nur auf dem Rücken, etwas erhöht liegend. Und kauen durfte ich zunächst gar nicht – die Bewegungen hätten die Mimik verändern können. Zwei Wochen lang habe ich mich nur von Joghurt, Quark und Smoothies ernährt.

„Was hast du denn für einen tollen Urlaub hinter dir?", fragten Freunde später. Total erholt würde ich aussehen. Und genau das ist es: Ich habe nicht den Eindruck, dass ich jünger wirke. Aber entspannter, freundlicher.

Ich fühle mich wohl mit meinem neuen, alten Gesicht. Es spiegelt wider, was ich bin: ein heiterer, fröhlicher Mensch.

* Name von der Redaktion geändert.

Essen wie in der Steinzeit

Justus Ninnemann, Jg. 1989, Biochemiker aus Berlin, konnte seine Neurodermitis durch eine Diät abmildern

Schon als Kleinkind hatte ich die Symptome von Neurodermitis. Auf Fotos sieht man mich mit offenen Stellen an der Stirn. Auch an Hals, Händen, Ellenbeugen und Kniekehlen war meine Haut gereizt. Ich habe mich ständig gekratzt, hatte nässende Wunden und juckenden Schorf.

Als Kind macht man sich nicht so viele Gedanken. Als Jugendlicher wäre ich morgens allerdings am liebsten im Bett geblieben, auch weil jede Bewegung alles verschlimmerte.

Beim Sport – in dieser Zeit beschäftigte ich mich viel mit Aikido, einer japanischen Kampfkunst – fühlte sich meine Haut zuweilen an wie Sandpapier, das zu reißen droht. Dazu kam der Schweiß, der die gereizten Stellen brennen ließ. Wenn mich jemand am Arm packte, fühlte es sich an, als würde der Stoff des Anzugs durch eine offene Wunde gezogen.

Bloß nicht daran kratzen, mahnten meine Eltern und Freunde. Tagsüber konnte ich mich zusammenreißen. Aber in der Nacht, wenn ich keine Kontrolle hatte, kratzte ich mich eben doch. Oft lag ich morgens in meiner eigenen Haut: überall Fetzen auf dem Laken.

Das Einzige, was half, war Kortison, ein Wirkstoff, der die Entzündung dämpft. Als ich es mit zehn Jahren zum ersten Mal auftrug, war der Juckreiz sofort weg. Es war der Himmel. Aber leider nicht die Lösung – denn Kortison kann die Haut auf Dauer dünner und damit noch anfälliger machen. Daher darf man es nur vorübergehend nehmen. Das Jucken und Nässen kam jedes Mal zurück.

Vor anderthalb Jahren erzählte mir ein Freund dann von der sogenannten Paläo-Diät: Essen wie in der Steinzeit. Ohne industriell erzeugte Nahrung, ohne Milch und Getreideprodukte. Ich ließ es auf einen Versuch ankommen.

Zum Frühstück aß ich Obst, Nüsse und manchmal ein Ei; zum Mittag einen großen Salat mit Fisch; nach Feierabend hin und wieder einen Dönerteller, bei dem ich das Brot wegließ.

Nach vier Wochen hatte ich eine Haut wie noch nie in meinem Leben: keine Rötungen, kein Spannungsgefühl. Ich konnte es selbst kaum glauben, nicht mal mehr eine Creme brauchte ich.

Wenn ich dennoch mal Pizza, Chips oder Brot esse, kehren die Hautsymptome sofort zurück. Aber ich verzweifle nicht mehr daran. Denn ich habe jetzt endlich Kontrolle. Über meine Haut – und über mein Leben.

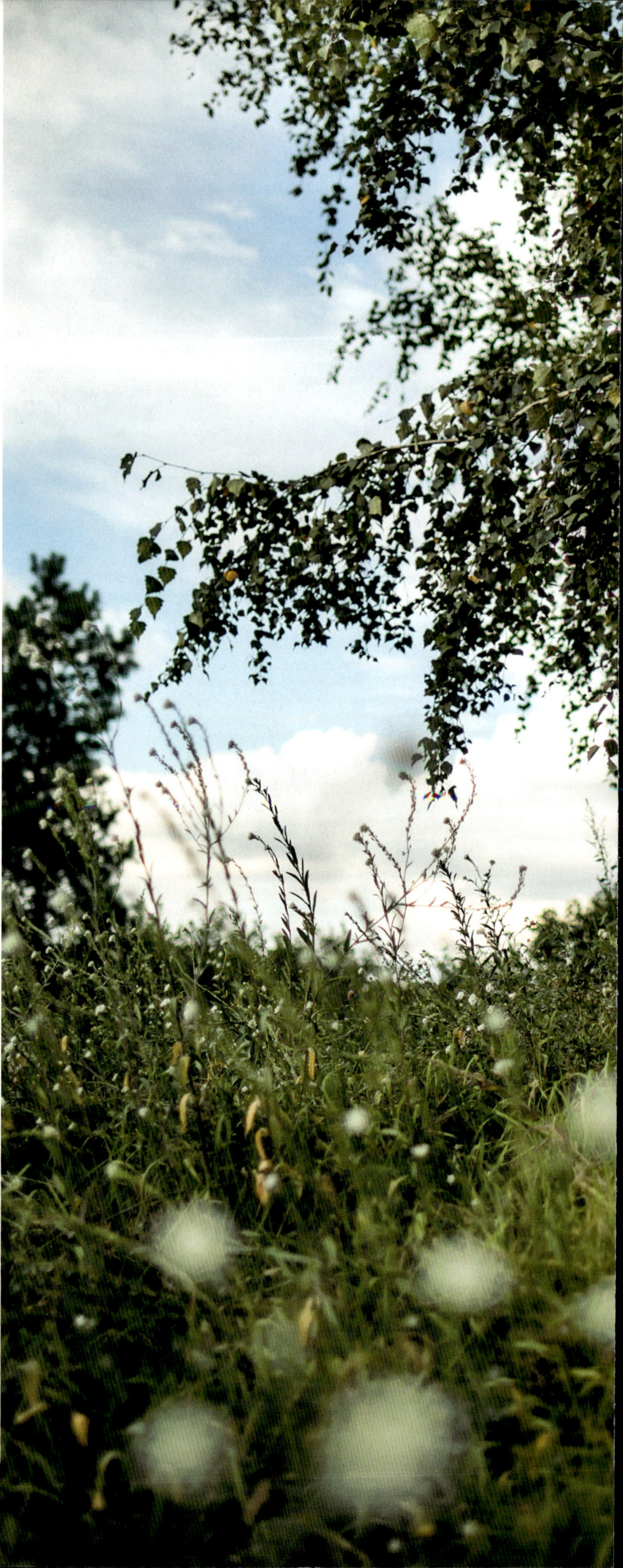

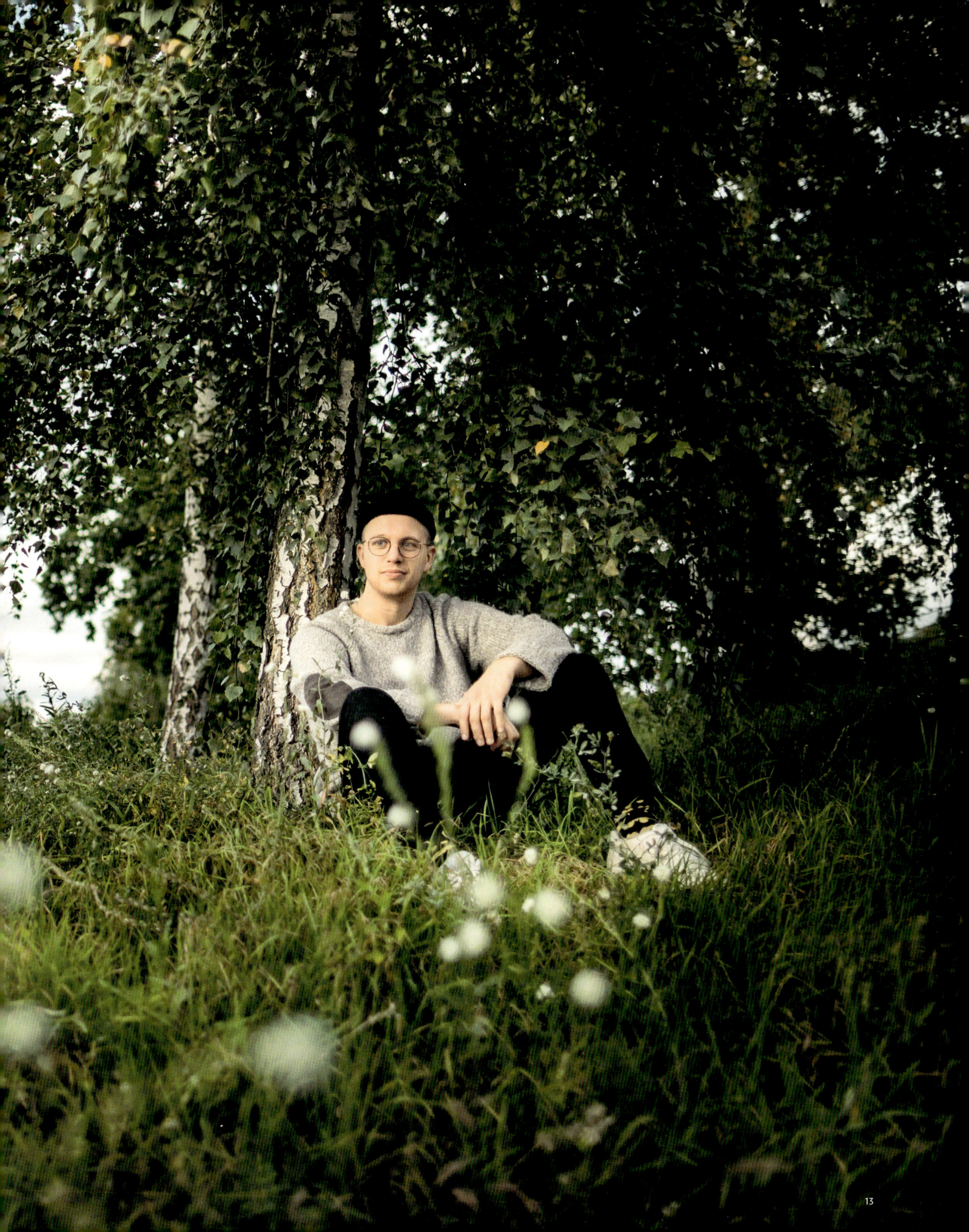

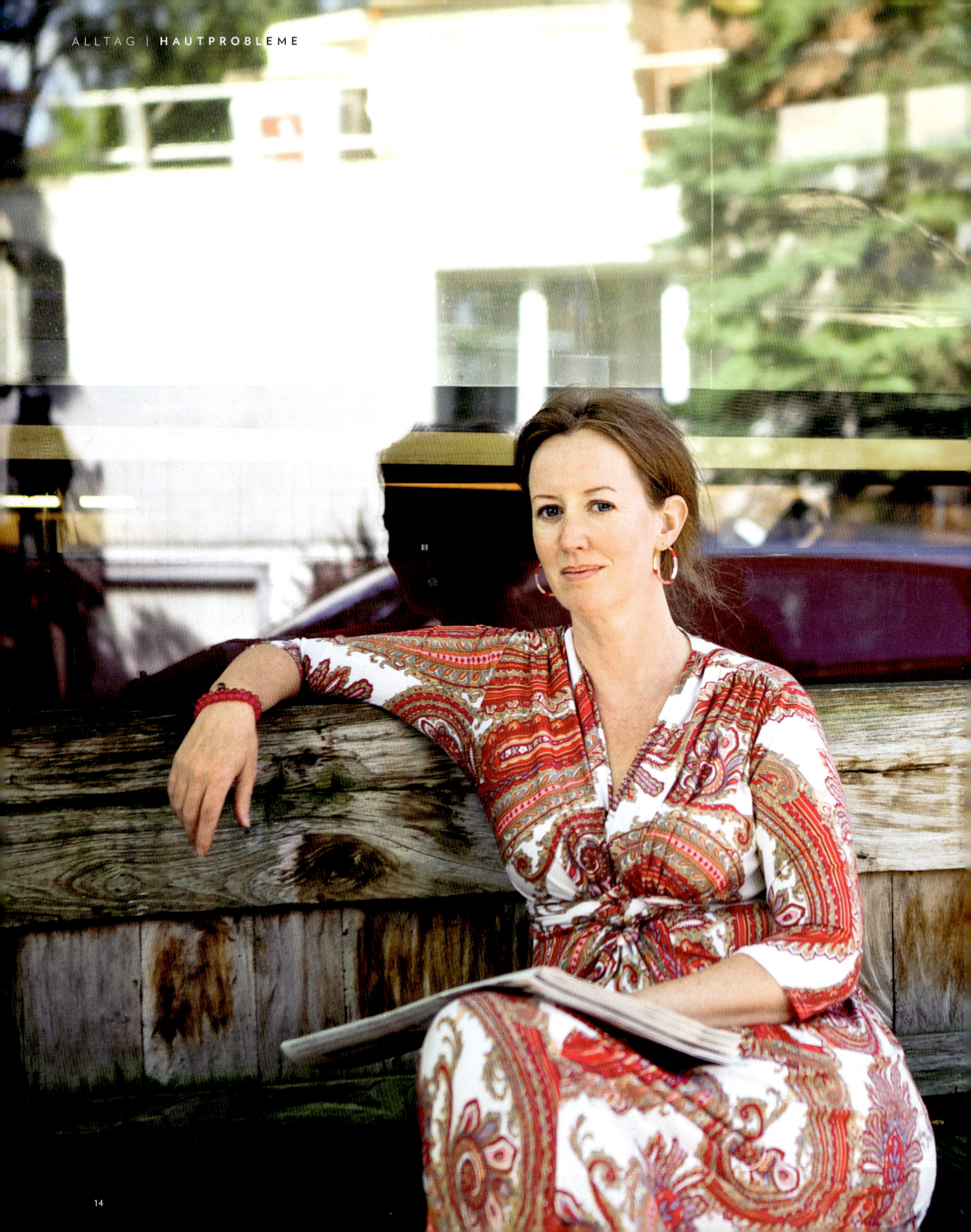

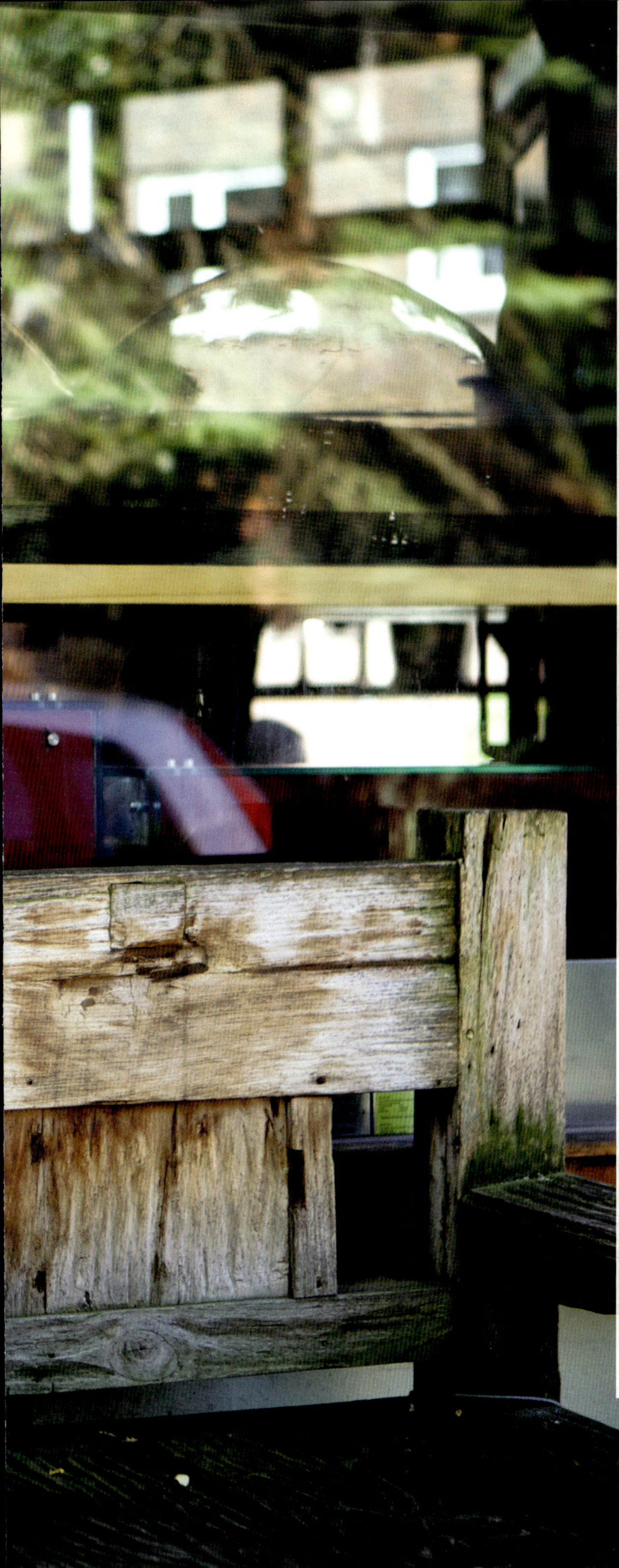

Das Offensichtliche offen ansprechen

Isabel García, Jg. 1970, Kommunikationsexpertin aus Hamburg, wird bei Aufregung knallrot

Mir sieht man sofort an, wenn mir etwas peinlich ist oder ich unsicher bin: Ich werde rot. Meine Haut ist fast durchsichtig, sodass jede Ader sichtbar ist – und damit auch das Blut in ihr.

Dabei bin ich Halbspanierin: Mein Vater stammt aus Sevilla, hat dunkle Haut und schwarze Haare. Meine Mutter ist allerdings hell, mit karottenroten Haaren und Sommersprossen.

Meine ältere Schwester hat ihren Hauttyp von unserem Vater geerbt. Sie bekommt nie Sonnenbrand, und wenn sie nervös ist, sieht man ihr das nicht an. Als Kind fand ich es ungerecht, wie die Natur die Gene verteilt hat.

Ich dagegen war schon immer ein „Leuchtturm": Wenn ich gestresst bin, wird mein ganzes Gesicht sofort knallrot. Da der Hals weiß bleibt, fällt das sehr auf. Und da ich ein eher schüchterner Typ bin, geschieht das oft. Die Kombination aus heller Haut und introvertiertem Wesen ist eine denkbar schlechte Kombination.

Dass ich heute auf Podien stehe und Vorträge über Kommunikation halte, überrascht mich manchmal noch selbst. Aber ich habe eine gute Stimme und kam so zum Gesang – und damit zur Bühne. Mein erster Auftritt versetzte mich allerdings in Panik, ich fühlte mich wie eine leuchtende Straßenlaterne, die alle Blicke auf sich zieht.

Ich wechselte daher zur Radiomoderation: Dort sah niemand, was in meinem Gesicht los war. Das Reden aber funktionierte so gut, dass ich Rednerin wurde und Vorträge hielt. Wieder Bühne, wieder Leuchtturm.

Ich habe alles versucht: die Röte zu überschminken, Tücher um den Hals, nichts half. Erst als ich anfing, das Problem zu benennen, haben sich die Auftritte für mich entspannt. Besonders auf großen Podien, auf denen ich allein schon wegen der heißen Scheinwerfer erröte, spreche ich das inzwischen offen an: „Sie werden es bestimmt bereits bemerkt haben: Ich bin knallrot im Gesicht."

Mir hilft das, gelassen zu bleiben und die Röte als einen Teil von mir anzunehmen. Das Rote geht dadurch nicht weg, aber das muss es auch gar nicht: weil ich mir deswegen keinen Stress mehr mache.

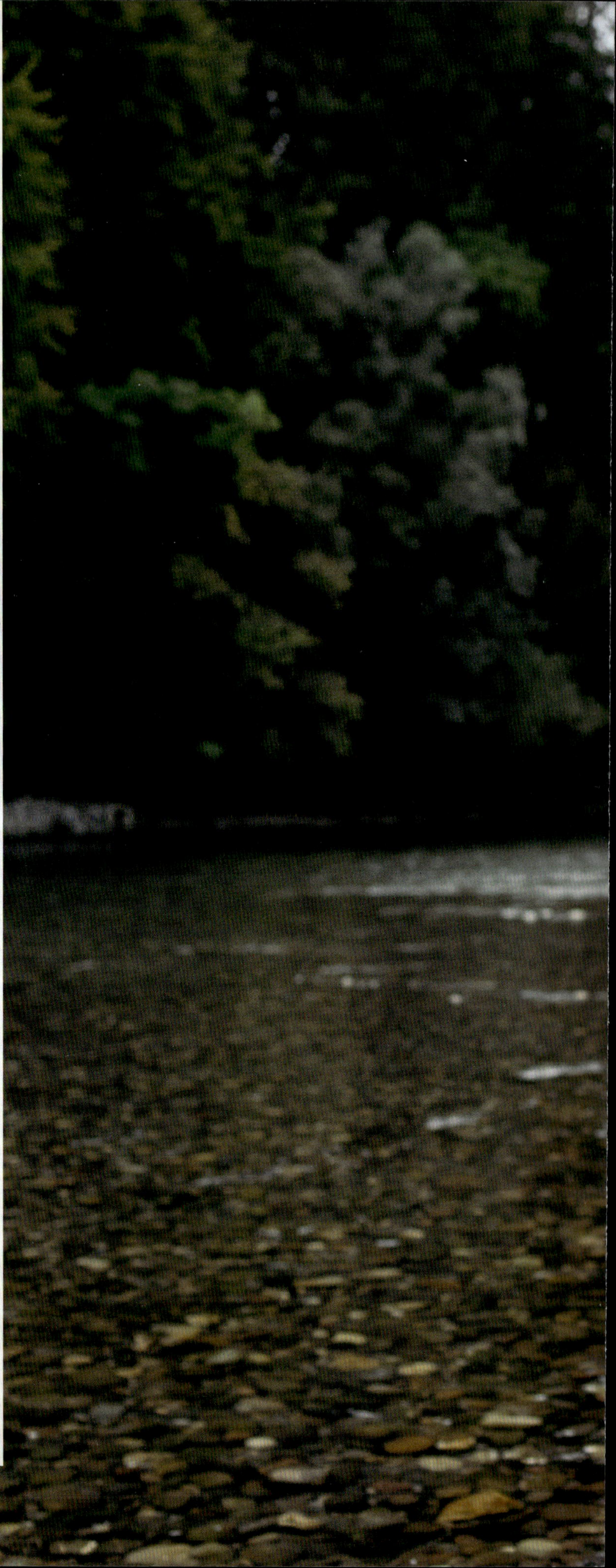

Jeder Stich ein Ja zum Leben

Jakob Waser, Jg. 1949, früher Hochseematrose, heute Weltenbummler, ist am ganzen Körper tätowiert

An meinem 40. Geburtstag war ich in Indien, in Goa. Eine Frau am Strand reichte mir eine Spritze mit Heroin. „Das ist der Hit", sagte sie. Ich hatte noch nie Drogen genommen, lehnte ab.

Ich kenne viele Menschen, die von ihrer Lebensmitte an einen ähnlichen Weg wie diese Frau gehen. Sie suchen den schnellen Kick, die Zerstreuung, laufen vor sich selbst weg.

Auch für mich stellte sich die Frage: Wie geht mein Leben weiter? Ich hatte aufgehört, als Hochseematrose zu arbeiten, und stand an einem Scheideweg.

Letztlich landete ich in Goa doch bei einer Nadel – aber einer ganz anderen: Noch an meinem Geburtstag ließ ich mein erstes Tattoo stechen, einen chinesischen Drachen auf den rechten Oberarm.

Es ging mir dabei nicht nur um die Optik, sondern genauso um den Schmerz, der mir bewusst machen sollte: Das Leben ist kein ewiger Spaß, sondern endlich. Man muss sich dem stellen. Es war ein symbolischer Akt.

Bei früheren Reisen durch Thailand und das indische Rajasthan hatte ich Menschen gesehen, die am ganzen Körper tätowiert waren. In Rajasthan sagen sie, dass ein Mensch dadurch nach dem Tod besser durch die Astralwelt kommt. Bei einigen Mönchen in Thailand scheint mir die Zahl ihrer Tattoos mit dem Grad ihrer Erleuchtung zusammenzuhängen.

Auch bei mir blieb es nicht bei einer Tätowierung. Noch in Goa entstanden zwei weitere, zurück in der Schweiz, kamen die nächsten dazu.

Für die Motive habe ich mich auf Reisen inspirieren lassen. Mystische Symbole gehören dazu, Tempelbilder, vieles erzählt von Aufbruch und Freiheit. Aber auch der Name meiner Lieblingsband Kiss findet sich auf meiner Haut.

Manche Sitzung hat länger als zehn Stunden gedauert. Aber jede einzelne war für mich ein Schritt in Richtung Lebensbejahung.

Zuletzt waren die Handrücken dran – jetzt ist der ganze Körper, bis auf das Gesicht, tätowiert.

Als die letzte Sitzung beendet war, stellte sich ein Gefühl der Erlösung ein, wunderschön. Seither fühle ich mich komplett. Bin glücklich mit meinem Körper und all den kunstvoll gestalteten Motiven – und mit dem, was sich dahinter verbirgt: einer Seele, die um die ganze Bandbreite des Daseins weiß.

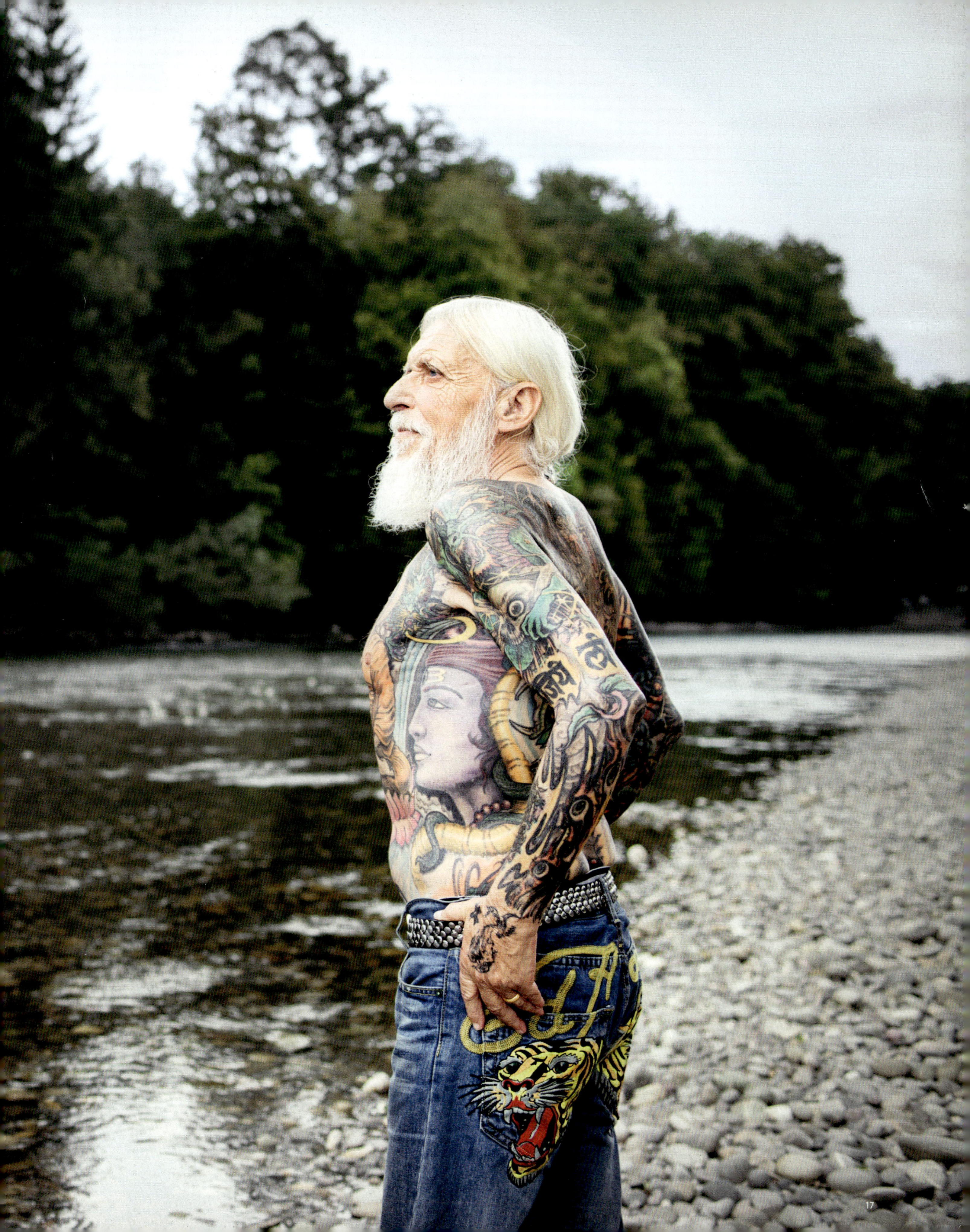

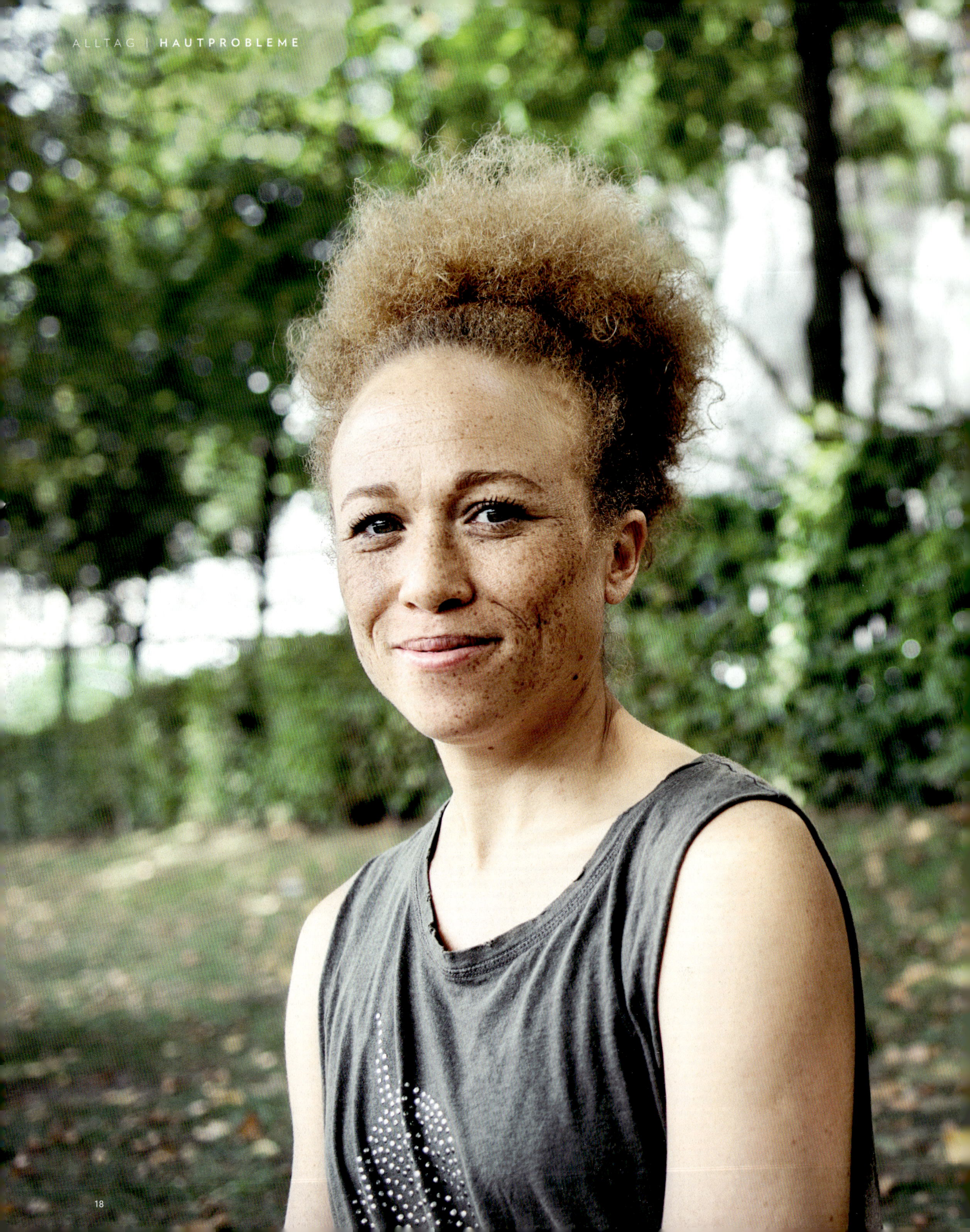

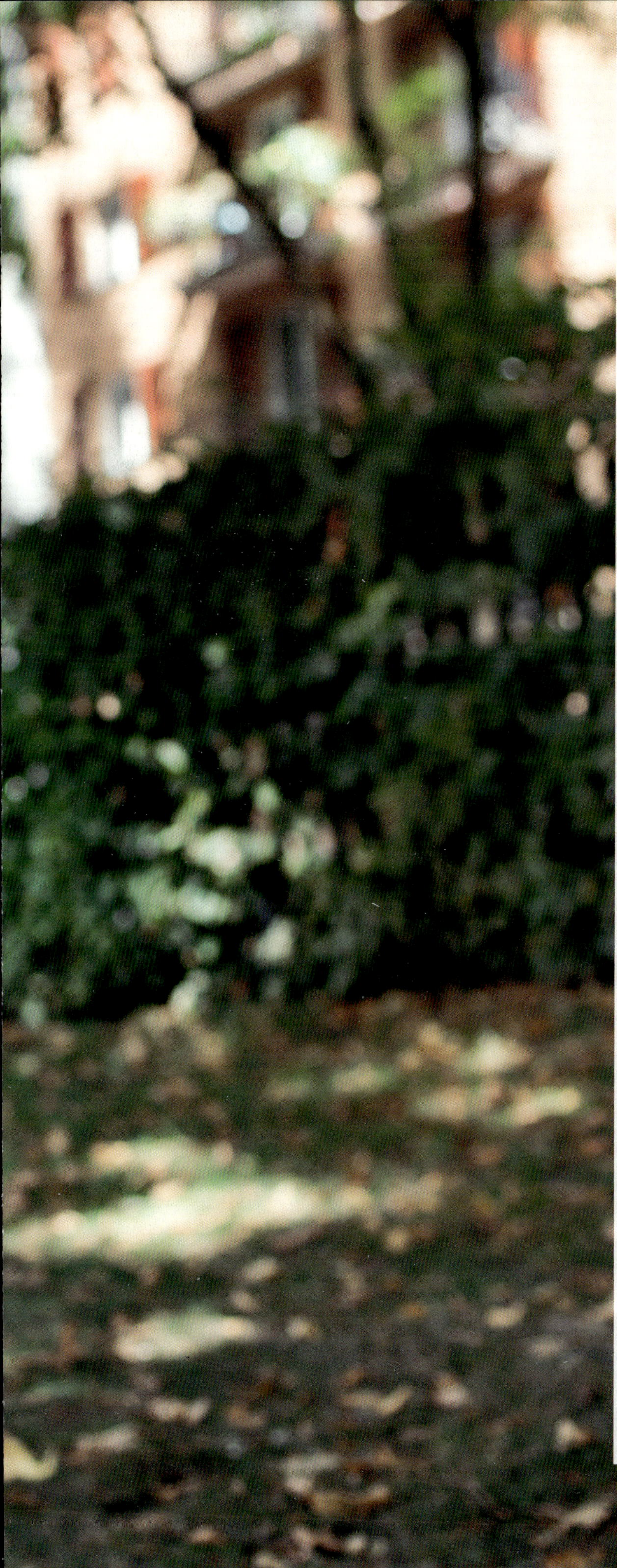

Stolz auf das Besondere

Melanie Alexander, Jg. 1977, Bühnentänzerin aus Zürich, überschminkte lange ihre Sommersprossen

Die Dinger sind die Pest": Diesen Satz habe ich in der Pubertät in mein Tagebuch geschrieben. Dabei hatte ich früher als Kind meine Sommersprossen geliebt. Wenn ich im Sommer draußen spielte, konnte man beinahe dabei zusehen, wie durch die Sonne nach und nach immer mehr Pünktchen mein Gesicht sprenkelten. Mein großes Vorbild war die sommersprossige Pippi Langstrumpf. Frech und stark, genau wie sie wollte ich sein. „Ist die süß, die Kleine" – das hörte ich oft. Als ich neun war, meldete meine Mutter mich bei einer Agentur an, und ich wurde Kindermodel.

Erst später begannen die Selbstzweifel. Ich las Magazine, in denen die weiblichen Schönheiten übernatürlich glatt wirkten: kein Pickel, keine Sprosse, nichts.

Hinzu kam, dass ich nicht mehr gebucht wurde – für Kinderfotos war ich zu alt, und als erwachsenes Model hatte ich die damals geforderten Maße nicht.

Ich fing an, meine Sommersprossen mit Make-up zu kaschieren, trug so viel auf, dass meine Haut ganz grau aussah. Zwei Jahre lang habe ich versucht, mit einer dicken Schminkschicht einem Ideal zu entsprechen. Bis ich irgendwann genug hatte und begann, bescheidener aufzutragen – obwohl ich mich zunächst nackt fühlte.

Doch nach und nach schöpfte ich neues Selbstbewusstsein, ja entwickelte geradezu Stolz auf meine Besonderheit: Schließlich sieht man mir durchaus an, dass mein Vater Afroamerikaner ist – und das ist in Kombination mit Sommersprossen schon außergewöhnlich. Auch die Jungs störten sich nicht an meinen Flecken, sie mochten sie! „Darf ich mal deine Sommersprossen zählen?", war ein beliebter Spruch. Andere versuchten es mit „Ich bin ja so verschossen in deine Sommersprossen", wie im Text eines Hits aus den Achtzigern.

Später habe ich mit Interesse verfolgt, wie bei Fotomodellen das Individuelle immer begehrter wurde und das Perfekte zusehends verschwand. Plötzlich haben die Visagisten den Models Sommersprossen geschminkt. Und inzwischen gibt es sogar Abziehtattoos, mit denen man sich selber falsche Sprossen ins Gesicht zaubern kann.

Einmal hat mich eine ältere Frau wehmütig an der Bushaltestelle angesprochen: Sie hätte sich in ihrer Jugend geschämt für den „Dreck" in ihrem Gesicht – und wie schön es für mich doch sei, dass Sommersprossen heute so gefeiert würden.

Die Cremes in den Müll geworfen

Tamara Weissen, Jg. 1992, Friseurin und Visagistin aus Bern, hat zeitweise exzessiv Handcreme benutzt

Ob es an meiner Ausbildung lag, dass raue, verbraucht aussehende Hände ein solches Schreckensbild für mich waren? Viel cremen, vor allem nach dem Händewaschen, hieß es in der Berufsschule – dann bleibt die Haut intakt. Ich beherzigte das. Im Gesicht kann man ja einiges überschminken, aber an den Händen zeigt sich das wahre Alter. Dagegen cremte ich an. Anfangs sporadisch, nach und nach immer häufiger.

Tatsächlich ist die Haut an meinen Händen schon immer trocken gewesen. Nach dem Cremen fühlte sie sich zunächst schön seidig an; aber die Wirkung hielt nicht lange. Anfangs noch ein paar Minuten, später erschien es mir, als gäbe es den Effekt nur noch im Moment des Cremens.

Ein Jahr lang habe ich mir bis zu 20-mal am Tag die Hände eingecremt. Zu Hause waren an allen möglichen Stellen Cremetuben deponiert: in der Küche, im Bad, am Sofa, neben dem Bett.

Rückblickend würde ich sagen: Das war krank. Und es schadete mir. Denn meine Haut spannte, zwischen den Fingern hatten sich blutige Stellen und Risse gebildet. Eines Tages fühlte es sich an, als würde jemand fest daran ziehen. Beängstigend. Da wurde mir klar, dass ich aufhören muss.

Von einem Moment auf den anderen habe ich sämtliche Handcremes in den Müll geworfen und mir auch für die Arbeit ein Limit gesetzt: nicht häufiger als dreimal täglich eincremen.

Das durchzuhalten, war nicht leicht. Meine Haut zog sich stundenlang schmerzhaft. Zwei Wochen hat die Entwöhnung gedauert, dann ließ das Spannungsgefühl nach. Auch die Risse und blutigen Stellen verschwanden.

Ich nehme an, meine Haut hatte durch das ständige Cremen ihre Fähigkeit zur Selbstregulation verloren. Die hat sie nun wiedergewonnen.

Kürzlich war ich in Italien im Urlaub. Viel Sonne, viel Salzwasser – eigentlich, so könnte man meinen, hätten die Hände dort dringend eine reichhaltige Pflege benötigt.

Tatsächlich aber habe ich nicht ein einziges Mal eine Handcreme benutzt.

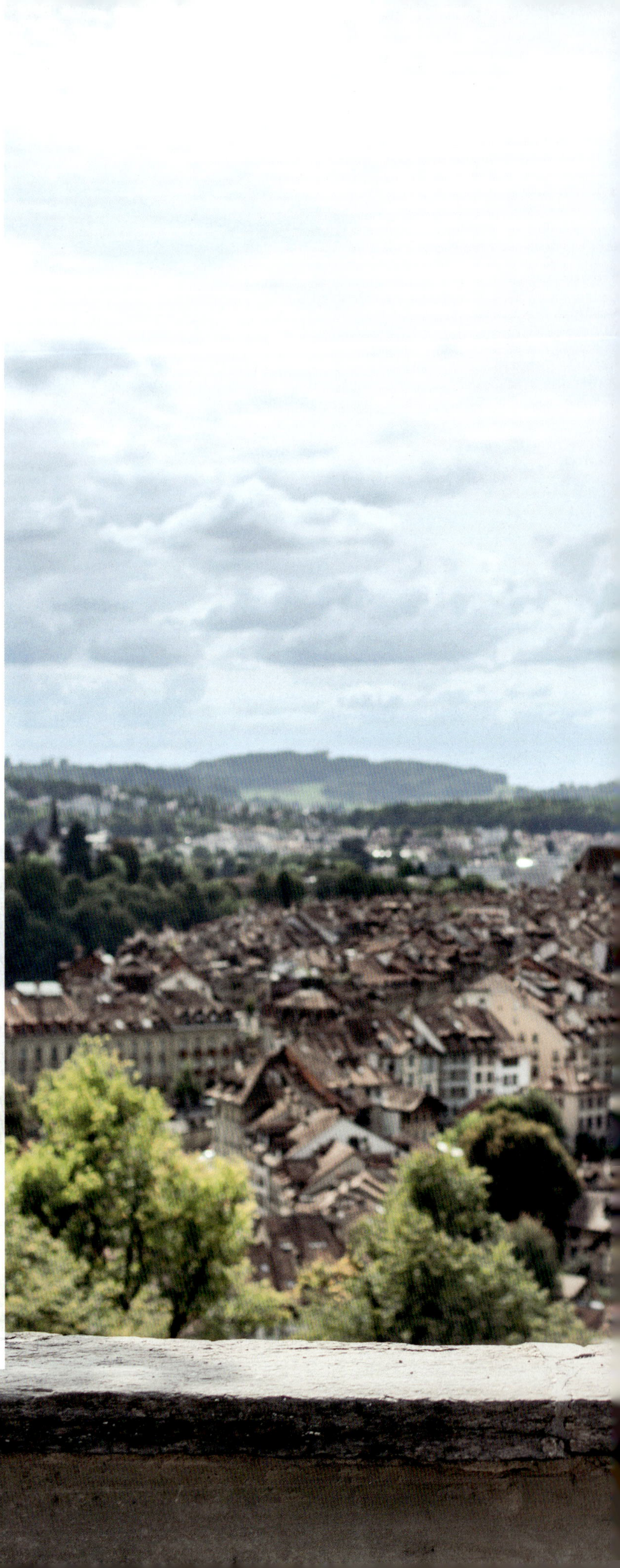

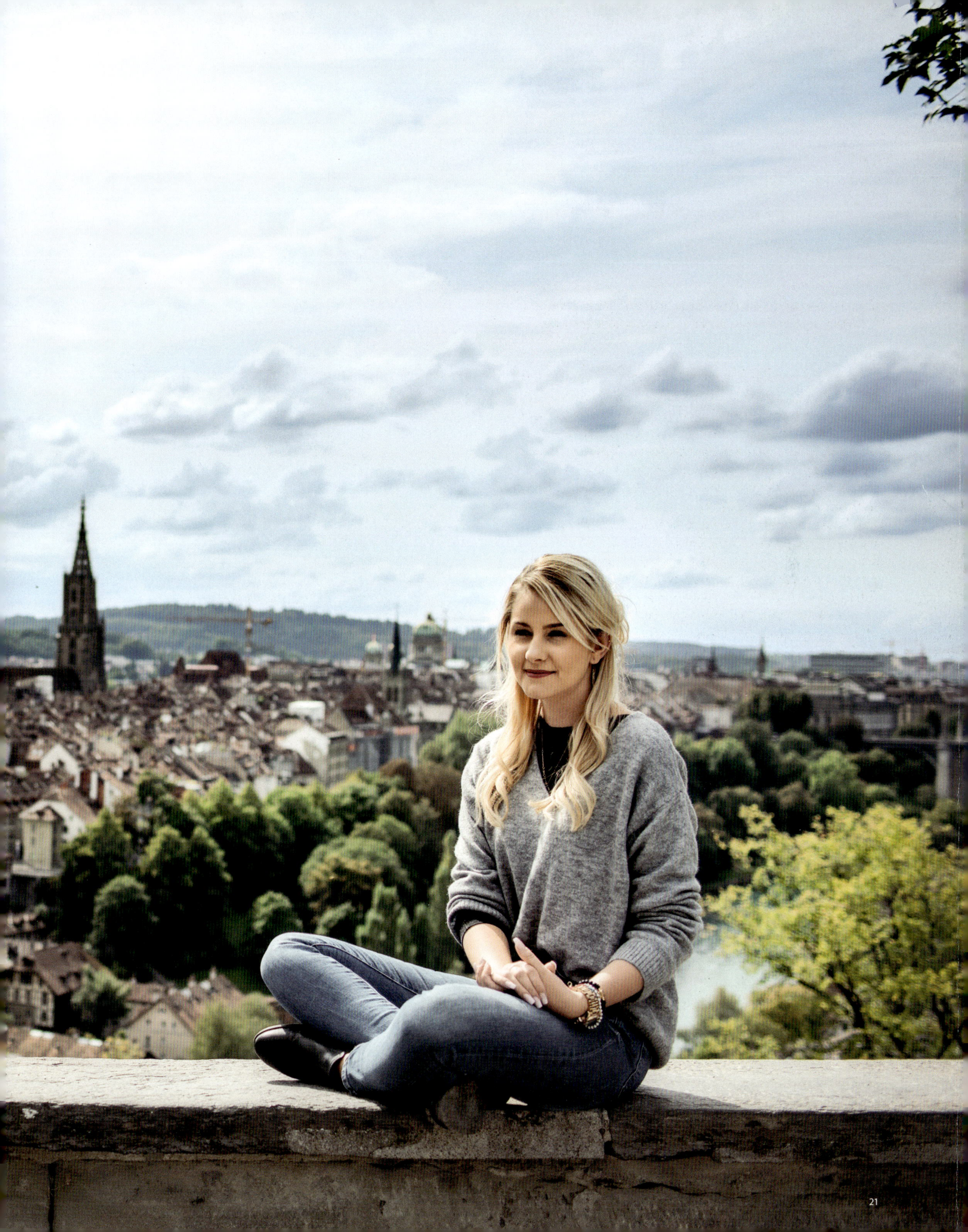

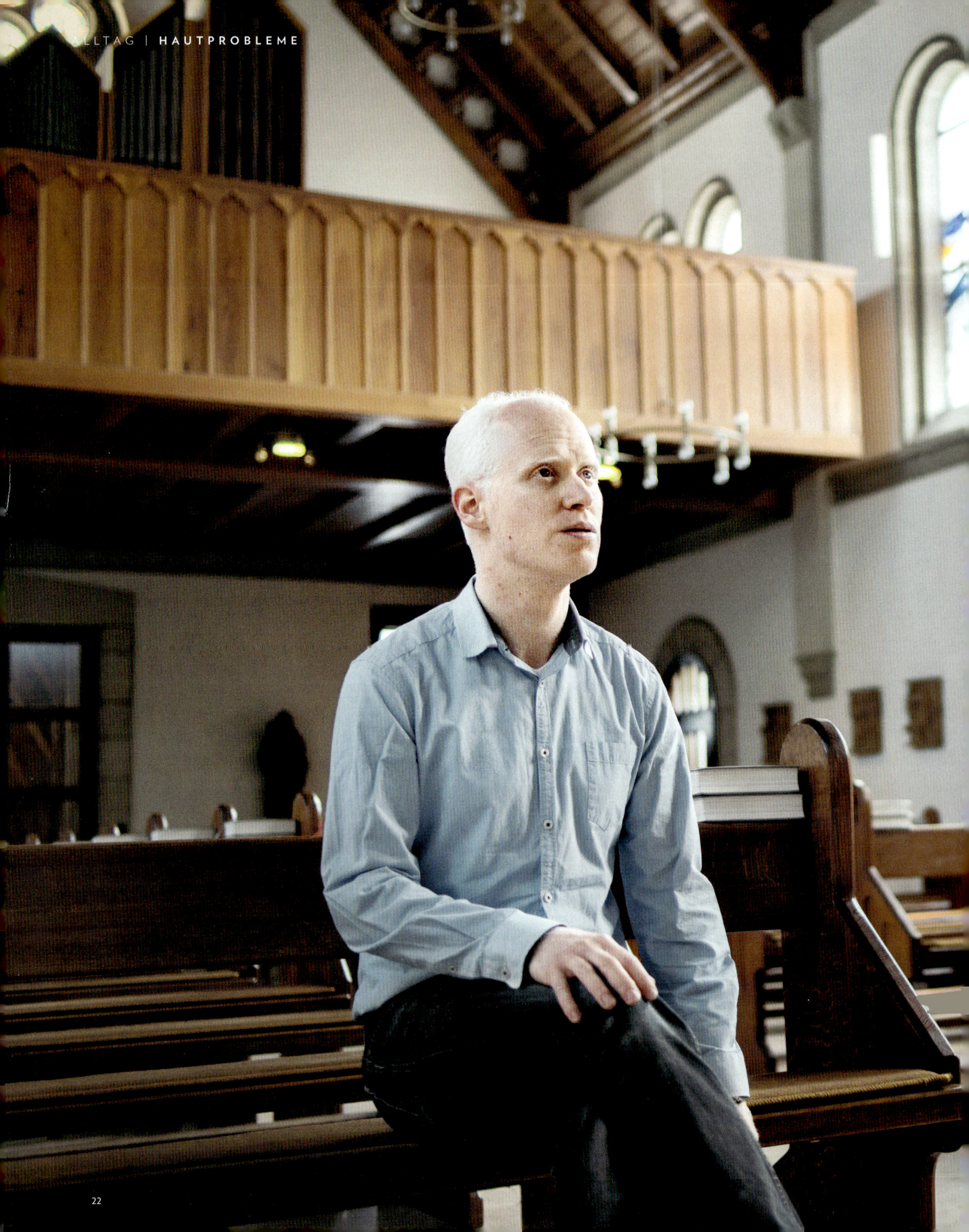

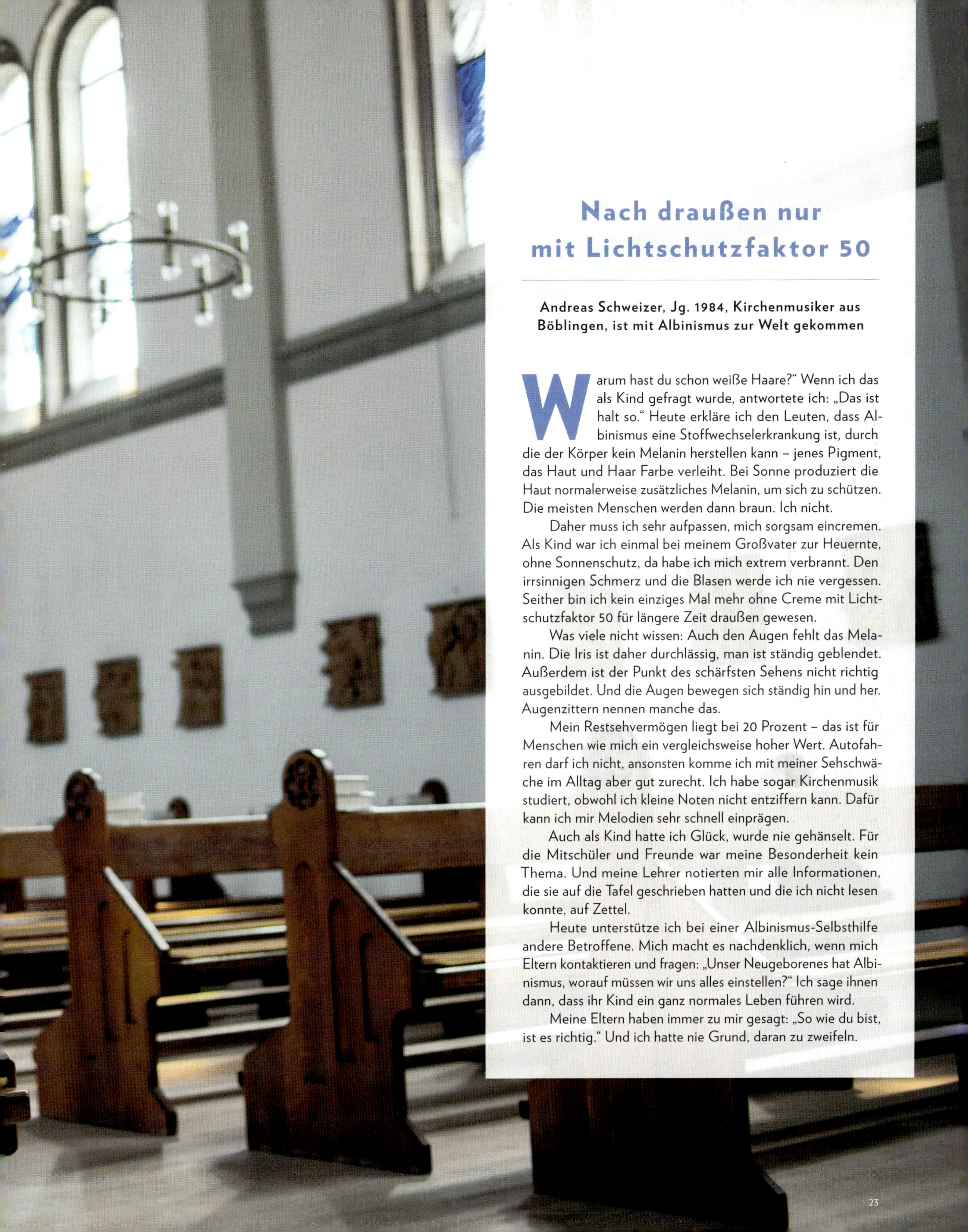

Nach draußen nur mit Lichtschutzfaktor 50

Andreas Schweizer, Jg. 1984, Kirchenmusiker aus Böblingen, ist mit Albinismus zur Welt gekommen

Warum hast du schon weiße Haare?" Wenn ich das als Kind gefragt wurde, antwortete ich: „Das ist halt so." Heute erkläre ich den Leuten, dass Albinismus eine Stoffwechselerkrankung ist, durch die der Körper kein Melanin herstellen kann – jenes Pigment, das Haut und Haar Farbe verleiht. Bei Sonne produziert die Haut normalerweise zusätzliches Melanin, um sich zu schützen. Die meisten Menschen werden dann braun. Ich nicht.

Daher muss ich sehr aufpassen, mich sorgsam eincremen. Als Kind war ich einmal bei meinem Großvater zur Heuernte, ohne Sonnenschutz, da habe ich mich extrem verbrannt. Den irrsinnigen Schmerz und die Blasen werde ich nie vergessen. Seither bin ich kein einziges Mal mehr ohne Creme mit Lichtschutzfaktor 50 für längere Zeit draußen gewesen.

Was viele nicht wissen: Auch den Augen fehlt das Melanin. Die Iris ist daher durchlässig, man ist ständig geblendet. Außerdem ist der Punkt des schärfsten Sehens nicht richtig ausgebildet. Und die Augen bewegen sich ständig hin und her. Augenzittern nennen manche das.

Mein Restsehvermögen liegt bei 20 Prozent – das ist für Menschen wie mich ein vergleichsweise hoher Wert. Autofahren darf ich nicht, ansonsten komme ich mit meiner Sehschwäche im Alltag aber gut zurecht. Ich habe sogar Kirchenmusik studiert, obwohl ich kleine Noten nicht entziffern kann. Dafür kann ich mir Melodien sehr schnell einprägen.

Auch als Kind hatte ich Glück, wurde nie gehänselt. Für die Mitschüler und Freunde war meine Besonderheit kein Thema. Und meine Lehrer notierten mir alle Informationen, die sie auf die Tafel geschrieben hatten und die ich nicht lesen konnte, auf Zettel.

Heute unterstütze ich bei einer Albinismus-Selbsthilfe andere Betroffene. Mich macht es nachdenklich, wenn mich Eltern kontaktieren und fragen: „Unser Neugeborenes hat Albinismus, worauf müssen wir uns alles einstellen?" Ich sage ihnen dann, dass ihr Kind ein ganz normales Leben führen wird.

Meine Eltern haben immer zu mir gesagt: „So wie du bist, ist es richtig." Und ich hatte nie Grund, daran zu zweifeln.

Jugendlichen die Scham nehmen

Wencke van Scharrel, Jg. 1993, Bloggerin und Auszubildende aus Hamburg, hatte jahrelang Akne

Freiwillig wäre ich mit 14 nie zum Hautarzt gegangen – Freunde und Familie mussten mich drängen. Es war mir peinlich, jemandem mein Gesicht zu zeigen oder den Rücken voller Entzündungen. Aber ich konnte mir nicht weiter vormachen, da sei kein Problem. Genau das hatte ich eine Zeit lang versucht, die Akne mit Make-up überschminkt oder sie unter einem extra geschnittenen Pony verborgen.

Der Arzt riet mir von Antipickelprodukten aus dem Drogeriemarkt ab, eine Akne-Haut fette nach der Anwendung umso stärker nach, noch mehr Pusteln würden entstehen. Stattdessen verschrieb er mir ein Antibiotikum zum Auftragen auf die Haut. Und meine Frauenärztin empfahl mir die Antibabypille: Die unterdrückt auch die Wirkung bestimmter Hormone, die an der Entstehung von Akne beteiligt sind. Und tatsächlich: Meine Haut wurde besser.

Als ich die Pille mit 20 wegen Unverträglichkeit absetzte, waren die Pickel wieder da. „Was hast du denn da im Gesicht?“, fragten die Kinder in der Kita, in der ich arbeitete. Und es war wieder wie einst: Ich vermied in Gesprächen den Blickkontakt; legte mir die Hände so vors Gesicht, dass die am stärksten entzündeten Stellen verdeckt waren. Beschämend.

Schließlich half mir eine radikale Umstellung: Seit vier Jahren ernähre ich mich vegan. Rohkost tut meiner Haut gut. Wenn ich dagegen Zucker, Fleisch, Milchprodukte oder billiges Fett zu mir nehme, sprießen zwei Tage später die Pickel.

Zudem nutze ich eine dermatologische Kosmetikbehandlung, die ich alle vier Wochen über mich ergehen lasse: Die Haut wird angeritzt, die verstopften Poren werden entleert, zum Schluss bekomme ich eine entzündungshemmende Maske.

Damit meine Haut gut aussieht, muss ich viel tun und auf manches verzichten. Als junge Frau, die zu Themen wie Mode und Ernährung bloggt, fühle ich mich in der Pflicht, das offenzulegen. Ich habe Bilder im Blog, die mich nach der Kosmetikbehandlung zeigen, das ist nicht gerade ästhetisch. Vor allem jungen Mädchen möchte ich damit den Druck nehmen, den sie sich wegen ihres Aussehens machen.

Und die Scham, die sie wegen ihrer Pickel empfinden. ○

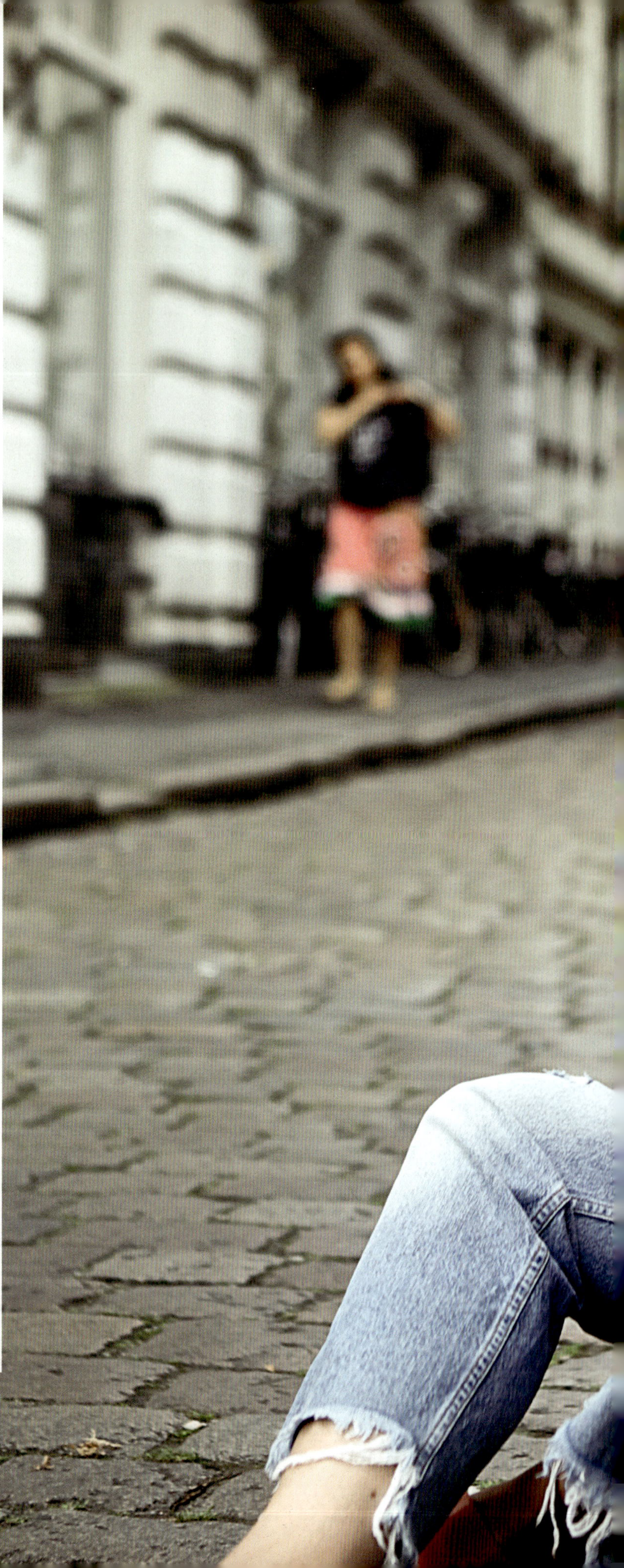

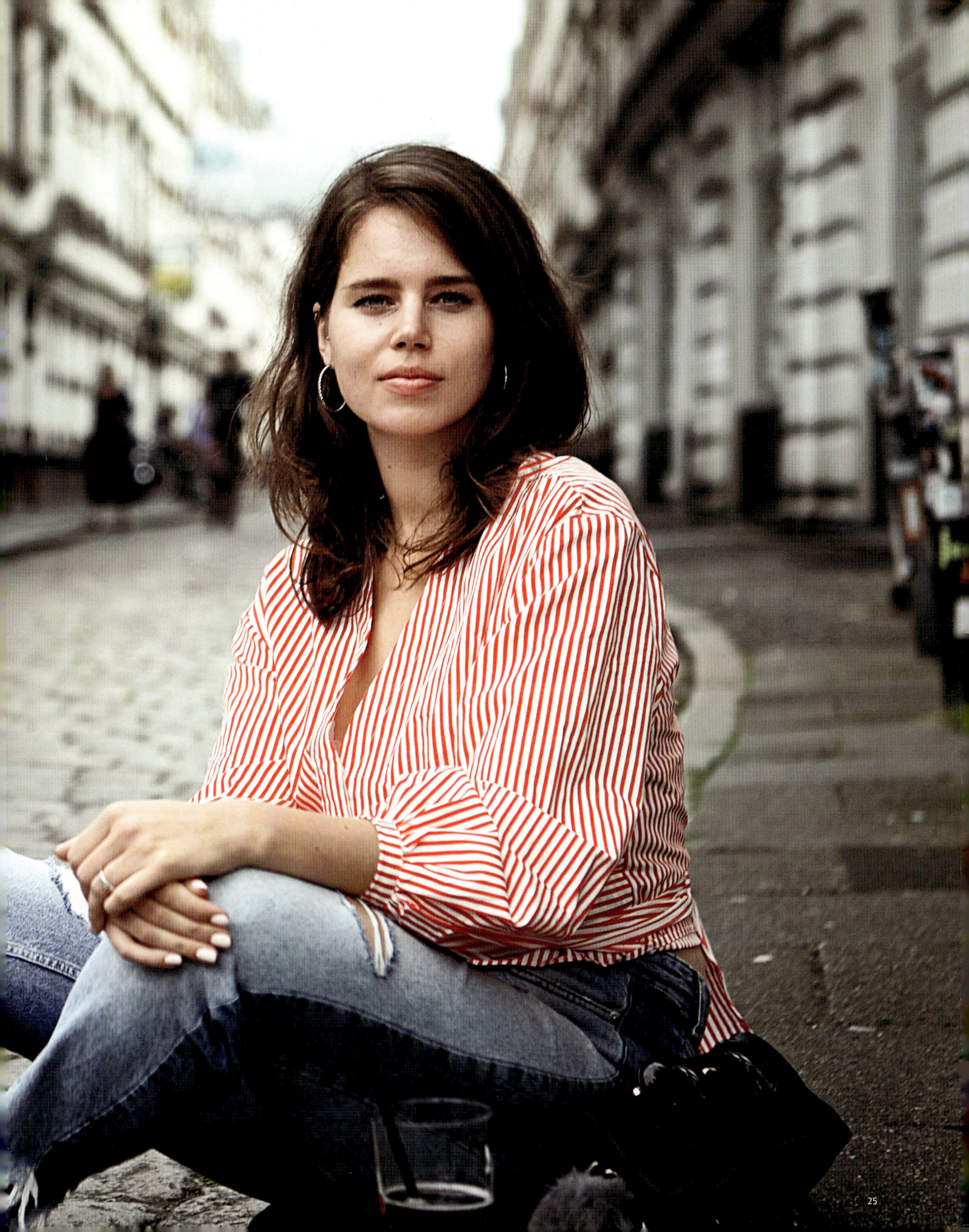

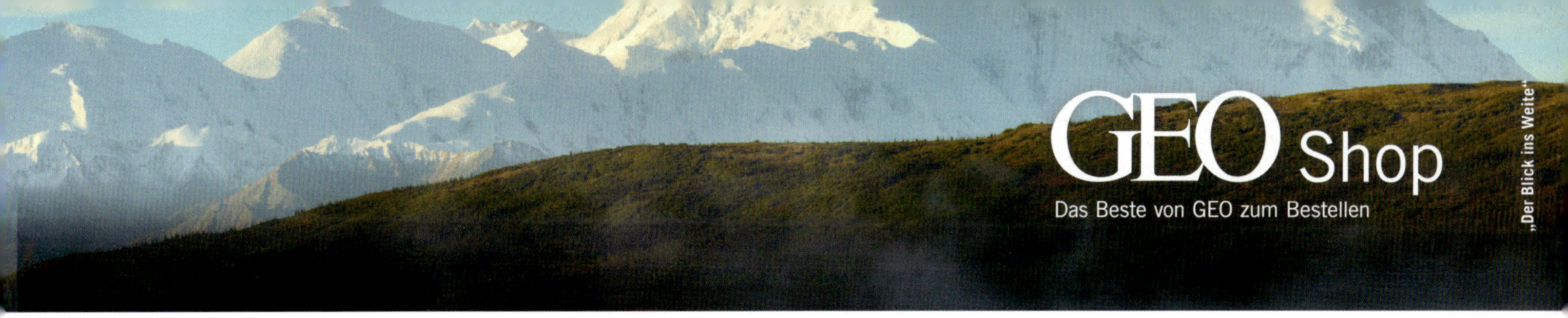

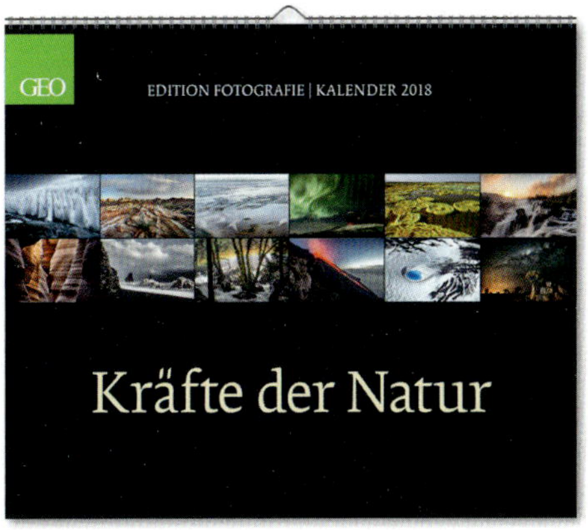

Inkl. 12 Postkarten

69,99 €

Vorteilspreis für Abonnenten:
61,99 €

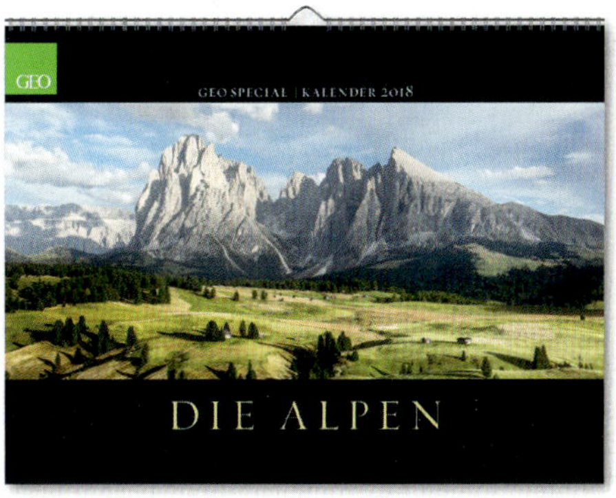

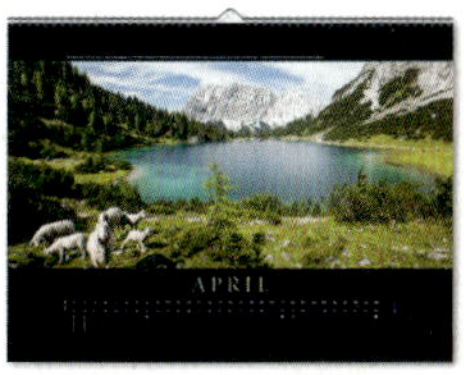

49,99 €

Vorteilspreis für Abonnenten:
44,99 €

GEO Edition-Kalender „Kräfte der Natur"

Nichts ist ewig auf der Erde, außer dem Wandel: Urgewalten formen und verändern unseren Planeten und seine Landschaften. In spektakulären Aufnahmen zeigen Naturfotografen, mit welcher Kraft Feuer, Wasser, Erde und Luft zu Werke gehen: an den Iguazu-Wasserfällen in Brasilien, in den eisigen Gletschern Islands und den versteinerten Sanddünen Arizonas.
Alle Motive auch als Postkarten zum Heraustrennen.

Maße: 70 x 60 cm
Best.-Nr.: G729193
Preise: 69, 99 € (D/A), 77.00 Fr. (CH)

GEO SPECIAL Kalender „Die Alpen"

Neu im Programm: Wo Europa dem Himmel am nächsten ist. Still ruht der Hintersee bei Berchtesgaden, ein polierter Spiegel für den bayerisch blauweißen Himmel. Eine Winterwunderlandschaft erstreckt sich um Schloss Neuschwanstein. Und im Karwendel in Tirol öffnet sich der Blick auf eine sommerliche Bilderbuchalm. Vom Allgäu bis zu den Dolomiten in Südtirol, vom Mont Aiguille in Frankreich bis zum Triglav Nationalpark in Slowenien geht die Alpentour. Ein Vergnügen für Wanderer, Gipfelstürmer und Naturfreunde.

Maße: 64x48 cm
Best.-Nr.: G729196
Preise: 49,99 € (D/A), 54.90 Fr. (CH)

Coupon einfach ausfüllen, ausschneiden und senden an: GEO Kundenservice, 74569 Blaufelden

GEO-Bestellcoupon – versandkostenfreie Lieferung ab 80,– €!

Ich bestelle folgende Artikel:

Produktbezeichnung	Best.-Nr.	Preis D	Menge
☐ GEO Panorama-Kalender „Der Blick ins Weite"	G729190	99,99 €	
☐ GEO SPECIAL Kalender „Traumziele"	G729197	29,99 €	
☐ GEO SAISON Kalender „Traumpfade"	G729194	49,99 €	
☐ GEO Edition-Kalender „Kräfte der Natur"	G729193	69,99 €	
☐ GEO SPECIAL Kalender „Die Alpen"	G729196	49,99 €	
Gesamtsumme: (zzgl. 3,90 € Versandkosten, versandkostenfreie Lieferung ab einem Bestellwert von 80,00 €)			

Meine persönlichen Angaben: (bitte unbedingt ausfüllen)

Abonnentennummer (wenn vorhanden)

Name I Vorname | Geburtsdatum

Straße I Nummer | PLZ I Wohnort

Telefon | E-Mail

☐ Ja, ich bin damit einverstanden, dass GEO und Gruner+Jahr mich künftig per E-Mail oder Telefon über interessante Medien- und Produktangebote ihrer Marken informieren. Der Nutzung meiner Daten kann ich jederzeit widersprechen.

☐ **Ich zahle per Rechnung**

☐ **Ich zahle bequem per Bankeinzug** (nur in Deutschland möglich)

BIC | IBAN

Bankinstitut

SEPA-Lastschriftmandat: Ich ermächtige die Gruner+Jahr GmbH & Co KG, Am Baumwall 11, 20459 Hamburg, Gläubiger-Identifikationsnummer DE31ZZZ00000031421, wiederkehrende Zahlungen von meinem Konto mittels Lastschrift einzuziehen. Zugleich weise ich mein Kreditinstitut an, die von der Gruner+Jahr GmbH & Co KG auf mein Konto gezogenen Lastschriften einzulösen. Die Mandatsreferenz wird mir separat mitgeteilt. **Hinweis:** Ich kann innerhalb von 8 Wochen, beginnend mit dem Belastungsdatum, die Erstattung des belasteten Betrages verlangen. Es gelten dabei die mit meinem Kreditinstitut vereinbarten Bedingungen.

(Auslandspreise auf Anfrage.)

Widerrufsrecht: Sie können die Bestellung binnen 14 Tagen ohne Angabe von Gründen formlos widerrufen. Die Frist beginnt an dem Tag, an dem Sie die erste bestellte Ware erhalten, nicht jedoch vor Erhalt einer Widerrufsbelehrung gemäß den Anforderungen von Art. 246a § 1 Abs. 2 Nr. 1 EGBGB. Zur Wahrung der Frist genügt bereits das rechtzeitige Absenden ihres eindeutig erklärten Entschlusses, die Bestellung zu widerrufen. Sie können hierzu das Widerrufs-Muster aus Anlage 2 zu Art. 246a EGBGB nutzen. Der Widerruf ist zu richten an: GEO Versandservice, 74569 Blaufelden; Telefon:+49(0)40-42236427; Telefax: +49(0)40-42236663; E-Mail: guj@sigloch.de

Aktionsnr.: G00147

Datum I Unterschrift

Unsere WUNDERBARE HÜLLE

TEXT: UTE EBERLE • FOTOS: ANGÉLICA DASS

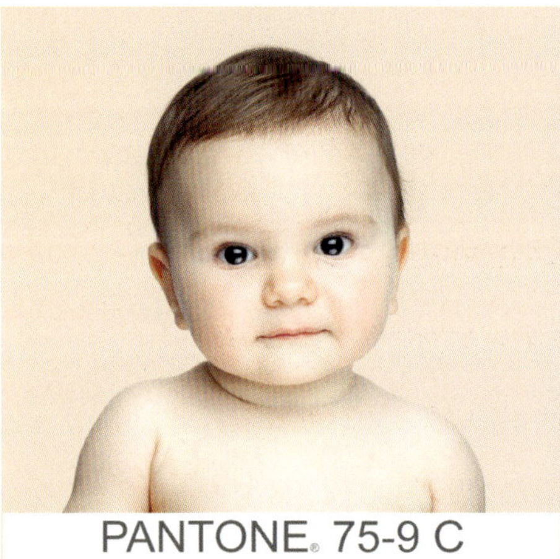

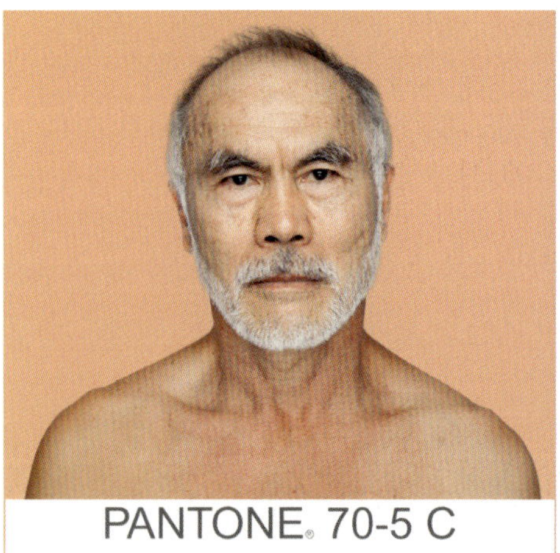

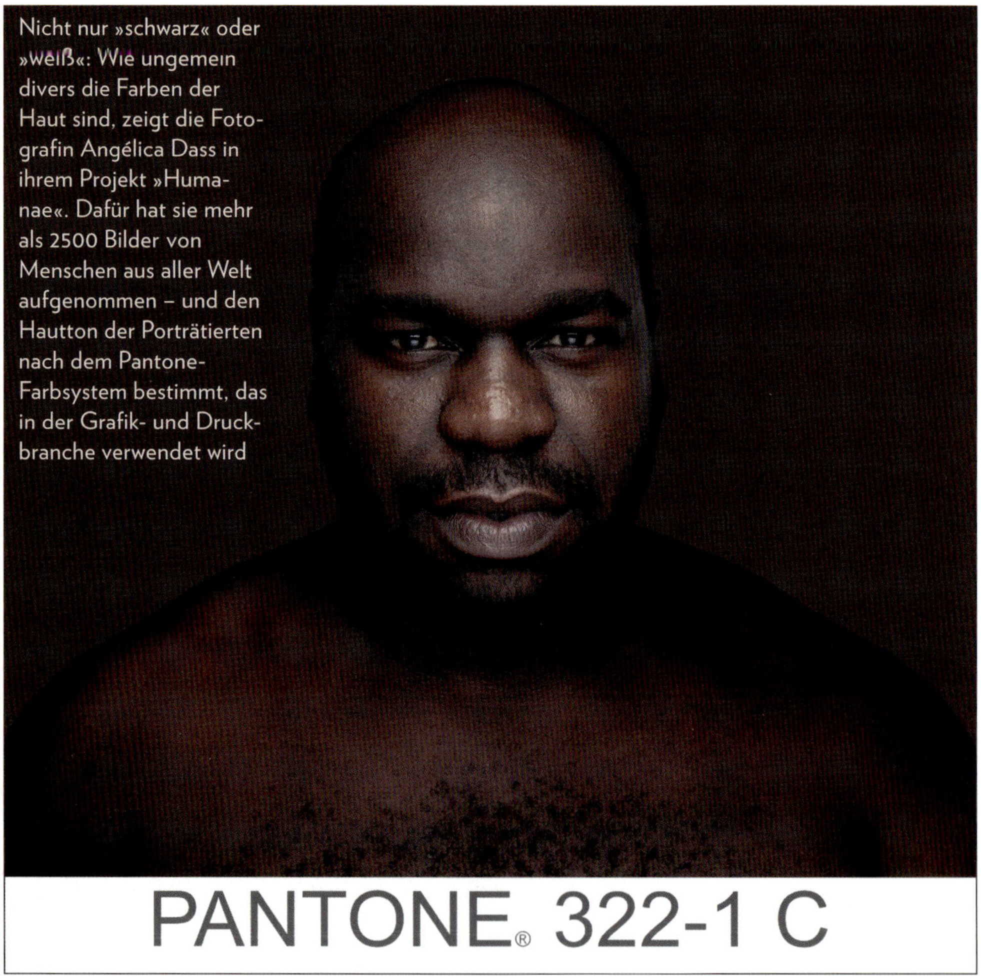

Nicht nur »schwarz« oder »weiß«: Wie ungemein divers die Farben der Haut sind, zeigt die Fotografin Angélica Dass in ihrem Projekt »Humanae«. Dafür hat sie mehr als 2500 Bilder von Menschen aus aller Welt aufgenommen – und den Hautton der Porträtierten nach dem Pantone-Farbsystem bestimmt, das in der Grafik- und Druckbranche verwendet wird

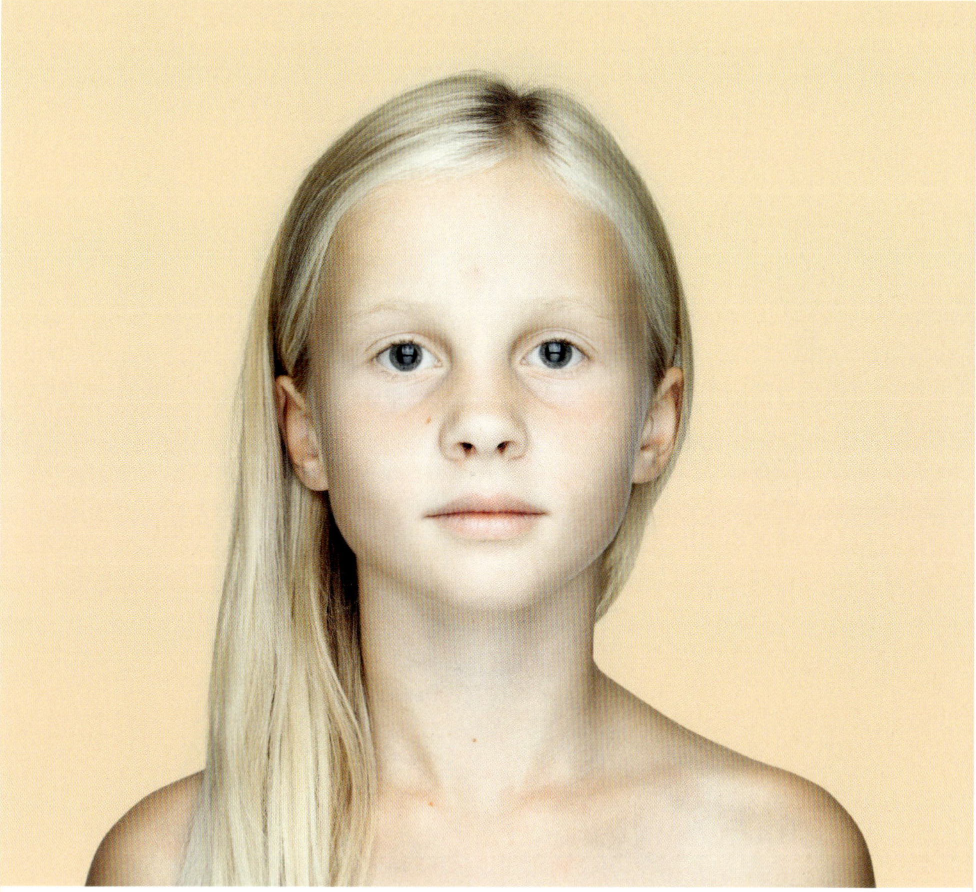

PANTONE® 38-8 C

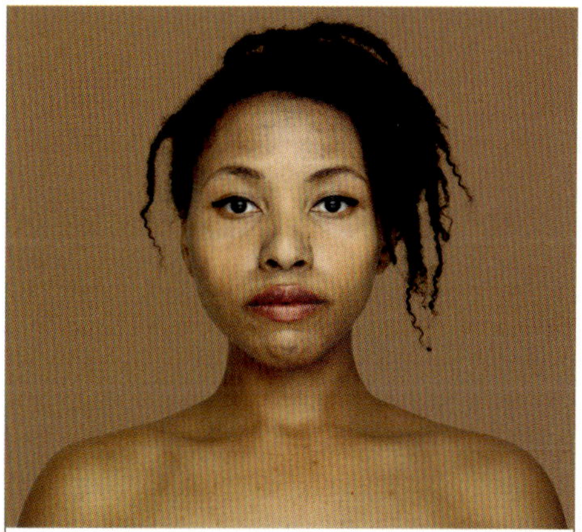

PANTONE® 316-6 C

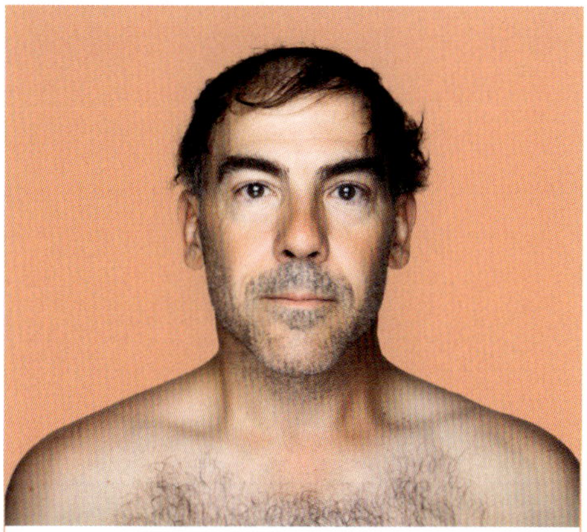

PANTONE® 94-5 C

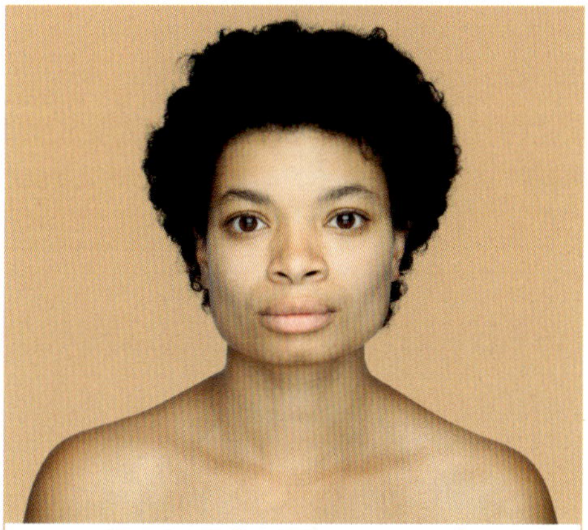

PANTONE® 51-6 C

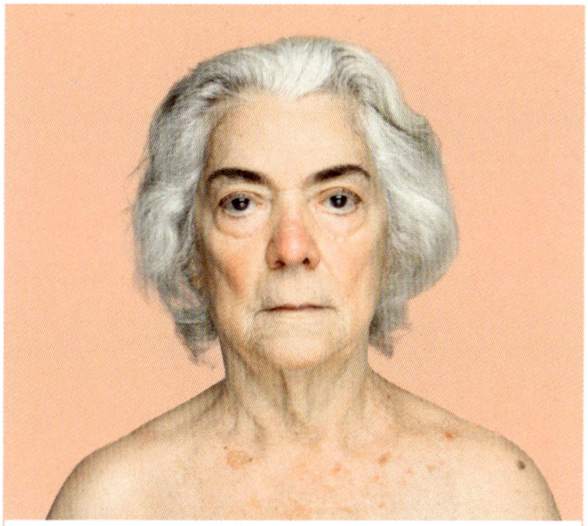

PANTONE® 97-7 C

Sie lässt uns feinste Berührungen spüren, schützt vor Überhitzung, hält uns gefährliche Erreger vom Leib und liefert unverzichtbare **Informationen über die Außenwelt**: Kein zweites Organ dient dem Menschen auf derart vielfältige Weise wie die Haut. Ihr raffiniert konstruiertes System aus Schutzschichten, Transportwegen und Messfühlern sichert die **Unversehrtheit des Körpers** – und schafft erst die Grundlage dafür, dass sich der Mensch in der Welt orientieren kann

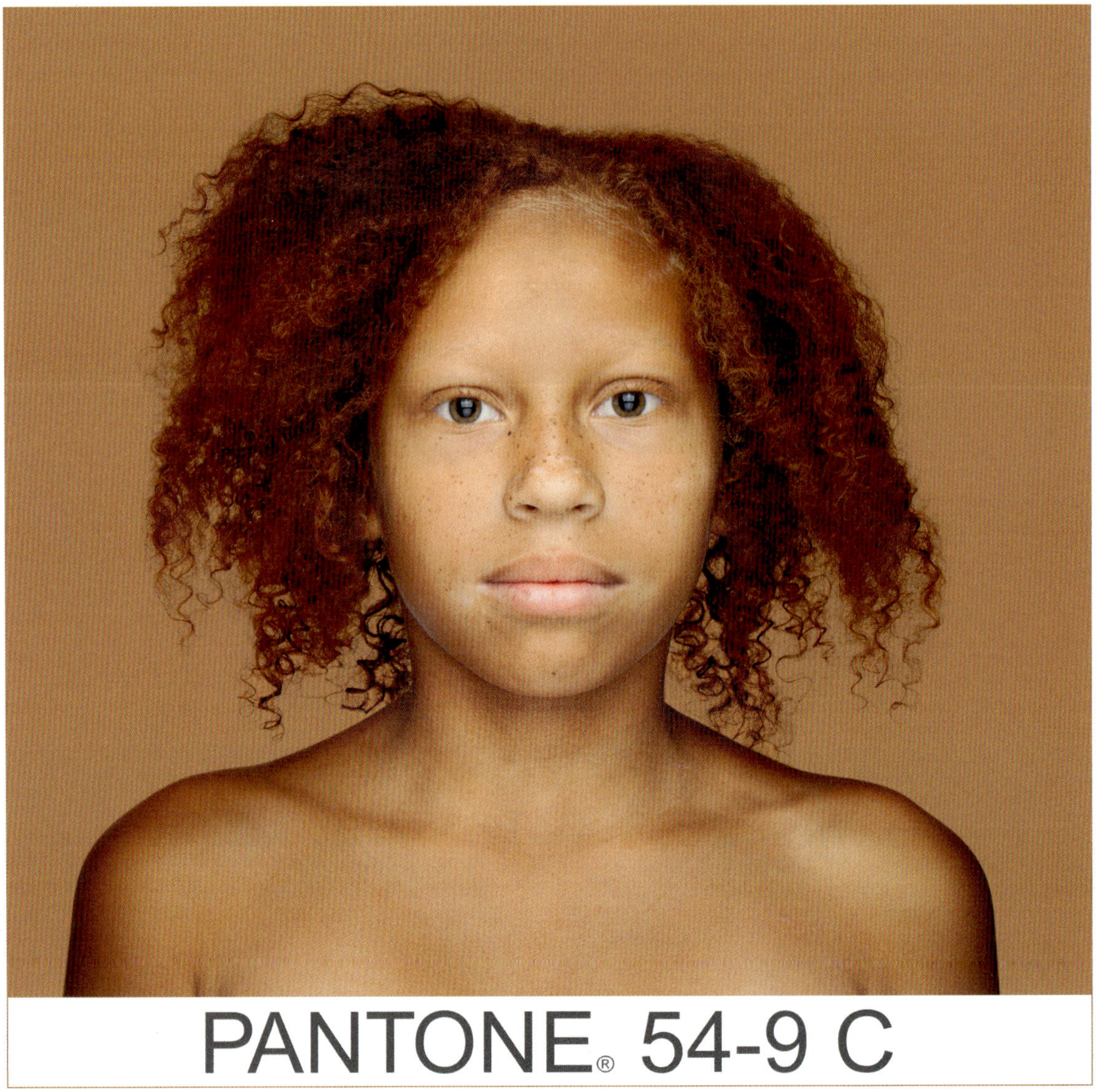

Regeneration Die Zellen der Oberhaut erneuern sich ständig selbst – innerhalb nur weniger Wochen

Die Haut ist eine Grenzschicht. Auf ihrer Innenseite befinden sich Muskeln, Sehnen, Knochen, Gelenke und all unsere Organe. An ihrer Außenseite beginnt die Welt mit allen Phänomenen, die sie ausmachen und die nicht immer gut sind für unsere Körperhülle – darunter Insekten, Dornen, scharfe Kanten oder krankheitserregende Mikroorganismen. Sowie die Sonne, die den menschlichen Organismus rasch austrocknen und verbrennen kann.

Die Haut schützt vor dieser Außenwelt. Gleichzeitig vermittelt sie uns einen Zugang zu ihr. Denn sie verfügt über zahllose Sinnesorgane, über die der Mensch seine Umgebung erfühlt.

Weil die Haut eine Hülle ist, unterschätzt man sie leicht. Schließlich ist im Leben meist der Inhalt entscheidend, selten die Verpackung. Doch ohne diese Schutzschicht – die Biologen ebenso zu den menschlichen Organen zählen wie Niere, Leber oder Herz – wären wir nicht überlebensfähig.

Könnten wir sie ablegen wie einen Taucheranzug, wäre sie rund fünf Kilogramm schwer – das Fettgewebe der Unterhaut nicht mitgezählt, denn das wiegt noch einmal mindestens so viel.

Dieser Anzug wäre im Mittel nur etwa 2,5 Millimeter dick (ohne die Unterhaut, die zum Teil mehrere Zentimeter stark ist), doch seine gesamte

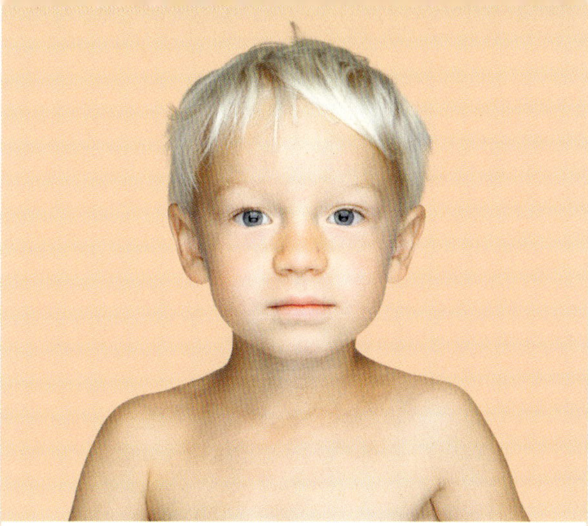

PANTONE® 57-7 C

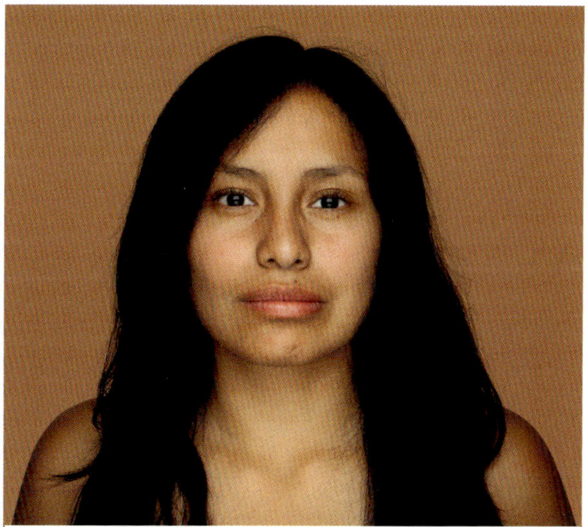

PANTONE® 65-5 C

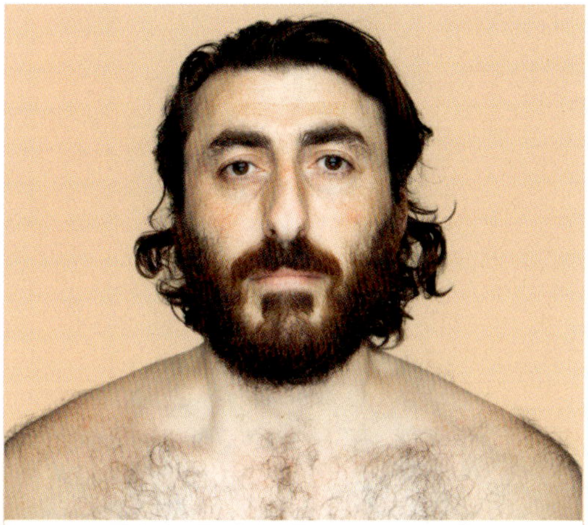

PANTONE® 58-7 C

Flexibler Schutz Die Schichten der Haut sind elastisch und dehnbar – zugleich aber auch reißfest und zäh

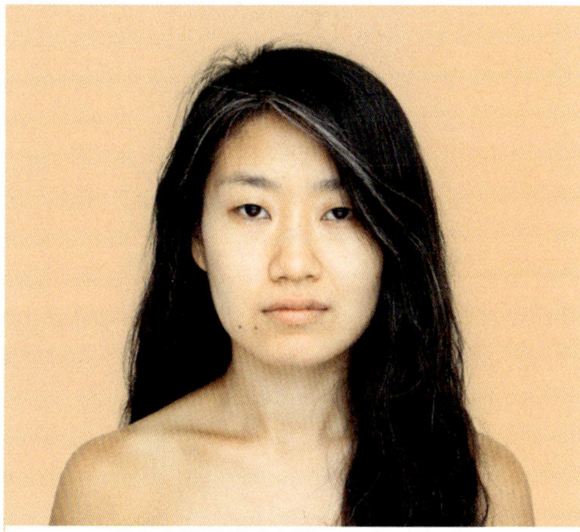

PANTONE® 53-7 C

Fläche würde annähernd zwei Quadratmeter ausmachen. Trennten wir ein Stück heraus und legten es unter ein Mikroskop, würden wir erkennen, dass die Haut aus drei übereinanderliegenden Schichten besteht: Unterhaut (Subkutis), Lederhaut (Dermis) und Oberhaut (Epidermis). Jede dieser Schichten trägt auf eine ganz eigene Weise dazu bei, dass die Körperhülle eine schützende Barriere bildet.

I. Aufbau

Weshalb die Haut dank ihrer Struktur zugleich hochflexibel und robust ist – und Millionen Kleinstlebewesen Heimat bietet

Die verschiedenen Lagen der Haut sind gleichsam wie Verteidigungslinien angeordnet, die uns vor den Gefahren der Außenwelt bewahren.

Die unterste Schicht, die Unterhaut, bedeckt unser Körperinneres nahezu vollständig, wobei sie fast überall direkt den Hüllen aus Bindegewebe aufliegt, die die Muskeln umschließen.

Zum größten Teil besteht die Subkutis aus Fettzellen, die durch Scheidewände aus lockerem Bindegewebe in Gruppen verschiedener Größe gegliedert sind. Dieses Fettgewebe dient als Energiespeicher, als Wärmedämmung und als Polster, das Stöße abpuffert.

Allerdings empfinden viele Frauen die Fettklümpchen als Makel, weil sie sich, etwa an den Oberschenkeln, nach außen hin sichtbar abzeichnen können – als „Cellulite" (siehe Seite 130).

In der darüber liegenden Schicht, der Lederhaut (aus der bei Tieren Leder gegerbt wird, daher die Bezeichnung), finden vielfältige Prozesse statt.

Das Grundgerüst bilden spezielle Eiweißmoleküle (das Kollagen), die sich zu zugfesten Fasern verbinden. Die werden durch netzartig verknüpfte, hochelastische Eiweißfasern (Elastin) ergänzt. Gemeinsam bilden sie die

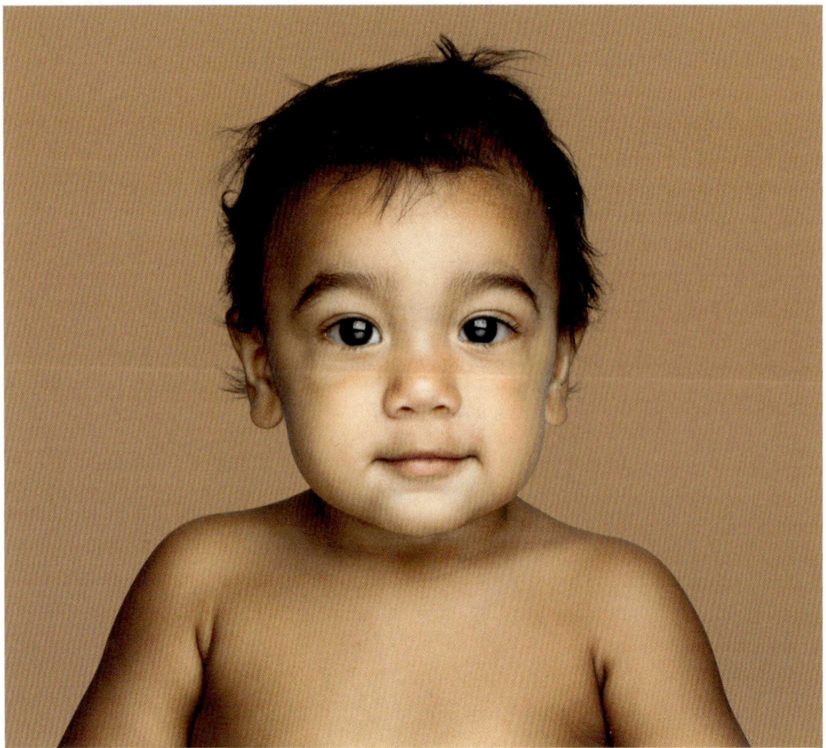

PANTONE® 59-5 C

Klimaanlage Die Haut registriert Wärme und Kälte – und reguliert je nach Bedarf die Temperatur des Organismus

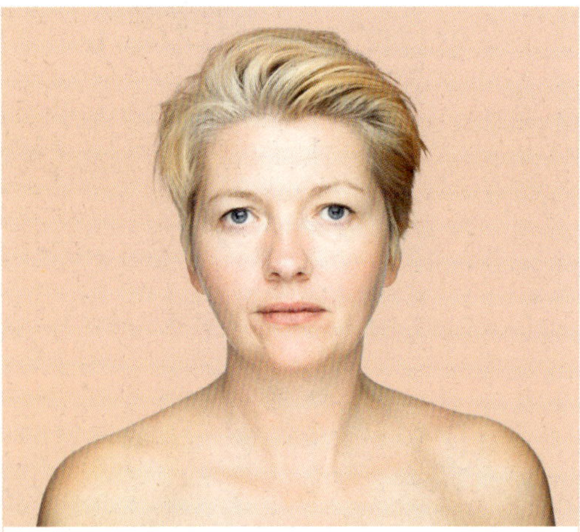

PANTONE® 92-9 C

Netzschicht, die den größten Teil der Dermis einnimmt. Sie macht die Haut zum einen zäh und reißfest, zum anderen dehnbar und doch straff. Erst im Alter, wenn die elastischen Fasern verschleißen, lässt die Spannkraft nach, und die Haut wird faltig und schlaff.

In das Fasergeflecht der Lederhaut sind mannigfaltige Strukturen eingebettet: Gerade hier finden sich besonders viele hochempfindliche Sensoren, die je nach Typ etwa darauf reagieren, wie warm oder wie kalt es ist, ob eine Berührung die Haut eindrückt, ob sie gedehnt wird oder in Vibration versetzt.

Andere Sensoren senden Signale an das Gehirn, sobald eine Gewebeschädigung erfolgt, was dazu führt, dass wir Schmerz empfinden.

Hinzu kommen Millionen von Schweißdrüsen – je nach Körperregion zwischen 100 und 600 pro Quadratzentimeter Haut –, die über feine Kanäle und Poren in der Hautoberfläche ein wässriges, leicht saures Sekret absondern.

Nur an wenigen Stellen, vor allem an den Achseln und im Genitalbereich, finden sich andere Drüsen, die einen dickflüssigeren Schweiß produzieren. Diese Drüsen geben ihr Sekret nicht direkt an der Oberfläche ab, sondern in Haarfollikel: Das sind quasi Einstülpungen der oberen Hautschicht, die durch die Dermis meist bis zur Unterhaut reichen und an ihrem Grund die Haarwurzel umschließen.

An den Follikeln sämtlicher Haare, die fast überall am Körper in der Haut wachsen, sitzen schließlich noch die Talgdrüsen, die ein stark fetthaltiges Sekret in den Haarbalg leiten. Auf diese Weise werden die Haut und die rund fünf Millionen Haare des menschlichen Körpers mit einer öligen, schützenden Schicht überzogen.

Ein Geflecht aus Adern versorgt die Dermis mit Nährstoffen. Es verzweigt sich auch in jede einzelne der zahllosen Papillen der Lederhaut: Das sind winzige Erhebungen aus eher lockerem Bindegewebe oberhalb der straffen Netzschicht (siehe Illustration rechts). Denn von hier aus gelangen die lebenswichtigen Substanzen auch in die dritte und letzte Schicht: die Oberhaut (Epidermis).

Die Oberhaut bildet den äußeren Verteidigungswall, ein undurchlässiges Bollwerk gegen Eindringlinge. Sie selbst ist noch einmal grob in vier Lagen unterteilt: Basalzellschicht, Stachelzellschicht, Körnerzellschicht und zuletzt die Hornschicht.

Diese vier Lagen erneuern sich laufend selbst: Dazu bilden sich in der Basalzellschicht permanent neue Zellen, sogenannte Keratinozyten. Die steigen – durch nachfolgende Zellen angeschoben – im Laufe von vier Wochen langsam in Richtung Oberfläche.

Dabei verändern sie ihre Form und bilden immer neue Substanzen: In der Stachelzellschicht beginnen die jungen Keratinozyten, faserbildende Eiweiße zu produzieren. In der nächsten Lage werden diese in winzigen Körnchen gespeichert, gleichzeitig nehmen die Zellen eine zunehmend platte Form an. Beim Übergang zur Hornschicht schließlich sterben die Zellen ab und wandeln sich zu dünnen Plättchen, die fast vollständig aus Keratin bestehen – der Hornsubstanz aus den nun quervernetzten Eiweißfasern, die auch der Hauptbestandteil von Haaren und Nägeln ist.

Der Aufbau der Haut

In der Vergrößerung offenbart sich die Struktur unserer äußeren Hülle: Ihre drei Schichten bergen eine Vielzahl von Blutgefäßen, Nervenfasern, Sensoren und Drüsen, deren Zusammenwirken erstaunliche Leistungen ermöglicht

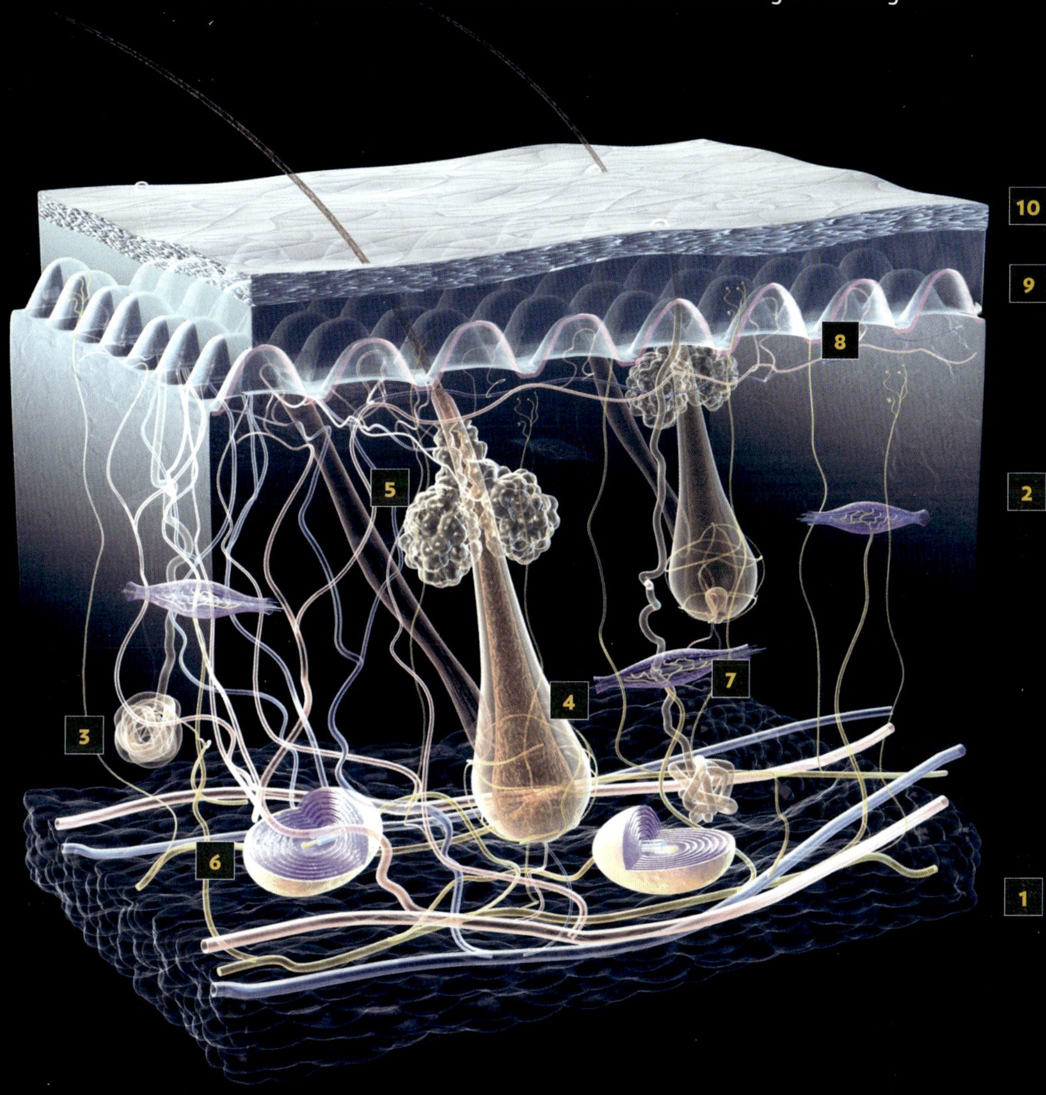

Die **Unterhaut** oder **Subkutis (1)** ist die innerste Schicht unserer Haut. Sie besteht hauptsächlich aus Fettgewebe, das dem Körper als Wärmedämmung, Energiespeicher und Pufferschicht gegen Stöße dient und zudem die größeren Adern birgt. Darüber liegt das zugfeste und zugleich elastische Gewebe der **Lederhaut** oder **Dermis (2)**, das von vielen kleinen Arterien und Venen durchzogen wird. In die Lederhaut eingebettet sind **Schweißdrüsen (3)**, die ihr Sekret über Kanäle zu Poren in der Hautoberfläche leiten. Hier befinden sich auch **Haarfollikel (4)** und **Talgdrüsen (5)**, die eine fetthaltige Substanz absondern; über den Follikelkanal gelangt die an die Hautoberfläche und bildet dort einen schützenden Film. Die Lederhaut durchziehen zudem zahlreiche Nervenfasern (gelb), deren Enden Temperatur-, Schmerz- oder Druckreize wahrnehmen. Spezielle Messfühler sind etwa die **Pacini-Körperchen (6)**, die schnelle Vibrationen registrieren, und die **Ruffini-Körperchen (7)**, die auf Dehnungen der Haut reagieren. Die Grenze der Lederhaut bilden die **Papillen (8)**: kleine Erhebungen, durchzogen von winzigen Blutgefäßen, über die die **Oberhaut (Epidermis, 9)** mit Nährstoffen versorgt wird. Die äußerste Zone der Oberhaut bildet die **Hornschicht (10)**, eine wasserundurchlässige Lage aus plattenförmigen, verhornten Zellen. Sie verhindert, dass Flüssigkeit aus dem Körper verdunstet oder gefährliche Fremdstoffe von außen in die Haut eindringen.

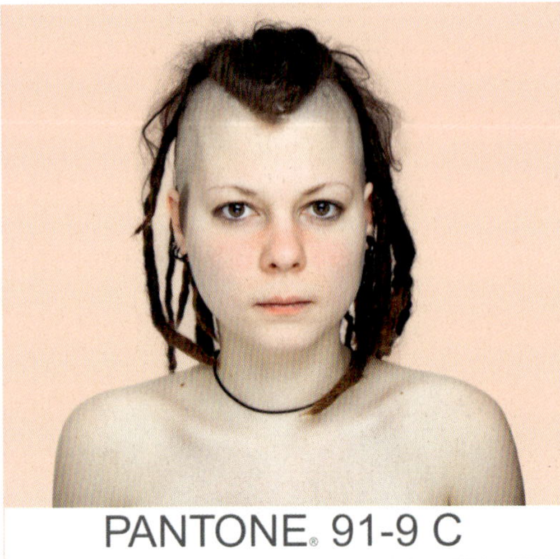

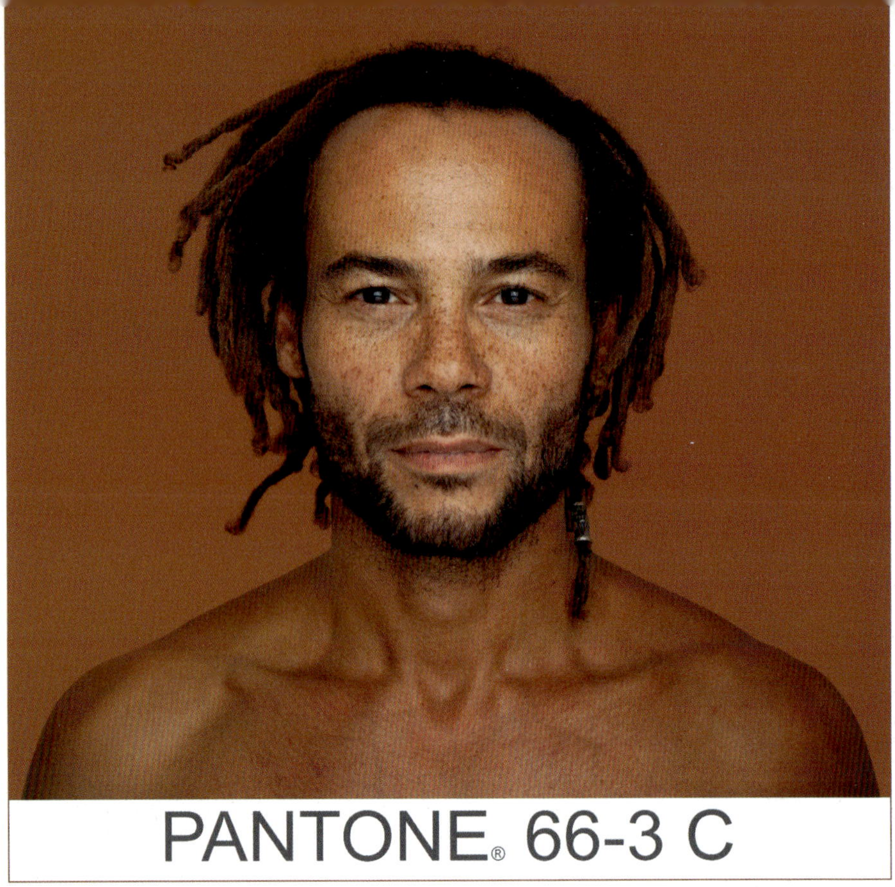

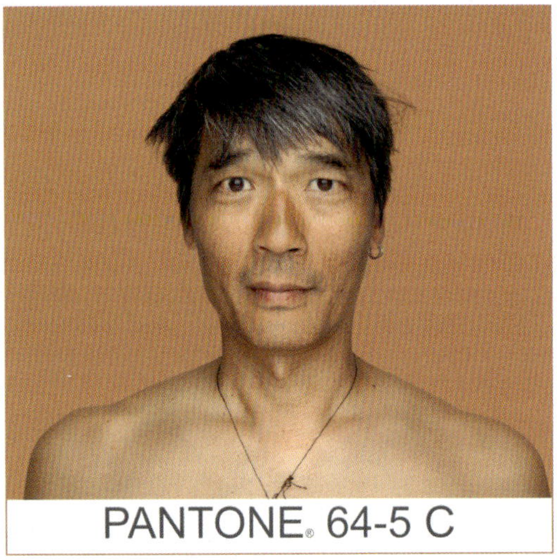

Bräunung Zum Schutz vor UV-Strahlung bildet unsere Haut – je nach Typ – verschiedene Mengen des Farbstoffs Melanin

Diese Hornzellen liegen versetzt übereinander und werden durch fettartige Substanzen verkittet, die aus den noch lebendigen Zellen der Körnerzellschicht stammen. Wie eine wasserundurchlässige Folie verhindert die nur Hundertstelmillimeter dicke Hornschicht weitgehend, dass der Körper Flüssigkeit verliert und dass umgekehrt Krankheitserreger, Gifte oder Staubpartikel in die Haut eindringen.

Während von unten ständig Zellen nachrücken, werden die alten Zellen an der Oberfläche der Hornschicht abgestoßen. In jeder Minute verliert ein gesunder Mensch auf diese Weise mehr als drei Millionen Hornzellen.

Auch dort, wo die nach außen gewandte Haut gewissermaßen im Körperinneren verschwindet – etwa in der Mundhöhle – und in eine Schleimhaut übergeht, findet sich eine Schicht, die ähnlich wie die Epidermis strukturiert ist und sich fortlaufend selbst erneuert.

Sie bildet jedoch keine verhornte äußere Lage, stattdessen ist ihre Oberfläche mit einem dünnen Schleimfilm überzogen. Die Schleimhaut übernimmt den Schutz gegen Austrocknung, Krankheitserreger und mechanische Beanspruchung – im Mund etwa durch die aufgenommene Nahrung.

Die Dicke der Epidermis variiert zwischen den Körperregionen. Während sie an den meisten Stellen ungefähr 0,1 Millimeter misst (am Augenlid jedoch lediglich die Hälfte), ist sie an der Fußsohle und an der Handinnenfläche bis zu 15-mal so dick.

Weil die Haut dort besonders beansprucht wird, legt der Körper sehr viel mehr Schichten aus Hornzellen an. Zudem ist an diesen Stellen noch eine weitere Lage der Epidermis deutlich ausgeprägt, unterhalb der Hornschicht.

Ihre Zellen sind noch nicht vollständig verhornt; sie mindern möglicherweise die Reibung zwischen den benachbarten Schichten, die etwa beim Gehen an der Fußsohle entsteht.

Neben der Lederhaut, die mit etwa zwei Millimetern deutlich dicker ist als die Epidermis, trägt auch die Unterhaut maßgeblich zum Gesamtvolumen der Schutzhülle bei: Am Bauch, wo der Körper bevorzugt Fett als Energiespeicher einlagert, kann sie mehr als drei Zentimeter dick werden. Diese Maße variieren jedoch von Mensch zu Mensch sowie auch zwischen Bevölkerungsgruppen. So besitzen Afrikaner und Asiaten mit dunklem Hauttyp meist einen dickeren Verbund aus Epidermis und Dermis als hellhäutige Europäer, ebenso Männer im Vergleich zu Frauen; bei denen ist dagegen meist die Unterhaut stärker ausgeprägt.

Mit der Epidermis endet streng genommen die körpereigene Schutzhülle. Ihre Oberfläche aber ist von einem weiteren Film überzogen: Millionen Bakterien, Pilze und andere Mikroorganismen siedeln dort dicht an dicht und bilden die Hautflora.

Für diese Kleinstlebewesen bietet unsere Körperhülle viele Lebensräume. Es gibt dort flache Ebenen, etwa auf dem Arm, die trocken sind und auf denen die Temperatur ständig schwankt. Aber auch warme, feuchte Spalten (zwischen den Zehen) sowie tiefe, sauerstoffarme Gruben rund um die Wurzeln der Haare, in denen Mikroben leben, die sich von Talg ernähren.

Lange zählten Experten diese Mikroorganismen zu jenen Gefahren, gegen die unsere Haut den Körper schützt. Doch inzwischen hat sich herausgestellt, dass viele dieser Fremdlebewesen harmlos sind und dem Menschen vermutlich sogar nützen. Die genauen Mechanismen sind noch weitgehend unklar, doch konnten Forscher etwa nachweisen, dass bestimmte Hautmikroben Substanzen absondern, die eine Ausbreitung von Krankheitserregern verhindern.

Doch die Haut ist nicht nur eine passive Barriere, sie sorgt auch aktiv dafür, dass wir mit den wechselnden Strapazen zurechtkommen, denen unser Körper täglich ausgesetzt ist.

II. Funktion

Weshalb wir ohne unsere Haut sofort verdursten, überhitzen oder erfrieren würden

Die Epidermis mit ihren gestapelten Hornzellen und der fettartigen Versiegelung schirmt uns einerseits gegen die Umwelt ab – sie verhindert aber auch, dass Wertvolles von innen nach außen gelangt: Wasser.

Ohne Schutzhülle würde das kostbare Nass unkontrolliert aus unserem Körper verdunsten, die Folge wäre der sichere Tod. Die wasserundurchlässige Hornschicht hält die Feuchtigkeit fest und bewahrt uns vor dem Austrocknen.

Auch gegen eine weitere Bedrohung wappnet uns die Epidermis: die energiereiche UV-Strahlung der Sonne. Denn diese vermag in unsere Haut einzudringen und kurbelt dort zwar einerseits die Produktion von lebenswichtigem Vitamin D an (siehe Seite 40), schädigt aber zugleich auch das Erbgut der Zellen, was zur Entstehung von Krebs führen kann.

Um das zu verhindern, produzieren spezielle Zellen in der Epidermis den Farbstoff Melanin. Wie ein Schild legt sich der um die Zellkerne und schützt sie vor der UV-Strahlung. Wie gut diese Abschirmung funktioniert, hängt unter anderem davon ab, welche von mehreren Melanin-Varianten die Pigmentzellen in wie großer Menge produzieren. Ob ein Mensch einen helleren oder dunkleren Hauttyp hat, ist dabei durch seine genetische Ausstattung festgelegt.

Eine weitere wichtige Rolle spielt die Haut bei der Thermoregulation des Körpers. In seinem Inneren produzieren die Muskeln permanent Wärme – genug, um ohne entsprechende Kühlung die Kerntemperatur eines Menschen schon bei mäßiger Anstrengung alle 15 Minuten um etwa ein Grad Celsius steigen zu lassen. Das jedoch wäre lebensbedrohlich. Wir würden in Kürze an Überhitzung sterben.

Die Funktion einer Klimaanlage für das Körperinnere übernimmt zum einen das weitverzweigte Adernetz der Haut. Im Ruhezustand strömt pro Minute maximal ein halber Liter Blut

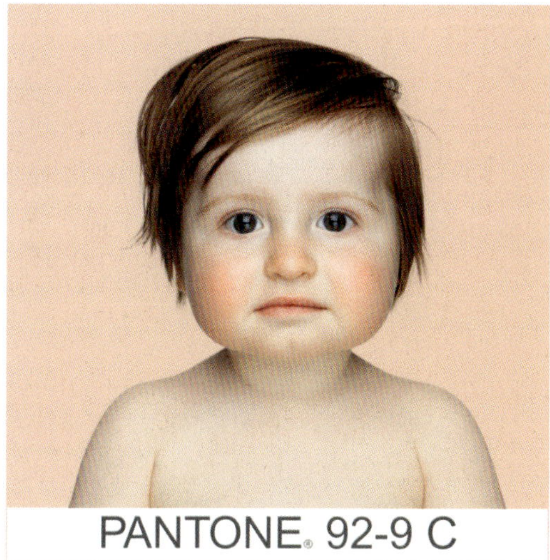

Dünnhäutig An den Augenlidern ist die Oberhaut gerade einmal 0,05 Millimeter dick – an den Fußsohlen ist sie oft 20-mal stärker

Die Haut bildet einen *Schutzwall* gegen äußere Feinde – und hilft dem Körper, sich an seine *Umgebung* anzupassen

Unser *Berührungssinn* lässt uns die Welt um uns herum spüren – und vermittelt uns damit eine *Vorstellung von uns selbst*

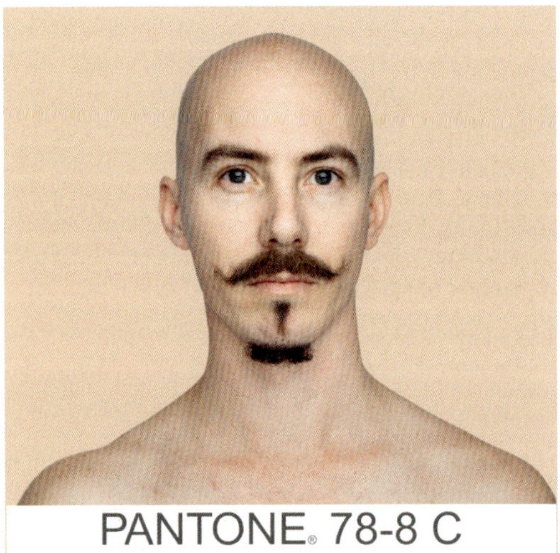

Hochsensibel Nervenenden in der Haut registrieren Druck, Dehnung oder Vibrationen und melden sie ans Gehirn

durch die Gefäße an der Außenseite unseres Körpers. Strengen wir uns jedoch an, sodass unsere Muskeln besonders viel Hitze produzieren, weiten sich die Adern in der Haut und lassen mehr Blut passieren, was durch eine Rötung unserer Hülle sichtbar wird.

Bei Extrembelastungen – wenn wir etwa in der Mittagssonne Holz hacken – strömen pro Minute bis zu acht Liter Blut durch die Gefäße der Haut. So wird eine große Menge an Wärmeenergie vom Kern an die Peripherie verlagert und dort zum Teil auch an die Außenwelt abgeführt.

Genau diesen Effekt bewirkt weit stärker noch ein zweites Kühlsystem in der Haut: das Schwitzen. Am ganzen Körper sitzen insgesamt rund zwei bis vier Millionen Schweißdrüsen, die vor allem Wasser mit darin gelösten Salzen absondern. Unbemerkt dünstet der Mensch auch ohne besondere Anstrengungen etwa einen halben Liter Feuchtigkeit am Tag aus.

Während sportlicher Hochleistungen können daraus stündlich zwei Liter werden. Diese Flüssigkeit verdunstet nach und nach an der Oberfläche der Haut – ein Prozess, der Energie in Form von Wärme beansprucht und so den Körper kühlt (siehe Seite 48).

Sobald wir aber niedrigen Temperaturen ausgesetzt sind, kehren sich diese Mechanismen um, und die Haut hilft dem Körper, Wärme im Inneren zu konservieren. Der Schweiß versiegt, die Adern ziehen sich zusammen. Zudem entfaltet das Fettgewebe der Unterhaut nun seine dämmende Wirkung.

Bei einer weiteren Reaktion der Haut auf Kälte fällt die Wärmewirkung dagegen eher gering aus: wenn winzige Muskeln in der Dermis die Körperhaare aufstellen. Beim nahezu fellfreien Menschen beschränkt sich der Effekt überwiegend darauf, dass er eine Gänsehaut bekommt – Säugetiere mit einem dichten Fell hingegen bilden auf diese Weise eine isolierende Luftschicht um ihren Leib.

Die ansonsten hocheffiziente Thermoregulation ist nur möglich, weil unsere Haut genau registriert, wie heiß oder kalt es gerade ist. Aber sie kann noch weitaus mehr: In jeder Sekunde nehmen wir über unsere Körperhülle unzählige Reize auf. Denn die Haut ist das größte Sinnesorgan des Menschen – sein direkter Zugang zur Welt.

III. Sensorik

Wie wir über die Haut unsere Umgebung erspüren – und weshalb Zärtlichkeit für uns so wichtig ist

Dass wir sicher durch die Welt navigieren können, verdanken wir zu großen Teilen unserer äußeren Hülle. Sie liefert uns die nötigen Informationen, damit wir uns durch den Alltag bewegen und Harmloses von Gefährlichem unterscheiden können: Berührt uns etwa gerade ein Grashalm oder ein spitzer Nagel? Müssen wir zurückspringen – oder können wir den Reiz ignorieren?

Die hochspezialisierten Mess-Sensoren vor allem in der Dermis, aber auch in den anderen Schichten, erfassen jede Veränderung der Körperoberfläche und leiten sie blitzschnell an unser Gehirn weiter.

Manche davon ähneln Faserbündeln, andere gleichen der Form nach winzigen Zwiebeln: Sie sind mit bis zu 50 hauchdünnen Schichten umhüllt, um Störreize herauszufiltern. Wieder andere sind die verästelten Ausläufer von Nervenfasern, die vom Rückenmark oder Hirnstamm bis ins Gewebe der Haut reichen.

Jeder dieser Sensoren übermittelt bei Reizen seine Signale, aus denen sich unterschiedliche Daten ergeben: Wo genau wird die Haut berührt? Mit wie viel Druck, wie tief und wie schnell wird sie verformt? Wie kalt ist es an der Oberfläche? Oder wie heiß?

Das Gehirn vermag daraus eine höchst präzise Wahrnehmung zu erzeugen. Wir haben zwar keine Nerven, die erfassen, ob etwas metallisch, samtig oder feucht ist. Aber unser Denkorgan kann solche Empfindungen aus der Vielfalt der Signale erschließen.

Registrieren die entsprechenden Hautsensoren beispielsweise leichte Druckschwankungen, wenn wir mit dem Finger über einen Gegenstand streichen, empfinden wir dessen Oberfläche als rau. Bleiben solche Signale aus, fühlt sich ein Objekt glatt an.

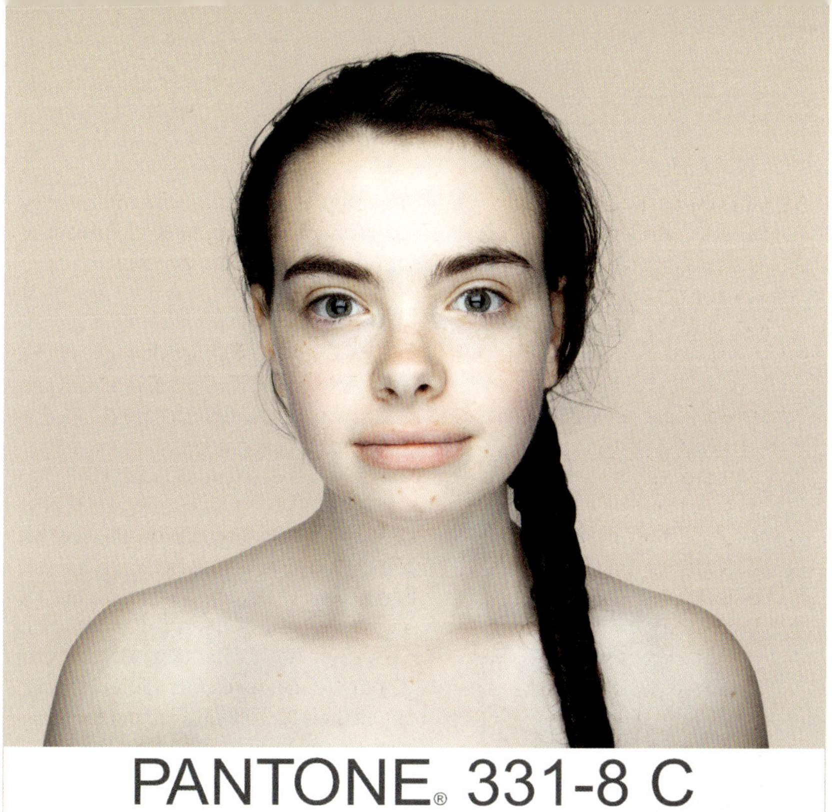

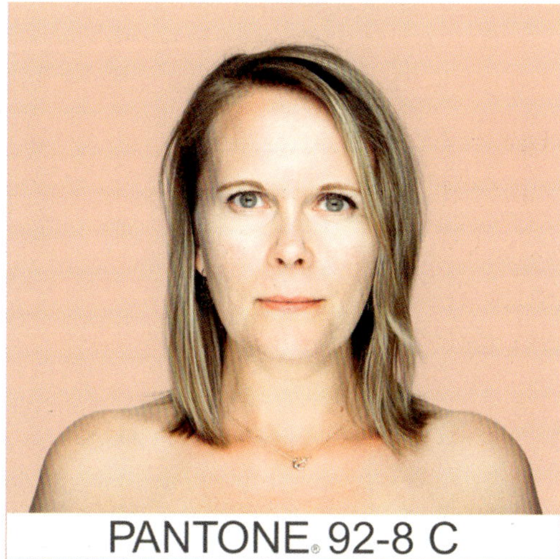

Wohltuende Nähe
Zärtlicher Hautkontakt lässt das Herz ruhiger schlagen und senkt den Blutdruck

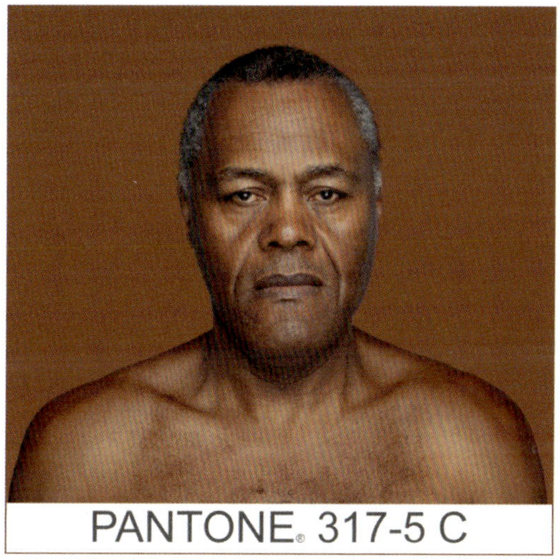

Und nehmen die Sensoren beispielsweise eine Verformung der Haut bei gleichzeitiger Abkühlung wahr, spüren wir, dass sie offenbar nass ist.

Das lässt sich leicht testen, indem man einen dünnen Plastikhandschuh überstreift und dann einen Finger in ein Glas Wasser tunkt. Der Handschuh lässt den charakteristischen Druck und die Temperatur des Wassers durch, und so haben wir das Gefühl, dass unsere Haut feucht sei – obwohl sie im Handschuh völlig trocken bleibt.

Unser Tastsinn ist an manchen Körperstellen derart sensibel, dass etwa menschliche Fingerkuppen (wie Versuche mit feinsten Reliefstrukturen ergaben) noch Erhebungen erspüren können, die nur 0,001 Millimeter hoch sind. Das ist um ein Vielfaches kleiner als alles, was wir sehen können. Entsprechende Strukturen müssten 80- bis 100-mal größer sein, um sie auch mit dem Auge erfassen zu können.

Krabbelt uns ein Insekt über den Fuß, registrieren die Sensoren, die dort sitzen, die winzigen Eindellungen, die jedes seiner Beine in der Haut hinterlässt – und melden dies ans Gehirn.

Mehr noch: Versucht eine Mücke auf unserer Haut zu landen und krümmt dabei ein Körperhärchen um Tausendstel Millimeter, dann bemerken dies Sensoren, die mit dem Haar verbunden sind. Und sie geben davon derart schnell Meldung, dass wir uns des anfliegenden Insekts bewusst werden können, noch ehe es die Haut selber erreicht, also ein Bein darauf setzt.

Gelingt es der Mücke nun, zuzustechen und ihren Speichel in die Haut zu injizieren, setzen sogenannte Mastzellen in der Dermis den in ihnen gespeicherten Botenstoff Histamin frei.

Diese Substanz löst nicht nur die Schwellung und Rötung an der Einstichstelle aus, sondern reizt auch umliegende Nervenenden, die daraufhin Signale ans Gehirn schicken. Wir spüren das als Juckreiz: als den fast unwiderstehlichen Drang, uns dort zu

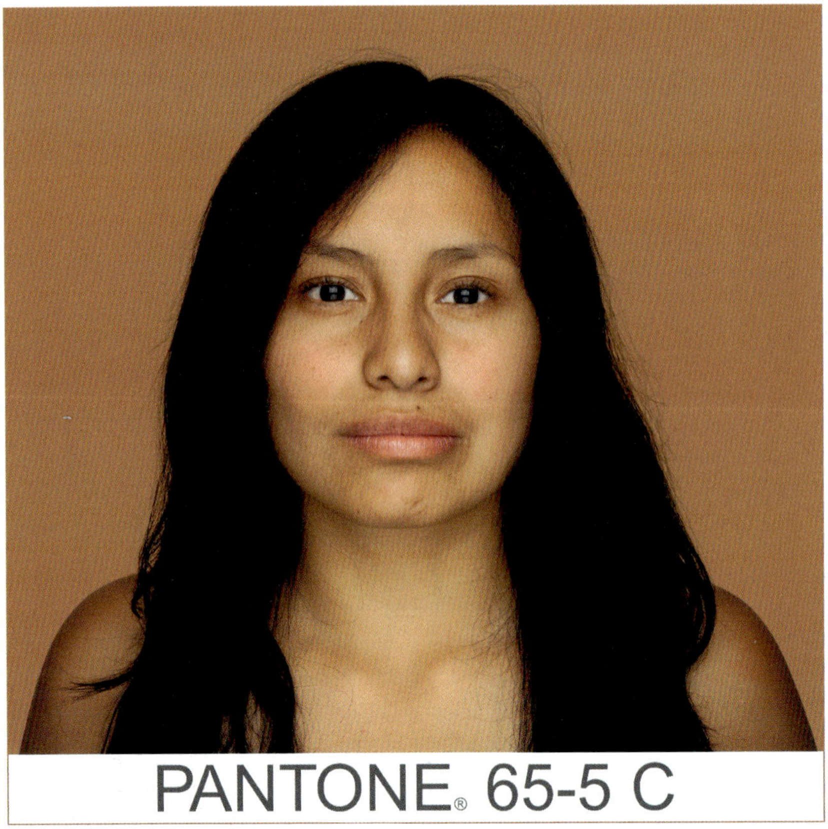

Lebensraum Millionen harmloser Bakterien und Pilze siedeln auf unserer Haut – und schützen sie vor gefährlichen Erregern

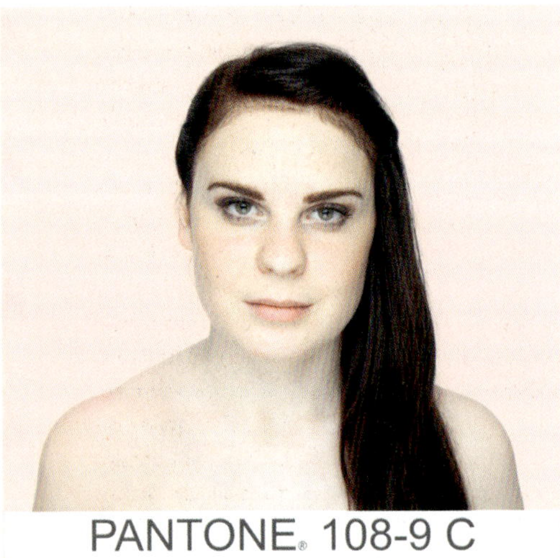

kratzen. Sollte sich der saugende Parasit (es kann auch ein Floh oder eine Bettwanze sein) noch am Körper aufhalten, würden ihn die scheuernden Finger vermutlich wegschleudern.

Solche Reflexe helfen dem Menschen nicht nur, Gefahren zu vermeiden: Die Informationen unseres Tastsinns sind auch im normalen Alltag wichtig. Wir spüren, wo der Stuhl endet, auf dem wir sitzen. Wir fühlen den Henkel der Tasse zwischen den Fingern. Nur deshalb rutscht sie uns nicht aus der Hand.

Häufig geschieht das unbewusst. Zudem schwinden viele Wahrnehmungen, die wir über unsere Haut machen, nach kurzer Zeit aus dem Bewusstsein: Wir spüren zum Beispiel nicht permanent den leichten Druck des Hemdes auf unserem Rücken. Wohl aber den Finger, der uns dort plötzlich anstupst.

Wie zentral der Berührungssinn ist, zeigt sich nicht zuletzt daran, dass er sich als erster Sinn des Menschen herausbildet – bereits in der achten Schwangerschaftswoche zeigt der heranwachsende Embryo Reaktionen auf Berührungen. Danach muss er ständig stimuliert werden, damit sich der Embryo gesund entwickelt.

Auch wissen wir letztlich erst dadurch, dass wir die Welt rundherum spüren, dass wir existieren. Unsere Haut, unser Berührungssinn vermittelt uns eine Vorstellung von uns selbst. Hätten wir sie nicht, wäre uns nicht klar, wo wir beginnen und wo wir aufhören. Man kann darum sagen: Unsere Haut macht uns zu dem, was wir sind.

Da überrascht es nicht, dass Berührungen das Wohlergehen eines Menschen maßgeblich beeinflussen und wir uns ein Leben lang danach sehnen, angefasst zu werden: Zärtlicher Hautkontakt führt augenblicklich dazu, dass sich unser Herzschlag beruhigt. Dass unser Blutdruck sinkt.

Zudem schüttet der menschliche Körper, wenn er auf wohltuende Weise gestreichelt wird, positiv stimmende Botenstoffe aus – darunter Oxytocin, ein Hormon, das uns hilft, emotionale Bindungen und Vertrauen aufzubauen.

Durch Berührung wird also ein Botenstoff produziert, der in komplexer Weise unsere Psyche beeinflusst: uns kooperativer macht, freundlicher stimmt – und vermutlich glücklicher.

Derart wirkmächtig ist die körperliche Berührung, dass sie sogar Schmerzen lindern kann und Wunden schneller heilen lässt, wie Wissenschaftler herausgefunden haben.

Mit den Jahren nimmt die Fähigkeit, zu tasten und Berührungen zu spüren, erheblich ab – ohne jedoch ganz zu erlöschen. So erfüllt die Haut, obwohl sie im Laufe eines Lebens zunehmend verschleißt, bis zum Schluss ihre Aufgabe als Kontaktfläche des Menschen zur Welt. Ein Senior mag taub werden oder blind – doch er fühlt selbst noch in allerhöchstem Alter.

Sogar bis zum finalen Moment bleibt die so nebensächlich scheinende Hülle unsere Verbindung zur Außenwelt: Forscher vermuten, dass der Sinn für Berührungen nicht nur der erste ist, der sich entwickelt – sondern auch der letzte, der vergeht, wenn wir sterben. ○

UTE EBERLE, Jg. 1971, ist Wissenschaftsjournalistin in Baltimore, USA. Die brasilianische Fotografin **ANGÉLICA DASS**, Jg. 1979, lebt in Madrid. Wissenschaftliche Beratung: **PROF. DR. MATTHIAS AUGUSTIN**, Hamburg.

… s dem **Labor**

… gen mit Hautersatz behandeln

Es kommt immer wiec…
Menschen, etwa dur…
nungen, große Teile …
einbüßen – eine lebensbedroh…
tion, denn ohne die schützend…
kann der Körper Krankheitskeim…
wehren. Als Faustregel gilt: Je gro…
der Verlust, je tiefer reichend die V…
und je älter der Patient, desto ge…
die Wahrscheinlichkeit des Überleb…

… lauern. Das gilt auch
… te Körperstellen mit
… hhaut zu umwickeln,
… e dies kürzlich er-
… für die besonders
… nschicht von Bunt-
… gut vor Wundinfek-

… verfolgen Medizi-
… ne menschliche

Ist eine größere Wunde zu schließen, entnimmt der Operateur in der Regel dem Patienten selbst etwas Haut (zum Beispiel vom Oberschenkel), oft nur die oberen Schichten.

Als Überbrückungslösung bei schweren Brandverletzungen transplantieren Ärzte den Opfern mitunter auch Hautstreifen von Toten. Gewöhnlich stößt der Körper das fremde Gewebe allerdings binnen einiger Tage wieder ab.

Als recht wirksam erwies sich ein provisorisches Hautimitat, das zwei Amerikaner in den 1980er Jahren aus Kuhproteinen, Zuckermolekülen und Silikonkunststoff entwickelt haben. Die flexible äußere Silikonschicht dieses biotechnisch hergestellten Hautersatzes schützt die verletzte Stelle vor Infektionen und wird später entfernt. Das Gerüst aus Kuhkollagen und Zuckermolekülen gibt dem Körper eine Struktur vor, in die die eigenen Hautzellen des Patienten wieder einwachsen. Bis heute werden Wunden von Brandopfern damit versorgt.

Doch weder dieses Imitat noch andere vergleichbare Produkte sind ideal: Das Gewebe vernarbt oft stark, und der Heilungs-

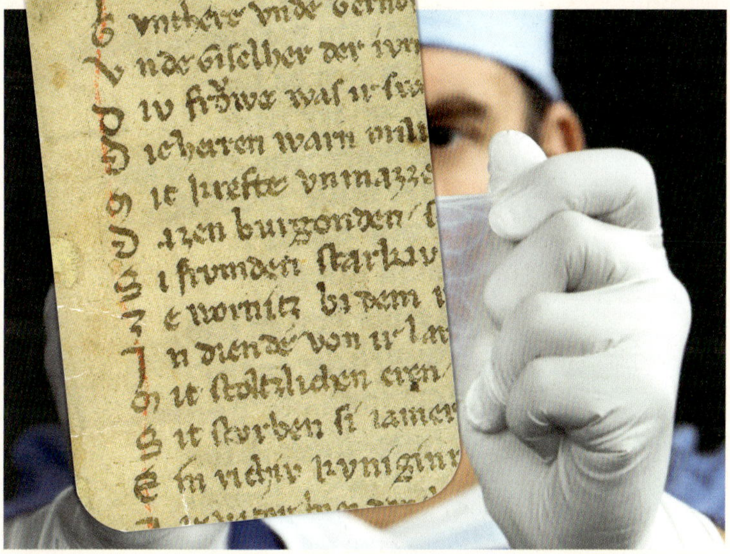

Um Wunden zu heilen, nutzen Mediziner auch Zellgerüste wie hier aus Schweinedarm. In diesen Strukturen siedeln sich Hautzellen an, die sich vermehren und das Gerüst schließlich vollständig ausfüllen

Schutzhülle im Labor herzustellen. In Ansätzen ist das schon gelungen. So platzieren Wissenschaftler Hautzellen von Spendern auf eine Art Gerüst aus Eiweißen, das anschließend in einer Nährlösung gebadet wird. Die Zellen vermehren sich und füllen die vorgegebene Schablone aus, bis eine Art Hautlappen entsteht.

Eine derartige Haut aus dem Labor wird bereits erfolgreich eingesetzt, um realitätsnah zu testen, wie verträglich die Inhaltsstoffe etwa von Kosmetika für den menschlichen Körper sind. Als Hautersatz für Brandopfer oder Menschen mit chronischen Wunden eignen sich derartige Produkte allerdings noch nicht. Auch fehlen der Laborhaut bislang wichtige Komponenten wie Haare, Talg- oder Schweißdrüsen.

In Tierversuchen ist dieser letzte Schritt inzwischen allerdings schon gelungen. Japanische Forscher präsentierten 2016 eine Maus mit einem im Labor aus Stammzellen entwickelten Hautstück: Es war behaart und konnte sogar schwitzen, bedeckte allerdings nur ein knapp fingerkuppengroßes Areal auf dem Rücken des Tieres, dessen Immunsystem zuvor blockiert worden war, um eine Abstoßung der fremden Zellen zu verhindern. Bis dieses Verfahren anwendungsreif ist, werden noch Jahre vergehen.

Andere Forscher versuchen derweil, bei Verletzungen der oberen Hautschicht, der Epidermis, diese direkt am Körper des Patienten nachwachsen zu lassen. Dazu entnehmen sie ihm zunächst etwas eigene Haut und gewinnen daraus Zellen, die sie anschließend in einer Flüssigkeit isolieren und direkt auf die Wunden sprühen. Dort bilden die Zellen „Regenerationsinseln“, aus denen sich die Oberhaut des Verletzten neu formen soll.

Berichten zufolge wuchs manchen Patienten bereits nach wenigen Tagen eine glatte Epidermis nach. Das Verfahren, so hoffen die Forscher, wird in einigen Jahren in der Praxis angewendet werden können.

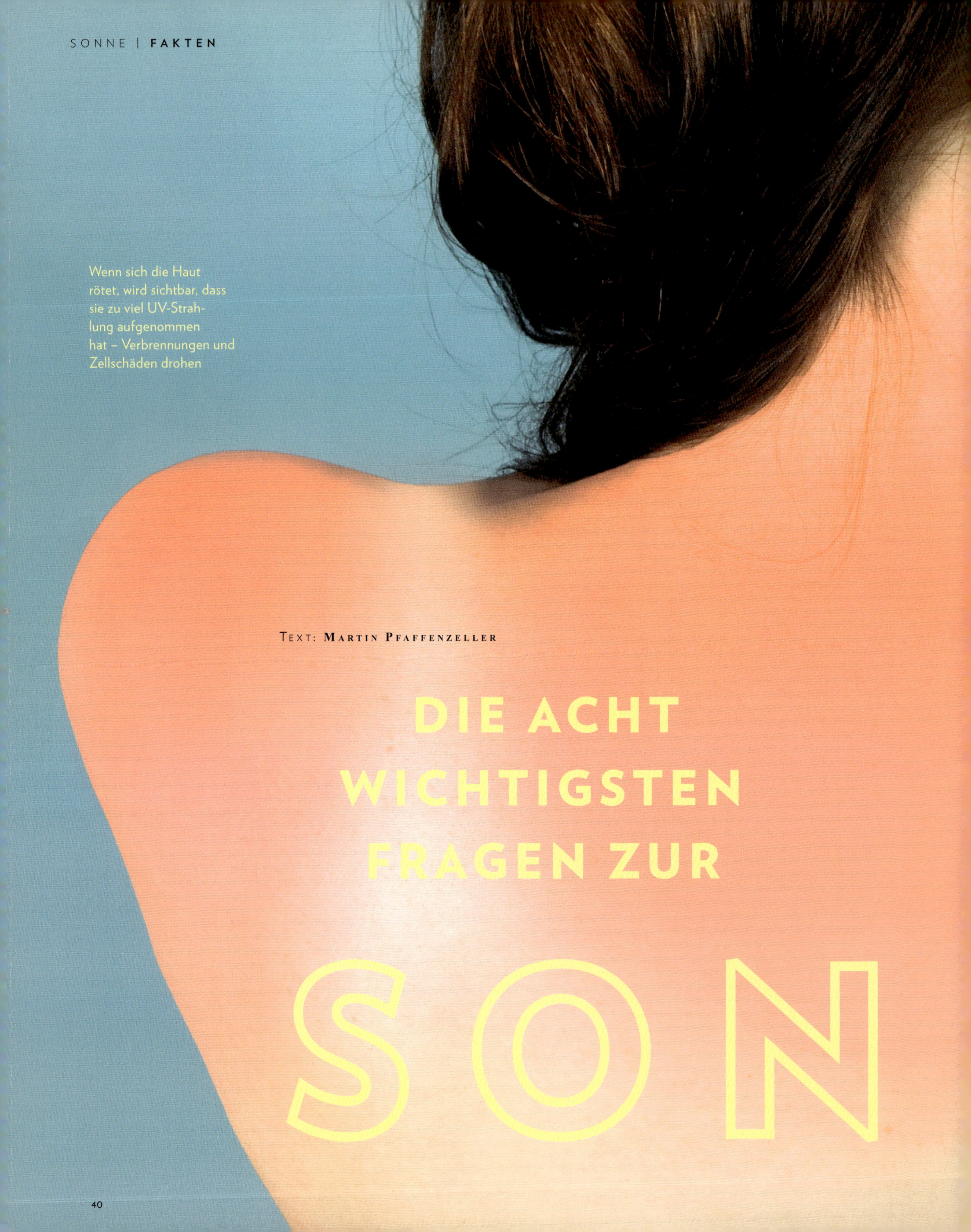

Wenn sich die Haut rötet, wird sichtbar, dass sie zu viel UV-Strahlung aufgenommen hat – Verbrennungen und Zellschäden drohen

TEXT: **MARTIN PFAFFENZELLER**

DIE ACHT WICHTIGSTEN FRAGEN ZUR

SON

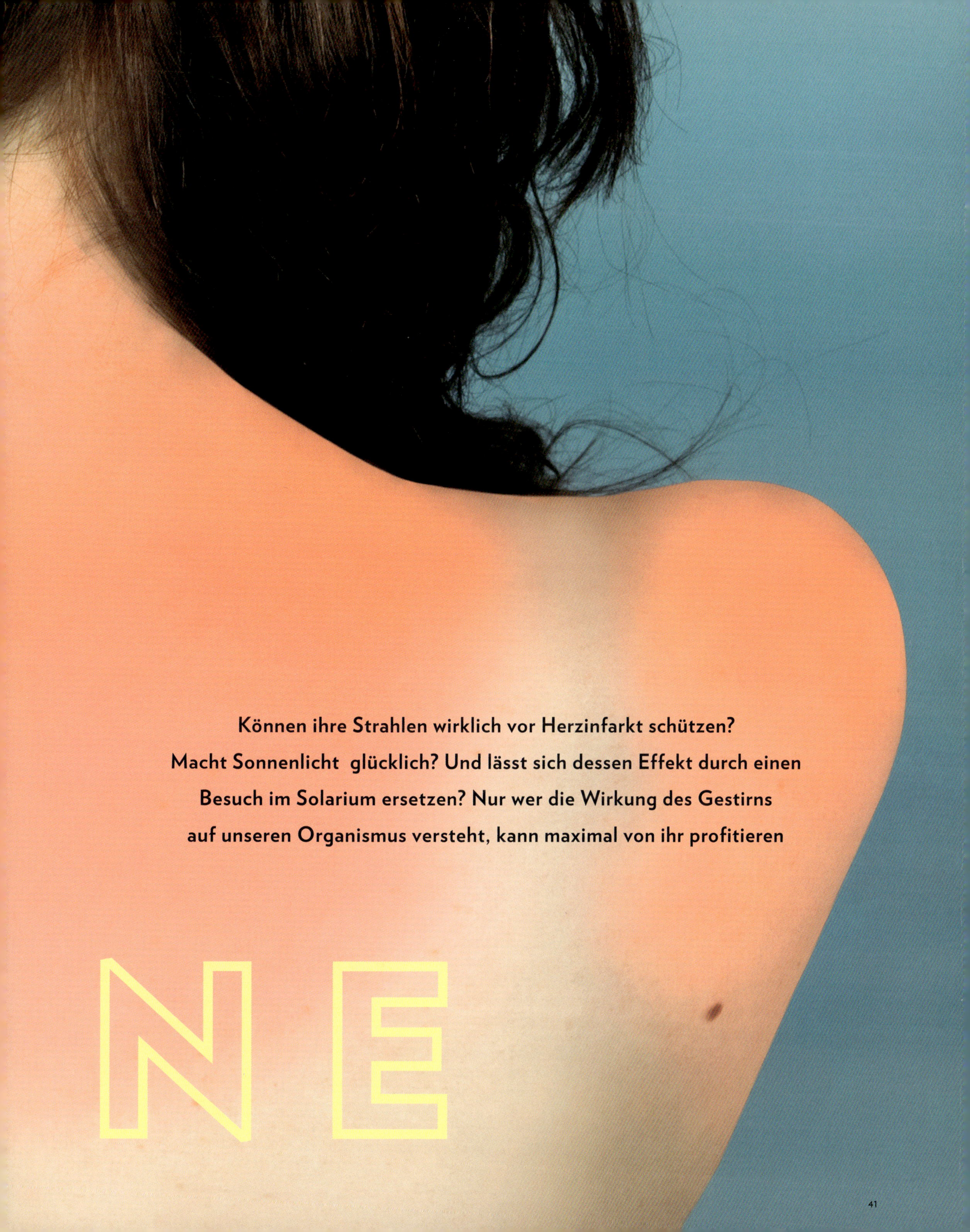

Können ihre Strahlen wirklich vor Herzinfarkt schützen? Macht Sonnenlicht glücklich? Und lässt sich dessen Effekt durch einen Besuch im Solarium ersetzen? Nur wer die Wirkung des Gestirns auf unseren Organismus versteht, kann maximal von ihr profitieren

NE

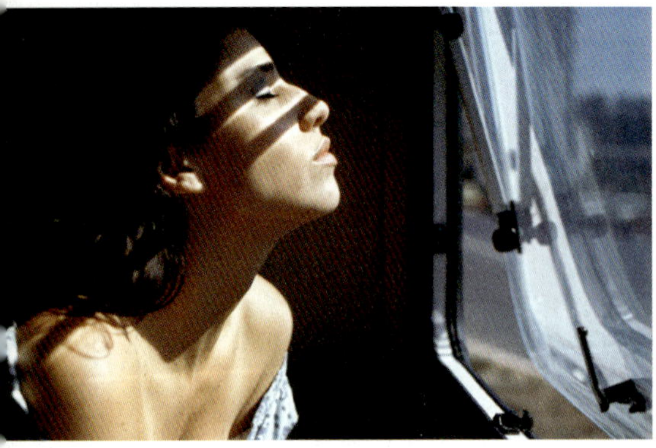

Stimmungsaufheller: Fällt Sonnenlicht auf unsere Haut, wird die Produktion eines Hormons angeregt, das Schmerzen lindert und für Wohlgefühl sorgt

Was sind **Sonnenstrahlen**?

Das Licht, das wir am Tage mit bloßem Auge sehen, ist nur ein schmaler Ausschnitt eines breiten Spektrums elektromagnetischer Wellen, das die Sonne aussendet. Neben dem sichtbaren Licht erreicht auch Strahlung im sogenannten Infrarotbereich die Erdoberfläche; die spüren wir als angenehme Wärme auf der Haut. Besonders relevant für unsere Körperhülle ist aber die kurzwellige Ultraviolettstrahlung, die wir ebenfalls nicht mit den Augen wahrnehmen können. Sie wird unterteilt in die UV-A- und die UV-B-Strahlung, die unterschiedlich tief in die Haut eindringen und dort sowohl positive als auch negative Wirkungen entfalten.

Wie **gefährlich** ist die Strahlung?

Ohne die Sonne könnten wir nicht existieren, aber zu viel von ihrer Strahlung schadet unserer Körperhülle. So dringt UV-A-Strahlung bis in die mittlere Hautschicht (Dermis) vor und wirkt dort auf das Bindegewebe: Die Haut verliert nach und nach an Elastizität, sie wird schlaff und faltig. Die energiereichere UV-B-Strahlung gelangt zwar nur bis in die äußere Hautschicht (Epidermis). Dort aber kann sie Sonnenbrand auslösen und das Erbgut der Zellen schädigen. Gelingt es dem Organismus nicht, die Schäden zu reparieren, besteht die Gefahr, dass Zellen entarten und sich unkontrolliert vermehren: Es kommt zu Hautkrebs.

Von welcher Dosis an Sonnenstrahlung gefährlich wird, unterscheidet sich von Mensch zu Mensch (siehe Seite 44) und hängt auch von der Gewöhnung ab. So zeigen Studien: Wer selten an der Sonne ist, sich jedoch im Urlaub starker Strahlung aussetzt, ist eher in Gefahr, Hautkrebs zu entwickeln, als etwa ein Bauarbeiter, der sich ständig im Freien aufhält.

Das liegt vermutlich daran, dass sich die Haut nach einer Weile einen eigenen Sonnenschutz zulegt: Sie lässt ihre äußerste Schicht aus verhornten Zellen anwachsen (die sogenannte Lichtschwiele entsteht) und produziert den Farbstoff Melanin, der bräunt und einen Teil der gefährlichen Strahlung absorbiert.

Außerdem scheint regelmäßige Sonne das körpereigene Reparatursystem zu trainieren, sodass es Erbgutschäden schneller behebt.

Schützt die Sonne vor **Herzinfarkt** und **Schlaganfall**?

Studien zeigen: Menschen, die sich häufig der Sonne aussetzen, haben ein geringeres Risiko, an einem Herzinfarkt oder Schlaganfall zu sterben. Lange Zeit war rätselhaft, weshalb dies so ist. Inzwischen ist erwiesen, dass durch UV-A-Strahlung Stickstoffmonoxid in der Haut freigesetzt wird.

In Reinform ist Stickstoffmonoxid (chemische Formel: NO) ein schleimhautreizendes Gas, als Signalstoff im Körper wirkt es jedoch in unserem Herz-Kreislauf-System vielfach positiv. Vor allem erweitert es die Gefäße und senkt den Blutdruck. Auf diese Weise beugt es Herzschwäche, Schlaganfall und Herzinfarkt vor – und hilft Männern sogar bei der Erektion.

Der menschliche Organismus benötigt NO zudem als Botenstoff für die Nervenzellen und als Waffe gegen Bakterien und Pilze. Und wenn wir uns verletzen, beschleunigen die NO-Moleküle unter anderem die Entstehung neuer Blutgefäße – und sorgen dafür, dass sich Wunden schneller schließen.

Macht Sonne **glücklich**?

Fast jeder hat schon erlebt, dass ihn im Sommer plötzlich eine Art Hochgefühl überkommt. Aus gutem Grund: Sobald das Licht der Sonne auf unsere Haut fällt, stimuliert es die Zellen der Epidermis dazu, das Hormon Beta-Endorphin zu produzieren. Diese Substanz ist ein regelrechter Glücksstoff: Sie lindert Schmerzen, macht uns entspannt und ausgeglichen, manchmal sogar fast euphorisch.

Licht, das in unsere Augen fällt, beeinflusst ebenfalls Stimmung und Wohlbefinden: Wer tagsüber und besonders am Morgen viel Sonnenstrahlung wahrnimmt, ist den Tag über aktiver und aufmerksamer, seine innere Uhr und der Tagesrhythmus sind besser synchronisiert, sodass er erholsamer schläft. Umgekehrt fühlen sich viele Menschen im Winter, wenn sie kaum Sonne sehen, oft schlapp, mitunter auch deprimiert. Eine Lichttherapie mit speziellen Tageslichtlampen kann Abhilfe schaffen. So lässt sich ein wenig Sommergefühl auch in die trübe Winterzeit holen.

Was haben Sonnenstrahlung und **Vitamin D** miteinander zu tun?

Unser Körper braucht Vitamin D für den Aufbau von Knochen und Muskeln sowie für die Immunabwehr. Einen geringen Teil unseres Bedarfs können wir über die Nahrung decken: Vor allem Lebertran, fettreicher Fisch, Eigelb und sonnengetrocknete Pilze enthalten in nennenswertem Maß Vitamin D. Rund 90 Prozent der benötigten Menge produziert der Körper selbst: Dabei wird eine bestimmte, in den Zellen der äußeren Hautschicht vorkommende Substanz, das 7-Dehydrocholesterin, mithilfe der UV-B-Strahlung zu Vitamin D umgewandelt.

Enthält unser Körper aber zu wenig von diesem Stoff, dann drohen Krankheiten wie etwa Rachitis, Osteomalazie und Osteoporose – Leiden, bei denen die Knochen im Körper schief wachsen, langsam weich werden oder brüchig. Zudem erhöht ein Vitamin-D-Mangel möglicherweise das Risiko, an Demenz zu erkranken.

Sollten wir Vitamin D als **Nahrungsergänzungsmittel** einnehmen?

Die Deutschen geben jährlich mehr als 100 Millionen Euro für Medikamente und Nahrungsergänzungsmittel aus, die Vitamin D enthalten. Bislang konnte jedoch keine Studie überzeugend nachweisen, dass die Präparate irgendeinen Nutzen bringen – außer bei Säuglingen und einigen Risikogruppen. Vor allem für Ältere, deren Körper diesen Stoff nicht mehr in aureichender Menge herstellen kann, sowie für dunkelhäutige Menschen und solche, die aufgrund einer chronischen Krankheit kaum in die Sonne kommen, können die Präparate mitunter sinnvoll sein. Doch was immer der Grund ist: Nur wenn ein Bluttest beim Arzt bestätigt, dass tatsächlich ein Vitamin-D-Mangel vorliegt, ist die Supplementierung zu empfehlen.

Allen anderen raten Mediziner zur Vorsicht, denn künstliches Vitamin D ist in großen Mengen gefährlich: Bei einer Überdosierung können Kopfschmerzen, Müdigkeit und Übelkeit auftreten. Über einen längeren Zeitraum eingenommen, drohen Nierensteine oder sogar Nierenversagen.

Vor einer Überdosierung durch zu viel Sonnenlicht brauchen wir uns dagegen nicht zu fürchten: Ist genug Vitamin D vorhanden, stellt der Körper die Produktion kurzerhand ein.

Welche **Dosis** an Sonnenstrahlung braucht der Mensch zur **Deckung** seines Vitamin-D-Bedarfs?

Um sicherzustellen, dass wir ausreichend mit Vitamin D versorgt sind, können wir die körpereigene Produktion selber ankurbeln – etwa mit Kaffeepausen im Freien. Dafür sollten wir uns je nach Hauttyp und Jahreszeit jeden Tag um die Mittagszeit fünf bis 25 Minuten lang ohne Lichtschutz (siehe Seite 47) draußen aufhalten und die Sonne auf Gesicht, Hände und Arme scheinen lassen (am Vor- und Nachmittag doppelt so lange).

In Deutschland reicht die Strahlung von April bis September aus, um den Vitamin-D-Bedarf zu stillen und sogar noch Reserven für den Winter anzulegen. Selbst wenn die Sonne nur schwach scheint oder der Himmel bedeckt ist, dringt genügend UV-B-Strahlung durch die Wolken, um zumindest ein wenig Vitamin D zu bilden.

Sind **moderne Solarien** ein Ersatz für ein Sonnenbad?

Die meisten Solarien verwenden hauptsächlich UV-A-Strahlung, damit ihre Kunden schnell braun werden – also eben jene Wellen, die die Haut altern lassen, aber nichts zur Vitamin-D-Produktion beitragen.

Eine derartige Solarium-Bräune schützt auch kaum vor Sonnenbrand, da die Haut unter UV-A-Einfluss keine Lichtschwiele bildet, die gefährliche UV-B-Strahlung abzuhalten vermag.

In Deutschland zugelassene Solarien strahlen bei maximaler Leistung so stark wie die Sonne bei wolkenlosem Himmel mittags am Äquator. Weil jede zusätzliche UV-Strahlung das Hautkrebsrisiko erhöht, ist die Nutzung von Sonnenbänken hierzulande erst ab 18 Jahren erlaubt. Darüber hinaus rät die UV-Schutz-Verordnung Menschen mit den hellen Hauttypen I und II generell von künstlicher UV-Bestrahlung ab.

Abwegig ist insbesondere auch der Gedanke, das „Vorbräunen" im Solarium ermögliche es, unbedenklich im natürlichen Sonnenlicht zu baden. Wer oft ins Studio geht, sollte sich vielmehr entsprechend weniger der echten Sonne aussetzen.

Und gegen winterliche Schwermut hilft der Solariumbesuch leider auch nicht: Denn für die stimmungsaufhellende Wirkung ist nicht die UV-Strahlung verantwortlich (vor der die Augen im Solarium ohnehin mit einer Schutzbrille abgeschirmt werden müssen), sondern das sichtbare Tageslicht. ○

Verbrannte **Haut**

Je nachdem, wie stark Hitze oder auch UV-Strahlung die Körperhülle angreifen, kommt es zu Schäden von unterschiedlichem Schweregrad

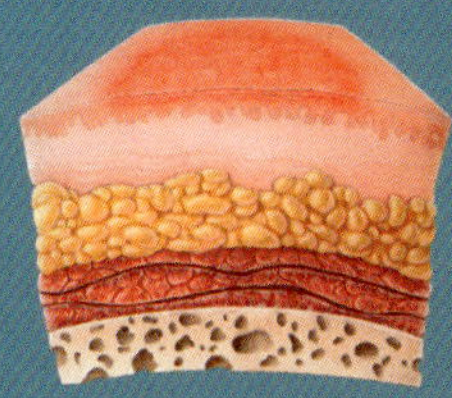

Bei leichten Verbrennungen (1. Grades, typisch für Sonnenbrand) ist nur die obere Hautschicht betroffen

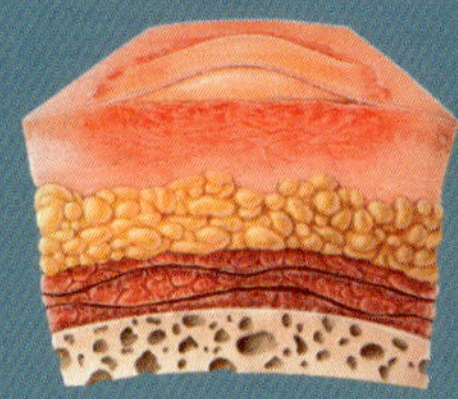

Blasen bilden sich bei Verbrennungen 2. Grades. Neben der gesamten Epidermis ist oft auch die darunterliegende Dermis betroffen

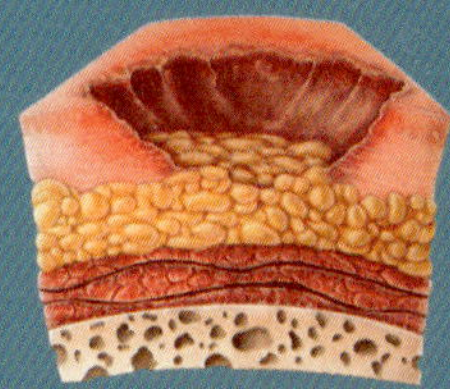

Sind obere und mittlere Hautschicht vollständig zerstört, handelt es sich um Verbrennungen 3. Grades

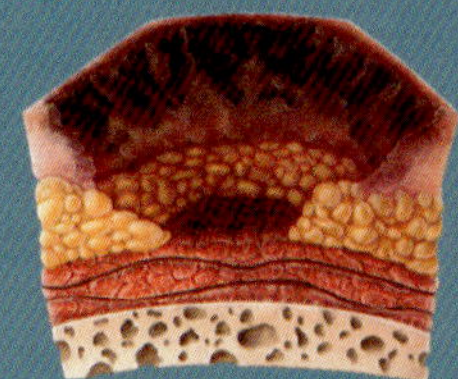

Schwerer 3. Grad: Sogar tief liegende Schichten (Subkutis) sind in Mitleidenschaft gezogen

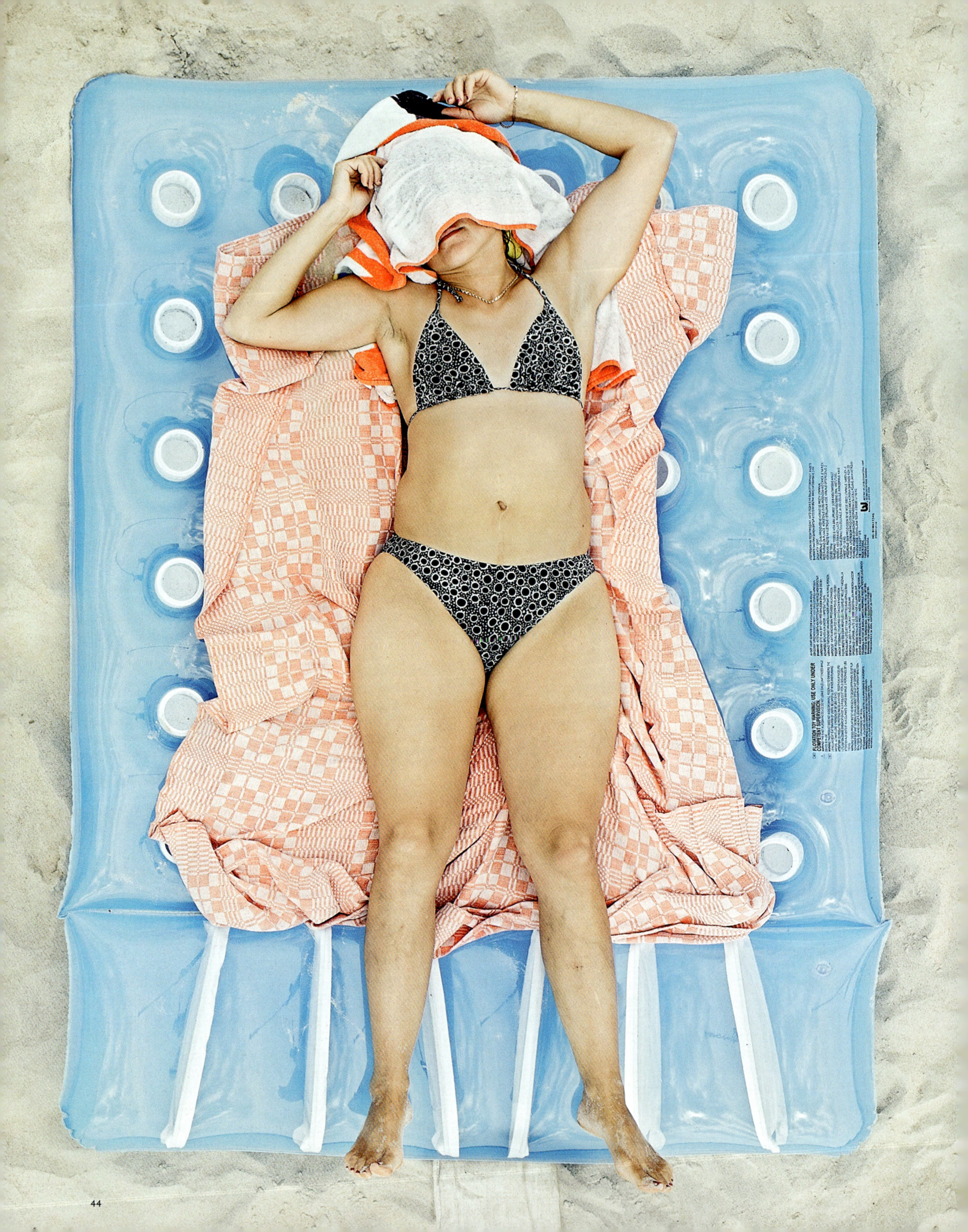

Ab in den Schatten!

TEXT: MALTE WERNER • FOTOS: TADAO CERN

Die Haut verzeiht nicht: Manche Sonnenschäden begleiten den Menschen ein Leben lang. Im besten Fall sollte es gar nicht erst so weit kommen. Experten geben die wichtigsten Empfehlungen zum **Umgang mit dem eigenen Hauttyp**, zum richtig gewählten Lichtschutzfaktor und zu schützender Kleidung

SONNENANBETER
Heller Sand verstärkt den Effekt der Sonne noch – und verkürzt die Eigenschutzzeit der Haut

D

Die zunehmende Reiselust der vergangenen Jahrzehnte sowie der Kult um das Sonnenbad hatten eine weltweite Konsequenz: eine enorme Zuwachsrate bei Hautkrebserkrankungen.

Denn die UV-Strahlung der Sonne sorgt nicht nur für schmerzhafte Sonnenbrände, sondern verursacht in den Zellen der Haut auch Schäden am Erbgut. Dadurch ausgelöste Mutationen führen oft zur Bildung von Tumoren.

Hautkrebs ist heute eine der häufigsten Krebsarten (siehe Seite 143). Besonders eine starke UV-Belastung in Kindheit und Jugend erhöht das Risiko einer solchen Erkrankung, die oft erst Jahrzehnte später auftritt. Denn wäh-

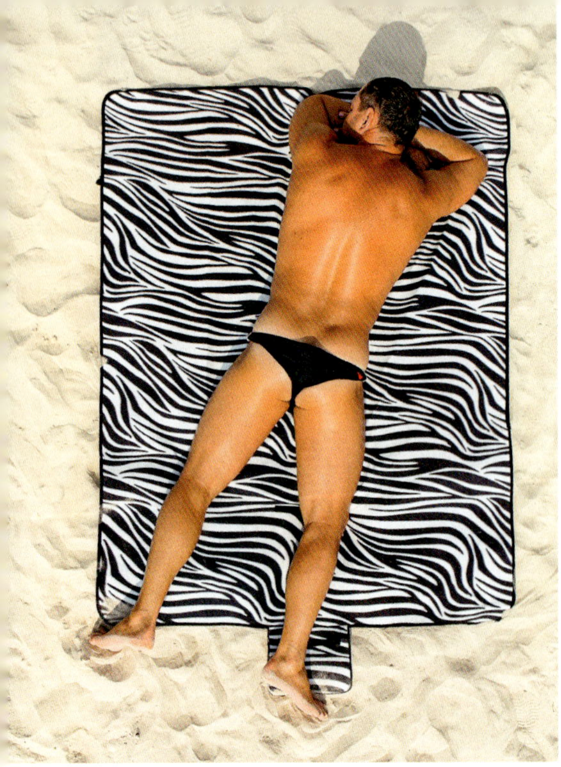

EINSCHLAFGEFAHR
Eine Siesta in der Mittagssonne ist höchst gefährlich – ratsam ist es, in den Schatten zu gehen, besser noch ins Haus

rend des Wachstums teilen sich die Zellen häufiger, können sich also auch solche mit Erbgutschäden eher vermehren. Bei Säuglingen und Kleinkindern ist zudem der körpereigene Sonnenschutz noch nicht ausgebildet.

Was aber können Sonnenanbeter tun, um den Gefahren der UV-Strahlung zu entgehen? Was raten Experten?

d

Der richtige Sonnenschutz hängt vor allem vom jeweiligen Hauttyp ab. Der reicht von blonden oder rothaarigen Menschen mit sehr heller Haut (die bereits nach wenigen Minuten in der Sonne eine Rötung aufweist) bis zu Menschen mit dunkelbrauner Haut und schwarzen Haaren, etwa aus Zentralafrika, die sich nahezu unbegrenzt in der Sonne aufhalten können.

Die Bestimmung des eigenen Hauttyps sollte ein Facharzt übernehmen, so der Dermatologe Dr. Norbert Buhles. Zwar böten auch Angebote im Internet eine gewisse Orientierung, häufig schätzten Menschen ihren Hauttyp aber falsch ein.

Wie stark die zu verwendenden Schutzmittel sein müssen, hängt auch von der Stärke der jeweiligen Sonnenstrahlung ab. Die ist an den Polen schwächer als am Äquator, in den Bergen höher als im Flachland und zudem auch noch von der Jahres- und Tageszeit sowie der Wetterlage abhängig.

Einen Anhaltspunkt für die Intensität der Strahlung liefert der täglich im Internet abrufbare UV-Index (uv-index.de). Auf der Skala, bei der Werte von 11 oder mehr für eine extreme gesundheitliche Gefährdung stehen, erreicht ein deutscher Sommer maximal 8. In den Alpen kann die Stärke aber sogar das übliche Niveau von Mallorca (9) überschreiten. Schnee, Wasser und Sand verstärken den Effekt zusätzlich, weil sie das Sonnenlicht reflektieren.

Eine dichte Wolkendecke hält zwar einen Großteil der UV-Strahlung ab, bei aufgelockerter Bewölkung kann sie jedoch ähnlich intensiv sein wie an wolkenlosen Tagen, da vereinzelte Wolken nur wenig Strahlung schlucken, sondern sie vor allem reflektieren und streuen. Ähnliches gilt für Schleierbewölkung, Dunst und Seenebel.

Doch welchen Lichtschutzfaktor (LSF) in der Sonnencreme sollten Verbraucher wählen? Im Prinzip zeigt der LSF an, um wie viel länger sich jemand eingecremt in der Sonne aufhalten kann, ohne Sonnenbrand zu bekommen.

So kann sich ein Mensch mit dem hellsten Hauttyp in Deutschland rund zehn Minuten bei maximaler Sonneneinstrahlung ungeschützt draußen aufhalten. Eine Sonnencreme mit LSF 30 verlängert diese Eigenschutzzeit um den Faktor 30 auf fünf Stunden. Am Äquator bleibt der gleiche Mensch ohne Sonnencreme nur etwa fünf Minuten unversehrt und mit dem entsprechenden Lichtschutz 150 Minuten.

So weit die Theorie. Tatsächlich wird der angegebene LSF fast nie erreicht, weil viele Menschen sich zu sparsam eincremen, meist nur ein Viertel bis die Hälfte der nötigen Menge verschmieren. Bei einer Körpergröße von 1,80 Meter müssen es 40 Milliliter (ungefähr drei Esslöffel) sein.

Außerdem cremen viele zu selten nach – sinnvoll ist dies alle zwei Stunden. Zwar verlängert das Nachcremen den Schutz nicht, es erhält ihn aber aufrecht, etwa nach dem Baden. Denn auch das Prädikat „wasserfest“ verhindert nicht, dass ein Großteil der Schutzwirkung im Wasser und durch das Abtrocknen mit dem Handtuch verloren geht.

Fraglich ist zudem, ob die Mittel überhaupt einen umfassenden UV-Schutz bieten. Der angegebene LSF bezieht sich lediglich auf den UV-B-Bereich. Für den Schutz vor UV-A-Strahlung, die vor allem die Alterung der Haut beschleunigt, gibt es keinen vergleichbaren Anhaltspunkt. Ein Logo auf den Produkten weist lediglich darauf hin, dass sie ein Mindestmaß an UV-A-Schutz gewährleisten.

W

Wer auf Mittel mit Lichtschutzfaktor 50 setzt, ist dennoch in aller Regel gut geschützt. Ein Freibrief für allzu intensives Sonnen ist aber auch das nicht, denn Sonnenmilch allein bietet keinen ausreichenden Schutz vor langfristigen Auswirkungen der Strahlung. Experten raten, die durch Sonnencreme erhöhte Schutzdauer nur zu maximal 60 Prozent auszureizen, da Strahlungsschäden in der Haut lange vor dem Sonnenbrand entstehen können.

Auch im Auto ist der UV-Schutz zu beachten: Während die Frontscheibe so gut wie keine schädliche Strahlung durchlässt, halten die Seitenscheiben meist nur den UV-B-Anteil zurück. Vor allem für Kinder auf der Rückbank sind Schutzblenden daher sinnvoll. Bei langen Fahrten in den Sommerurlaub sollten sich unter Umständen alle Insassen eincremen.

Kleidung bietet stets einen guten Schutz gegen UV-Strahlung, der je nach Stoff- und Webart allerdings unterschiedlich ausfällt: Synthetische Materialien sind Naturprodukten meist überlegen, ebenso dicht gewebte und dunkle Stoffe lockeren, hellen.

Wer sichergehen will, greift auf spezielle UV-Schutzkleidung zurück und achtet beim Kauf auf die Einhaltung des UV-Standards 801. Im Vergleich zu anderen Gütesiegeln werden

Wo die Sonne **am stärksten** brennt

Wie lange wir uns ungeschützt draußen aufhalten können, hängt maßgeblich von der Jahreszeit, der Region und dem Hauttyp ab. Alles Wissenswerte im Überblick

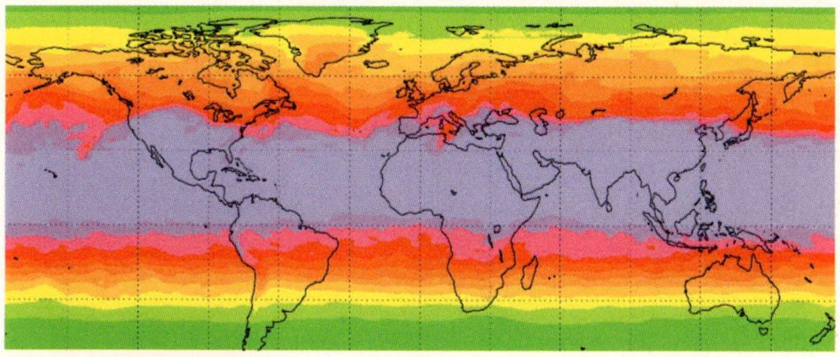

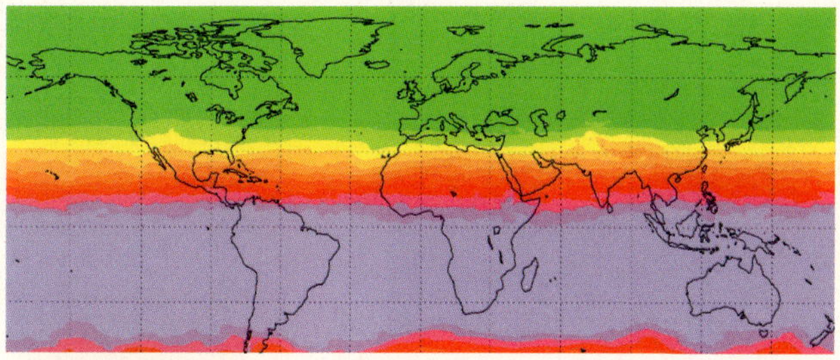

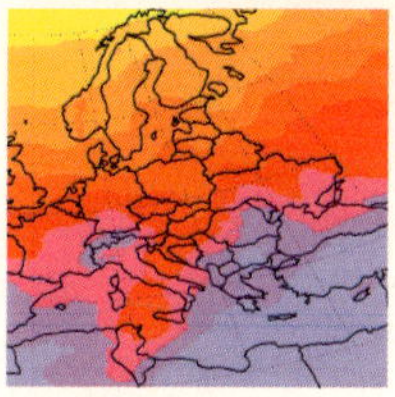

SOMMER
Die Grafik zeigt den UV-Index an einem Junitag bei wolkenlosem Himmel (grün = niedrig, violett = sehr hoch). In den Alpen ist die UV-Belastung deutlich erhöht, Richtung Äquator wird sie noch stärker

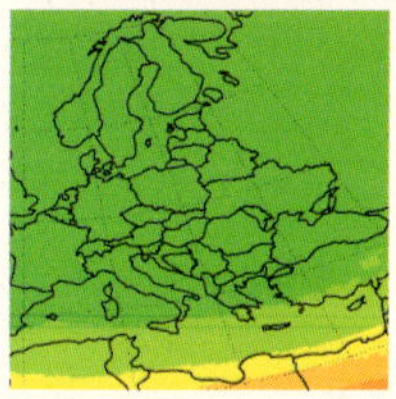

WINTER
Im Dezember ist die UV-Belastung in Europa generell gering – dafür steigt der UV-Index in beliebten Reiseländern wie Südafrika und Australien auf Werte von 11 und mehr an

		1	2	3	4	5	6	7	8	9	10	11+
TYP **1**	helle Haut, rotes/hellblondes Haar, Sommersprossen	133	67	44	33	27	22	19	17	15	13	12
TYP **2**	helle Haut, blonde Haare	167	83	56	42	33	28	24	21	19	17	15
TYP **3**	hellbraune Haut, braune Haare	233	117	78	58	47	39	33	29	26	23	21
TYP **4**	braune Haut, dunklere Haare	300	150	100	75	60	50	43	38	33	30	27
TYP **5**	dunkle Haut, schwarze Haare	533	267	178	133	107	89	76	67	59	53	48

Typ 6, schwarze Haare, sehr dunkle Haut, kann sich praktisch unbegrenzt in der Sonne aufhalten

SCHUTZZEITEN
Der UV-Index ist ein Maß für die Strahlungsbelastung an einem Ort. Je nach Hauttyp (links) und UV-Index (oben) lässt sich abschätzen, wie viele Minuten am Tag sich ein Mensch in der Sonne aufhalten kann, bis es zum Sonnenbrand kommt. Solche Werte sind aber nur ein grober Anhaltspunkt dafür, welche Dauer auf keinen Fall überschritten werden darf

die Textilien dabei unter realitätsnahen Bedingungen getestet, das heißt auch in nassem und gedehntem Zustand.

Zum umfassenden UV-Schutz gehört – neben einer Kopfbedeckung – auch eine Sonnenbrille (auf Standard UV-400 und guten Seitenschutz achten). So lässt sich einer Linsentrübung (grauer Star) vorbeugen. Dagegen ist das Vorbräunen mit Selbstbräuner oder im Solarium nicht sinnvoll. In beiden Fällen ist kein ausreichender Schutz gegen die erbgutschädigende UV-B-Strahlung gewährleistet.

Nur wer all dies beachtet, minimiert das Auftreten von Spätschäden – und kann das Bad in der Sonne umso unbeschwerter genießen. ○

MALTE WERNER, Jg. 1982, ist Journalist in Hamburg. Wissenschaftliche Beratung: **DR. NORBERT BUHLES**, Chefarzt der dermatologischen Abteilung an der Asklepios Nordseeklinik in Westerland auf Sylt

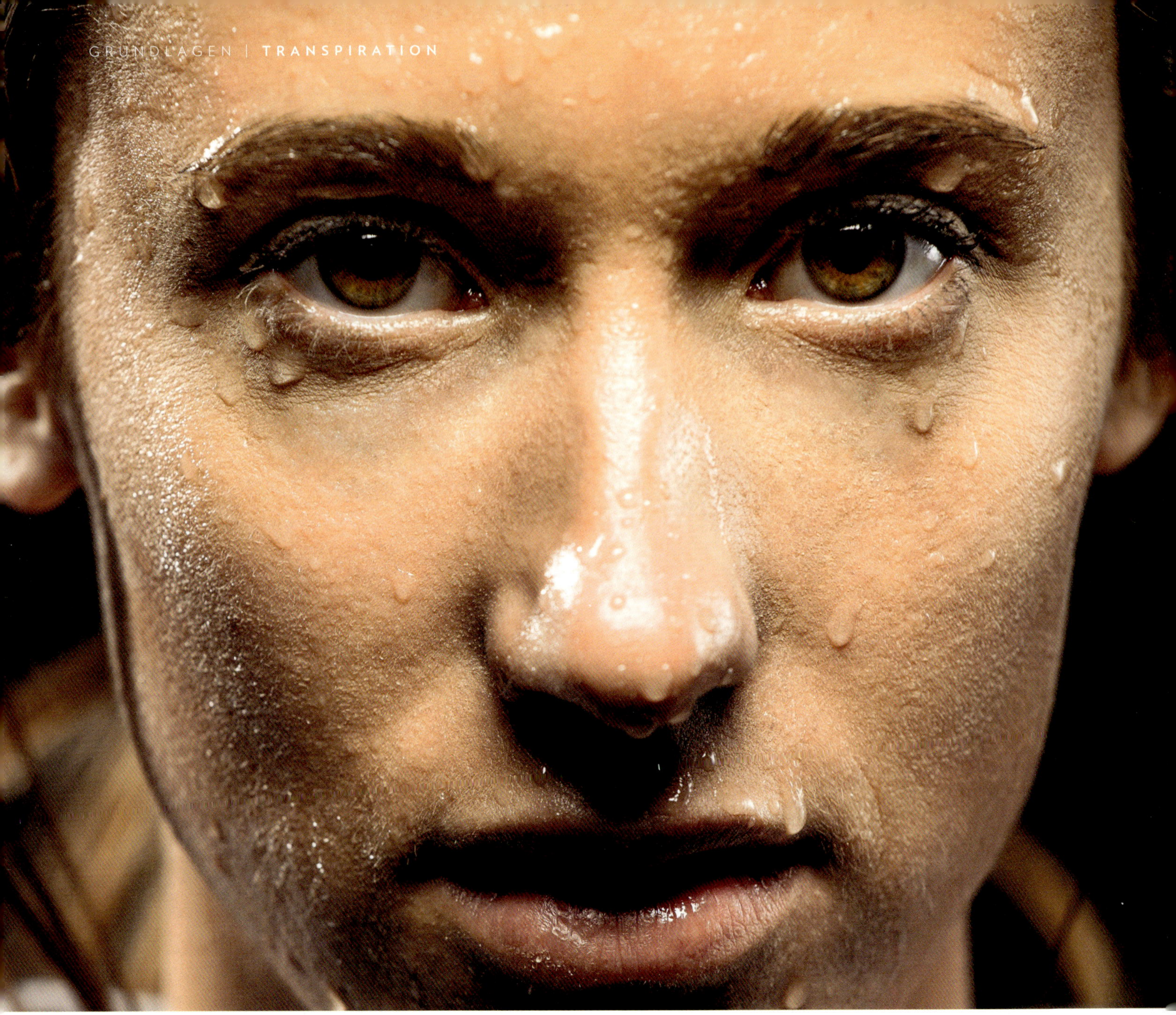

Frischer Schweiß, der zu 99 Prozent aus Wasser besteht, hat keinen Eigengeruch; der entsteht erst, wenn Bakterien auf der Haut das Sekret zersetzen

Von Ekel und Erotik: Schweiß

TEXT: **Christopher Piltz**

Dass unsere Haut Flüssigkeit absondert, ist geradezu überlebenswichtig: Schweiß kühlt uns bei Hochleistung ab, vermittelt geheime Botschaften und spielt eine entscheidende Rolle bei der Partnerwahl. Dennoch ist das Sekret für viele Menschen ein Makel. Warum eigentlich?

Etwa einen halben Liter verschwitzt ein Mensch in Ruhe durchschnittlich im Verlauf des Tages. Bei hoher körperlicher Belastung oder beim Sport können es sechs Liter werden, bei Extremsportlern sogar um die 16 Liter. Auch nachts im Schlaf, wenn wir vermeintlich nichts tun, verlieren wir im Schnitt rund einen Liter Flüssigkeit über unsere Haut. Schwitzen, so scheint es, ist normal. Der Mensch arbeitet. Der Mensch schläft. Der Mensch schwitzt. Und doch ist Schweiß für viele ein Problem.

Gegen kaum eine Funktion unseres Körpers kämpfen wir so unerbittlich an. Die meisten Deutschen duschen täglich, rund 51 Millionen nutzen jeden Tag ein Deodorant, fast zwölf Millionen sogar mehrmals am Tag. Die Umsätze mit Sticks, Sprays und Rollern nehmen seit Jahren zu.

Für viele Menschen ist Schwitzen keine natürliche Funktion ihres Körpers, sondern ein Zeichen von Schwäche. Denn läuft erst einmal der Schweiß, signalisiert das: Hier befindet sich jemand an der Grenze seiner Belastbarkeit, körperlich oder emotional. Viele wollen vermeiden, dass andere das merken, sehen – und vor allem: riechen.

Schweiß steht somit auch für Scham. Für Ekel und Abscheu. Aber welche Bedeutung hat Schweiß eigentlich für unseren Körper? Und was genau finden wir daran abstoßend?

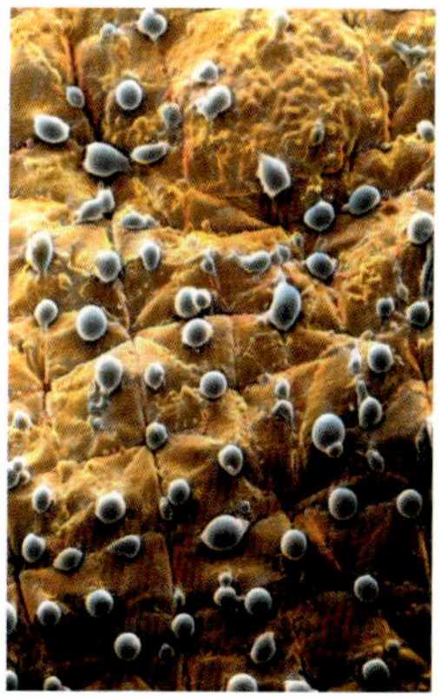

Die Hautoberfläche ist mit winzigen Poren durchsetzt, über die Drüsen Schweißtröpfchen (blau) abgeben

Die Körperflüssigkeit besteht zu rund 99 Prozent aus Wasser. Der Rest setzt sich vor allem aus Natrium, Kalium, Chlor, Harnstoff, Milchsäure, Aminosäuren, Zucker und Fetten zusammen. Die Substanzen dienen in erster Linie dazu, den Säureschutz der Haut aufrechtzuerhalten und Erreger abzuwehren. Der daraus resultierende Körpercocktail ist farblos und von unserer Nase kaum wahrnehmbar.

Frischer Schweiß hat keinen Eigengeruch. Das, was wir riechen, ist das Ergebnis eines Abbauprozesses, der sich auf unserer Haut abspielt. Dorthin gelangt der Körpersaft über die winzigen Poren der ekkrinen Schweißdrüsen, von denen jeder Mensch zwischen zwei und vier Millionen besitzt. Am dichtesten sitzen sie an der Stirn, den Handflächen und Fußsohlen, am spärlichsten am Rücken, am Oberarm sowie an Unter- und Oberschenkel.

Steigt die Außentemperatur stark an oder erhitzt sich unser Inneres bei körperlicher Anstrengung, werden die Drüsen aktiv und produzieren Schweißsekret. Das gelangt durch dünne Kanäle an die Hautoberfläche und verdunstet. Diese Verdunstung entzieht der Haut Wärme und kühlt den Körper. Auf diese Weise wird verhindert, dass wir überhitzen, was einst ein entscheidender Überlebensvorteil etwa bei der Jagd auf Tiere war.

Würden wir nicht schwitzen, müssten wir hecheln wie Hunde oder Katzen – und immer wieder Pausen einlegen, um unsere Körpertemperatur zu regulieren. Doch dank der Schweißkühlung konnten unsere Vorfahren, die Jäger und Sammler waren, Wildtiere so lange verfolgen, bis die erschöpft und überhitzt zusammenbrachen.

Nach Einschätzung von Forschern der Harvard University in Boston könnte ein trainierter Läufer an einem heißen Tag wohl selbst ein Pferd im Marathon besiegen.

Ist der Schweiß einmal auf der Hautoberfläche angekommen, beginnen Bakterien, das Sekret zu zersetzen. Erst jetzt bilden sich Butter- und Ameisensäure – jene Stoffe, die den säuerlichen Schweißgeruch ausmachen.

Neben ekkrinen Drüsen besitzt unser Körper auch noch „apokrine Schweißdrüsen“. Sie befinden sich hauptsächlich an behaarten Körperstellen (unter den Achseln, im Schambereich) und bei den Brustwarzen.

Im Gegensatz zu den ekkrinen Drüsen stoßen sie keinen wässrigen Schweiß aus, sondern einen öligen Mix, der mehr Proteine und Fettsäuren enthält. Zersetzen Bakterien diese Mi-

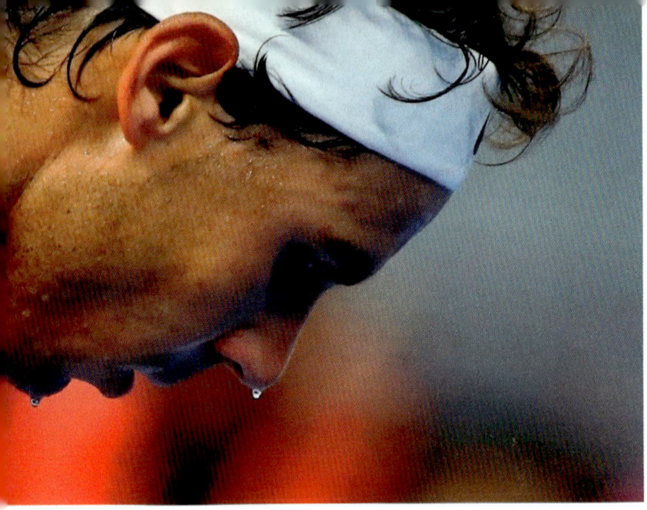

Einst schützte Transpiration unsere Vorfahren bei der Jagd vor Überhitzung – heute verhilft sie Athleten zu enormen Ausdauerleistungen

schung, riecht sie um ein Vielfaches stärker als der Schweiß aus anderen Poren. Dieser Körpersaft macht – vermutlich bedingt durch die am Abbau beteiligten Mikroorganismen – einen Großteil unseres Eigengeruchs aus: ein individuelles Parfum, einzigartig wie unser Fingerabdruck oder die Iris.

Da sich in diesem Schweißgemisch auch Lockstoffe befinden (die wir teils bewusst, teils unbewusst wahrnehmen), kann der Duft einige Menschen sexuell erregen. Goethe soll seiner Geliebten ein Mieder gestohlen haben, um sie in ihrer Abwesenheit immer wieder riechen zu können. Und von Napoleon wird berichtet, er habe seiner Ehefrau geschrieben: „Wasche dich nicht, ich bin auf dem Weg!“

Die beiden Männer waren offenbar dem Körperduft verfallen, zu einer Zeit, als Schweiß noch nicht kulturell verpönt war. Die positive Geruchswahrnehmung hat wohl auch einen evolutionären Sinn: Denn die Duftstoffe erregen uns nicht nur – sie signalisieren vermutlich auch unbewusst, ob unser Gegenüber Immungene besitzt, die uns selbst fehlen; als Partner attraktiv sind dabei ein Mann oder eine Frau mit größeren genetischen Abweichungen. Zeugt ein solches Paar Kinder, so kann sich das Erbgut von Mutter und Vater in einer Weise ergänzen, dass die Nachkommen tendenziell über ein stärkeres Immunsystem verfügen – und sie effektiv vor einem breiteren Spektrum von Krankheitserregern geschützt sind.

Auch Krankheiten beeinflussen die Schweißzusammensetzung und lassen sich mitunter sogar mit unserer Nase erschnüffeln, etwa Hepatitis oder bestimmte Stoffwechselstörungen.

Und auch Angst riecht. Der sprichwörtliche Angstschweiß existiert tatsächlich. Sein Duft wirkt noch intensiver, noch beißender als normaler Schweiß, ohne dass dies den meisten Menschen bewusst ist.

US-Forscher haben dies in einem Versuch nachgewisen: Sie ließen Probanden in einem Kernspintomographen an Schweißproben von Menschen riechen, die zum ersten Mal Fallschirm gesprungen waren. Schnell zeigte sich: In den Gehirnen der Versuchspersonen regten sich Bereiche, die normalerweise aktiv werden, sobald wir Angst verspüren. Bei einer Kontrollgruppe, die an normalen Schweißproben roch, löste der Duft dagegen keine Reaktion aus.

F

Für einige von uns ist Schwitzen aber mehr als nur lästig oder erregend – es ist für sie ein Lebensbegleiter. Menschen, die unter Hyperhidrose leiden, schwitzen übermäßig und oft permanent, ganz gleich, wie warm es ist oder ob sie sich anstrengen. Viele der Betroffenen ertragen die ständigen Schweißflecken irgendwann nicht mehr. Das permanente Tropfen, das Gefühl, ausgegrenzt zu sein.

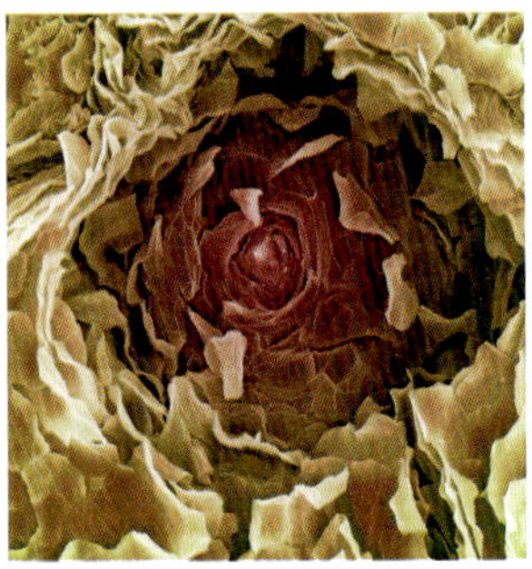

Schichten von Hautzellen umringen eine Schweißpore (Elektronenmikroskop-Aufnahme)

Weil krankhaftes Schwitzen aber kaum mit herkömmlichen Mitteln wie etwa Deodorants zu beheben ist, helfen oft nur drastische Maßnahmen: Viele der Geplagten lassen sich die betroffenen Schweißdrüsen von einem Hautarzt aufwendig wegoperieren. Auf diese Weise verschwindet das Problem meist.

Doch nicht in allen Regionen der Welt ist Schwitzen mit einem Stigma verbunden. Das zeigte die norwegische

In manchen Kulturen versetzt intensiver Schweißgeruch die Menschen in Ekstase

Geruchsforscherin Sissel Tolaas in einer Wanderausstellung. Dafür sammelte sie Proben von Angstschweiß aus der ganzen Welt, füllte sie in Mikrokapseln und ließ diese auf Wände streichen. Drückte man nun an der Wand, platzten die Kapseln, und der Geruch verströmte.

Besucher in Berlin, Boston, London und Kapstadt besuchten die Installation. Für die meisten war es kein Vergnügen; sie reagierten angewidert auf die Gerüche, manche kämpften mit Übelkeit.

Nur in Shanghai und Beijing beobachtete Sissel Tolaas, wie Menschen nicht vor Ekel das Gesicht verzogen – sondern begannen, die Wand zu küssen. Sie sogen den Schweißgeruch geradezu auf.

Denn im Gegensatz zu den USA, Europa oder Australien ist Schweiß in Südostasien eher selten, die Menschen dort produzieren von Natur aus weniger Sekret.

Und das Seltene, Fremde ist begehrt und aufregend. Der Duft unseres Körpers sorgte dort nicht für Ekel. Er sorgte für Ekstase. ○

CHRISTOPHER PILTZ, Jg. 1988, ist Journalist in Hamburg.

Alles über die perfekte Pflege

Unsere Haut kann ihre Funktionen nur wahrnehmen, wenn sie intakt und gesund ist. Voraussetzung dafür ist ein sorgsamer Umgang mit der emfindlichen Körperhülle – vor allem bei Problemen

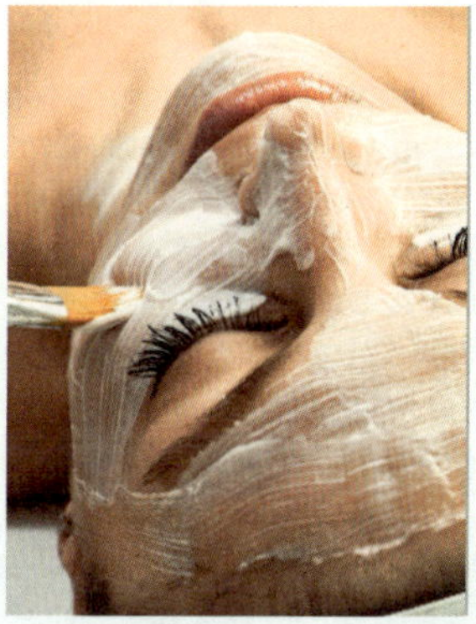

TEXTE: Susanne Paulsen

FACHBERATUNG FÜR DERMATOLOGISCH-KOSMETIKWISSENSCHAFTLICHE INHALTE:
Prof. Dr. Martina Kerscher,
Universität Hamburg

Waschen

Wenn weniger mehr ist

Nicht zu lange, nicht zu heiß und möglichst seifenfrei duschen und baden

Jedes Waschen beeinträchtigt den aus Fett und Wasser bestehenden Säureschutzmantel, der die äußerste Schicht der Oberhaut (Epidermis) überzieht. Intensives Waschen greift zudem die sogenannten Barrierelipide an; das sind Fette, die wie eine Art Mörtel zwischen den Zellen der Hornschicht liegen und diese wasserdicht versiegeln.

Durch Wasser und Seifen trocknet die Körperhülle aber nicht nur aus: Es können auch schädliche Mikroorganismen leichter in sie eindringen.

Um das Hautmilieu zu erhalten, raten Dermatologen, leicht saure, seifenfreie Syndets mit synthetischen waschaktiven Substanzen zur Reinigung zu verwenden, Erkennbar sind diese Produkte meist an Aufschriften wie „seifenfrei“ oder „Syndet“ (allerdings werden sie bisweilen auch als „Seife“ gekennzeichnet, weil Verbraucher mit dem Ausdruck vertraut sind, obwohl die Produkte keine Seifen enthalten).

Auch Syndets sollten möglichst sparsam verwendet werden. Und nach dem Waschen ist es ratsam, sich mit einem Handtuch trocken zu tupfen, anstatt über die Haut zu rubbeln.

Das Gesicht sollte jeden Abend sanft, aber gründlich mit einem speziellen Gesichtsreiniger gesäubert werden, um Make-up und Luftschadstoffe zu entfernen, die sich im Tagesverlauf abgelagert haben.

Die restliche Körperhaut benötigt theoretisch lediglich einmal pro Woche eine Reinigung – Schweiß und abgestoßene Hornschüppchen schaden ihr nicht. Dieser Rat gilt jedoch nicht für Menschen, die viel schwitzen oder Sport treiben, dann sollte der Schweiß in jedem Fall von der Hautoberfläche entfernt werden.

> Nach dem **Duschen** ist es besser, sich mit einem **Handtuch abzutupfen,** statt sich abzurubbeln

Zudem entspricht eine derart seltene Reinigung des Körpers heutzutage nicht mehr dem Hygieneempfinden der meisten Menschen.

Bei häufigerem Duschen ist es ratsam, die Zeit auf fünf Minuten zu begrenzen, und die Wassertemperatur sollte 39 Grad nicht überschreiten, da höhere Temperaturen die Hautfette lösen können. Auch gegen kurze, möglichst nur lauwarme Wannenbäder ist nichts einzuwenden, sofern in der Folge kein Juckreiz auftritt.

Falls die Haut nach dem Duschen oder Baden spannt oder sich trocken anfühlt, kann eine Feuchtigkeit spendende Creme oder Lotion die Hautbarriere schützen. Es empfiehlt sich, dieses Pflegemittel auf den noch leicht feuchten Körper aufzutragen: Es bildet dann einen dünnen Film, der das anhaftende Wasser für einige Zeit einschließt – so kann die Haut es nach und nach aufnehmen.

Wichtig ist es zudem, Badezusätze und Duschgels so auszuwählen, dass sie zu dem individuellen Hautzustand passen (fettig, trocken, empfindlich, normal oder Mischhaut). Auf diese Weise lässt es sich vermeiden, trockene Haut zu stark zu entfetten, empfindliche zu irritieren oder Akne mit zu fetthaltigen Produkten zum Ausbruch zu bringen.

Für welchen Hauttyp die Waschsubstanzen geeignet sind, steht meist in der Produktdeklaration. Die verrät oft auch, ob es sich um traditionelle Seife handelt.

Solche festen und flüssigen Seifen werden meist aus natürlichen Ausgangsprodukten wie Kokosfett, Rindertalg oder Palmöl hergestellt (erkennbar an Zutaten wie Sodium Cocoate, Sodium Tallowate oder Sodium Palmitate). Sie sind jedoch nach heutigem Kenntnisstand nicht zu empfehlen, da sie stark alkalisch wirken und so den pH-Wert der Haut verändern.

Problematisch ist das vor allem für Menschen mit trockener oder empfindlicher Haut. Manche Hautärzte raten auch älteren Menschen, deren Säureschutzmantel sich nicht mehr so schnell regeneriert, davon ab; doch eindeutige wissenschaftliche Belege gibt es dafür nicht.

Ein bekanntes Problem bei der Anwendung von klassischen alkalischen Sei-

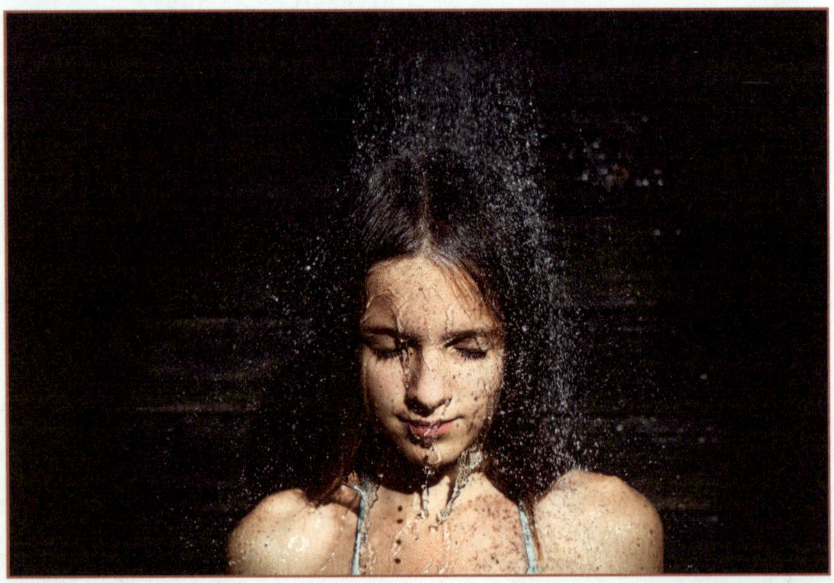

Heißes Wasser löst wichtige Hautfette, daher sollte die Duschtemperatur 39 Grad Celsius nicht übersteigen

fen ist zudem, dass sich mitunter „Kalkseifen“ (das sind zähe Verbindungen aus Mineralstoffen und Seife) und Fettsäuren aus der Waschlauge auf der Haut ablagern, sie aufrauen und so die Entstehung von Mitessern begünstigen.

Besser geeignet sind die Syndets, deren waschaktive Substanzen (Tenside) weniger belastend für die Haut sind. Auch bei ihnen lohnt sich ein Blick auf die Inhaltsstoffe: Das oft eingesetzte Tensid Natriumlaurylsulfat (Sodium Lauryl Sulfate) kann empfindliche Haut irritieren,

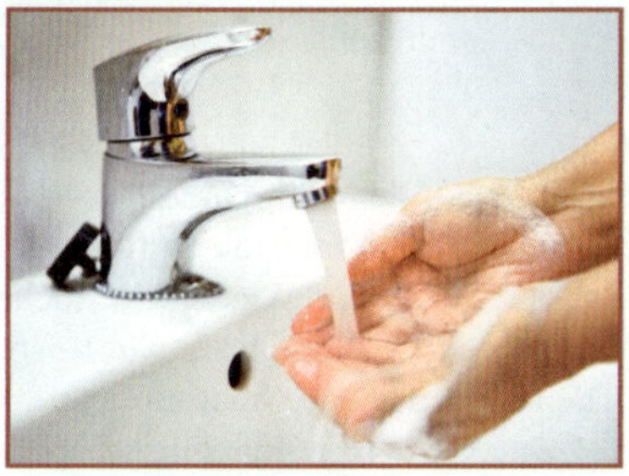

pH-neutrale Flüssigseifen trocknen die Haut weniger aus als feste Seifen

gleichwohl ist es für Menschen mit Akne und fettiger Haut vorteilhaft. Das ebenfalls häufig verwendete Natriumlaurylethersulfat (Sodium Laureth Sulfate) ist verträglicher. Wer ein konventionelles Produkt ohne diese weit verbreiteten Substanzen verwenden möchte, wird am ehesten bei einem Duschgel oder Shampoo für besonders empfindliche Haut fündig.

Ausgesprochen hautschonend reinigen die sogenannten Zuckertenside (Alkylpolyglykoside wie etwa Capryl Glucoside oder Coco Glucoside). Allerdings schäumen sie im Gegensatz zu ihren konventionellen Pendants weniger, was viele Anwender nicht mögen.

Der Intimbereich sollte am besten nur mit Wasser oder speziellen dafür vorgesehenen Reinigungsprodukten in Berührung kommen, da die Schleimhaut sehr empfindlich ist.

WAS IST DER PH-WERT?

Der pH-Wert (potentia hydrogenii = Wasserstoffionenkonzentration) dient dazu, **Säuren von Laugen zu unterscheiden**. Wasser hat einen neutralen pH-Wert von 7, Salzsäure einen von 2, herkömmliche Seife dagegen von 9 bis 10. Für die Haut des Menschen wird als **Normalfall ein pH-Wert von 5,5** angegeben. Dieser schwankt individuell aber leicht, je nach Hautpartie, Geschlecht und Alter. Das leicht saure Hautmilieu (der sogenannte Säureschutzmantel) kommt durch das Zusammenwirken von Schweiß, Talg und Hornzellen zustande. Seifen greifen den Säureschutzmantel an und verändern den pH-Wert: Die Haut trocknet infolgedessen aus, Keime und Allergene können dann leichter in sie eindringen.

WELCHE HAUTTYPEN GIBT ES?

Dermatologen unterscheiden je nach Eigenschaften der Haut **fünf kosmetische Hautzustände** – diese sind nicht zu verwechseln mit jenen Hauttypen, die angeben, wie sensibel die Körperoberfläche auf Sonne reagiert. Die Einteilung von »fettig« bis »trocken« dient der **Orientierung bei der Auswahl der Hautpflege**.

normale Haut

- feine Poren, glatter Teint, rosig glänzend, nicht zu trocken und nicht zu fettig
- pflegeleicht, neigt nicht zu Irritationen oder Pickeln

trockene Haut

- feine Poren, dünne Haut; matter, rauer Teint
- neigt zu Schuppungen, Rötungen, Spannungsgefühl und Faltenbildung
- häufig bei Menschen mit angeborener Neigung zu Ekzemen und Allergien, älteren Menschen und Frauen nach der Menopause

fettige Haut

- grobe sichtbare Poren, öliger Teint, unebene Oberfläche
- neigt zu Mitessern und Pickeln, wenig Faltenbildung
- häufig bei Jugendlichen und jungen Erwachsenen

Mischhaut

- Kombination aus fettigem und trockenem Hauttyp; meist an Stirn, Nase, Kinn (»T-Zone«) fettig, an Augen und Wangen trocken
- neigt je nach Gesichtspartie zu Mitessern und Pickeln oder Spannungen und Schuppungen
- häufiger in jungen Jahren

empfindliche Haut

- feine Poren, tritt oft in Verbindung mit trockener Haut auf
- neigt zu Spannungsgefühl, Rötungen, Juckreiz und Ausschlägen infolge von Unverträglichkeitsreaktionen

Cremen

Eine Frage von Tag und Nacht

Auch im Verlauf des Lebens ändern sich die Bedürfnisse der Haut

Beim Auftragen von Pflegeprodukten gilt es, Augenmaß zu bewahren: Das Eincremen soll die Haut schützen, doch zu häufig und zu reichlich aufgetragene Pflegecremes können deren Säureschutzmantel und die Hautbarriere stören – was dazu führen kann, dass die Schutzhülle ihre eigenen Fett- und Feuchthaltesubstanzen nicht mehr in ausreichendem Maß produziert.

Morgens sollte eine auf den eigenen Hauttyp abgestimmte Feuchtigkeit spendende Tagescreme – möglichst mit Lichtschutzfaktor – auf das Gesicht aufgetragen werden. Abends ist eine Nachtcreme sinnvoll, insbesondere in höherem Alter und bei trockener oder empfindlicher Haut. Denn sowohl die abendliche Gesichtsreinigung als auch Hitze, Kälte und mechanische Reizungen können eventuell kleine Schäden in der Hautbarriere verursachen. Außerdem zeigen Studien, dass die Haut am Abend besonders aufnahmefähig ist.

> Durch den Schwund von **Hormonen** wird die Haut in den **Wechseljahren** oftmals trockener

Spezielle, dem natürlichen Hautfett ähnelnde Cremes mit Phytosterolen oder Ceramiden (in der Produktdeklaration ersichtlich) können helfen, die Hautbarriere über Nacht zu regenerieren.

Bestimmte Feuchthaltesubstanzen in den Mitteln wie etwa Hyaluronsäure, Glyzerin, Urea, Aloe vera oder Allantoin vermögen zudem Wasser in der obersten Hautschicht zu binden.

Daneben enthalten viele Cremes und Gels spezielle Anti-Aging-Wirkstoffe. Zu diesen zählen unter anderen die Vitamine C, A und Niacin sowie das Koenzym Q_{10} (siehe Seite 88).

Wichtig ist es zudem, seine Haut immer wieder zu beobachten und zu befühlen: Wie steht es um den Glanz, die Straffheit, ist sie trockener geworden, haben sich Pickel entwickelt? Denn die Bedürfnisse der Haut wandeln sich; so wird sie mit den Jahren sowohl fett- als auch feuchtigkeitsärmer.

Insbesondere der Schwund an weiblichen Hormonen in den Wechseljahren macht sich durch Trockenheit bemerkbar. Dann sind speziell für die sogenannte „reife" Haut vorgesehene Pflegeprodukte sinnvoll. Auf ihnen ist oft vermerkt, dass sie „reichhaltiger" sind; das bedeutet: Sie enthalten mehr Fett.

Männer machen die altersbedingten Hautveränderungen im Durchschnitt zehn Jahre später durch als Frauen. Denn ihre Haut ist aufgrund des höheren Testosteronspiegels von Natur aus fettiger, und die Ausschüttung des Hormons nimmt im Alter auch nur relativ wenig ab.

Bedienen sich Männer an der Cremedose der (gleichaltrigen) Partnerin, überfetten sie ihre Haut unter Umständen und bekommen womöglich Pickel.

Prinzipiell ist ihnen der Griff zu „Frauenkosmetik" aber erlaubt – die Produkte für die Geschlechter unterscheiden sich vor allem durch ihren Duft.

Auch extreme Temperaturen können einen Cremewechsel erforderlich machen. So führt etwa die Winterkälte dazu, dass sich die hauteigenen Lipide, deren Produktion sich dann ohnehin verlangsamt, schlechter auf dem Gesicht verteilen. Zudem sind sowohl die Außenluft als auch die Innenraumluft im Winter sehr trocken. Deshalb verdunsten unbedeckte Körperpartien besonders viel Wasser.

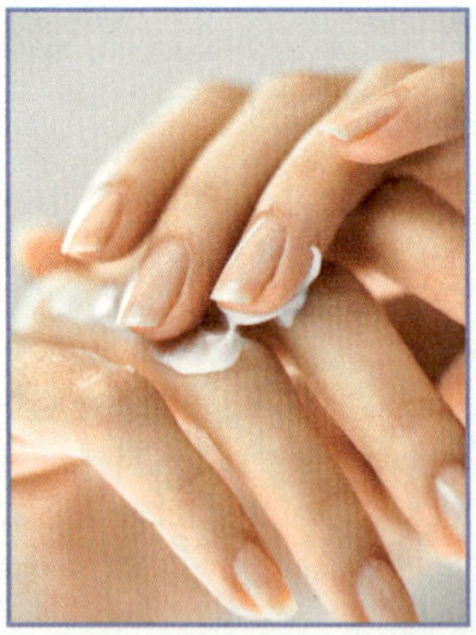

Im Winter schützen Handcremes mit Feuchtigkeit und Fett vor rauer Haut

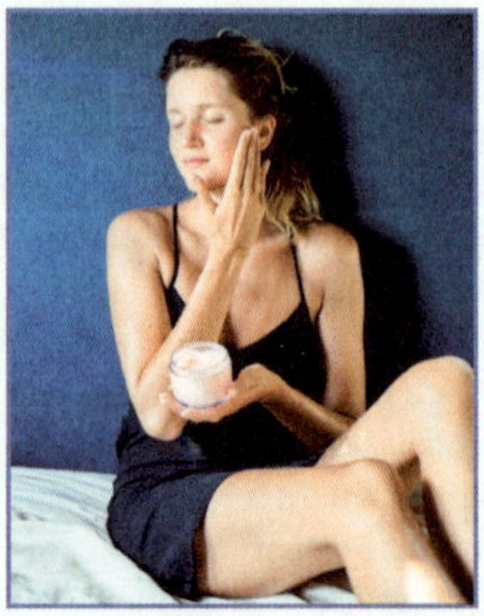

Nachtcremes sind sinnvoll bei trockener und empfindlicher Haut

Daher sollte man vor dem Aufenthalt im Freien eine lipidhaltige Creme auftragen und bei längeren Aufenthalten in trockenen Innenräumen auf genügend Feuchthaltefaktoren achten (auf den Cremes mitunter als „Natural Moisturizing Factors" bezeichnet).

Gegen Trockenheit in geheizten Räumen kann es auch helfen, unter der normalen Tagespflege zusätzlich ein fettfreies Feuchtigkeitsserum aufzutragen.

Falls die Haut dennoch spannt und schuppt, sollte man auch die Nachtcreme auf diese Weise ergänzen.

Halten wir uns bei deutlichen Minustemperaturen viel draußen auf, braucht das Gesicht im Winter eventuell eine Fettsalbe (mit möglichst geringem Wasseranteil, weil das Wasser bei Minustemperaturen auf der Haut gefrieren und sie schädigen kann). Für Hände sind Handschuhe ratsam, nicht nur gegen die Kälte, auch gegen Austrocknen.

Im Sommer wiederum produziert die Haut zumeist mehr Talg und mehr hauteigene Lipide. In dem Fall ist es sinnvoll, auf eine Gesichtscreme mit weniger Fett umzusteigen.

Stoßen, schütteln, rühren

Hausgemachte Cremes sind eine Alternative zu Industrieprodukten

Wer bei seinen Kosmetika Wert auf spezielle Zutaten, Naturnähe und Frische legt, kann sie auch selbst herstellen. In Büchern (siehe Kasten) gibt es zahlreiche Anleitungen. Wichtigste Voraussetzung: ausreichende Hygiene. Verwendete Geräte müssen penibel gereinigt und desinfiziert werden, damit die Produkte nicht nach kurzer Zeit verkeimen.

Für die ersten Versuche reicht eine Küchenausstattung mit Topf, Digital-

Die Produkte sollten **gekühlt aufbewahrt** werden, damit sie nicht **verkeimen**

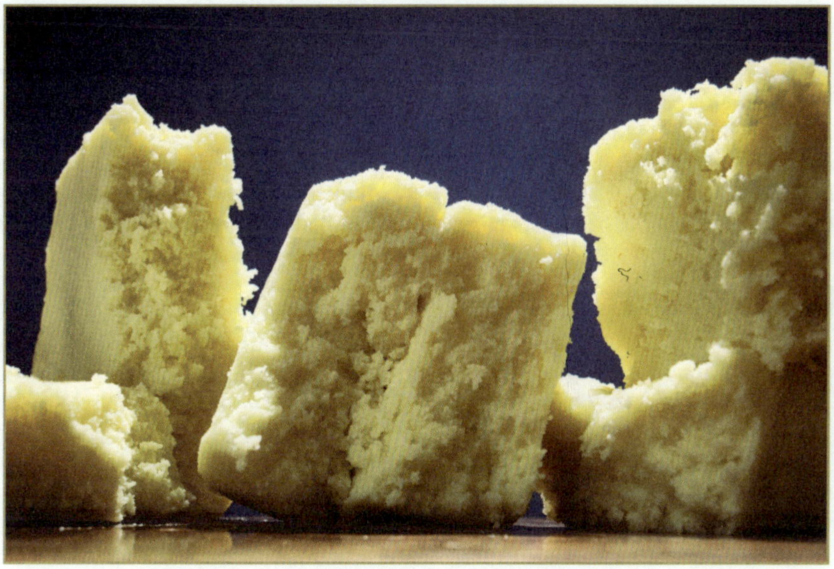

Shea-Butter, gewonnen aus afrikanischen Baumfrüchten, hilft bei Hauttrockenheit – und sogar eine Anti-Aging-Wirkung wird ihr nachgesagt

waage und Milchschäumer. Für aufwendigere Rezepte braucht man kleine Messlöffel, Trichter, Aufbewahrungsgläschen, Glasrührstäbe und pH-Teststreifen.

Manche Zutaten kann man den eigenen Vorräten entnehmen: Gurken oder Petersilie für Gesichtsmasken, Distelöl für Cremes, Haferflocken für eine Reinigungspaste. Die meisten Inhaltsstoffe aber müssen extra erworben werden.

Viele der zugekauften Ingredienzen sind Naturstoffe, etwa das Gel der Aloe vera, Shea-Butter, Jojoba-, Nachtkerzen- oder Wildrosenöl. Pflanzenöle sind auch der Grundstoff für den Emulgator Lysolecithin (der ölige und wässrige Bestandteile zu einer Emulsion verbindet) und das als Konservierungstoff verwendete natürliche Vitamin-E-Öl. Andere Substanzen sind chemisch hergestellt, Glyzerin etwa, das in Cremes als Feuchthaltefaktor dient.

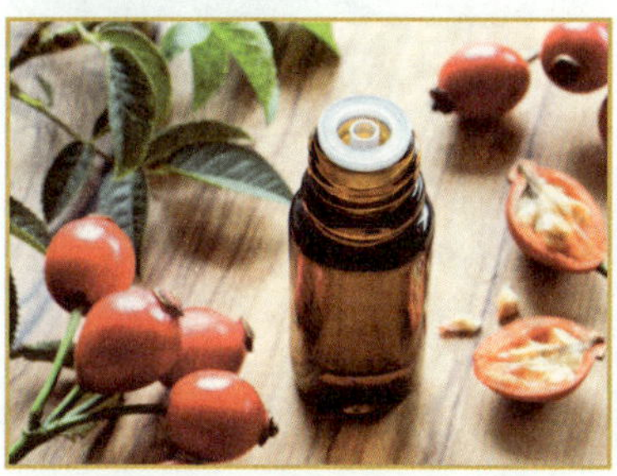

Naturstoffe wie Wildrosenöl werden als Grundstoffe für Emulsionen eingesetzt

Je nach Rezept werden die Zutaten für selbstgemachte Kosmetika geschnitten, zerstoßen, geschüttelt, sanft erhitzt, langsam verrührt oder kräftig aufgeschlagen. Die fertige Creme kann anschließend je nach Vorliebe parfümiert werden, etwa mit Lavendel- oder Pfefferminzöl.

So entstehen individuelle Produkte. Im Prinzip haben sie die gleiche Funktion wie industriell produzierte Pflegemittel: Sie reinigen und führen der Haut Fett oder Feuchtigkeit zu. Allerdings lassen sie sich nicht immer so gut auftragen, weil sie in der Regel zähflüssiger ausfallen.

Selbstgemachtes ist meist auch nur Tage bis Wochen haltbar und kann leicht von Keimen oder Schimmelpilzen befallen werden. Sinnvoll ist es deshalb, die Produkte im Kühlschrank aufzubewahren. Auch sollten sie bis kurz vor dem Auftragen nicht berührt werden; das gelingt, indem man sie nach der Herstellung in Pumpspender abfüllt oder mit einem Spatel oder Löffel in Gefäße einfüllt.

Verändern sich die Konsistenz oder der Geruch, sollten die Eigenkreationen sicherheitshalber weggeworfen werden.

LESETIPPS

Heike Käser

Naturkosmetik selber machen

Detailliertes Handbuch mit Bezugsquellen der Rohstoffe – und vielen Hintergrundinformationen.

488 Seiten, 34,90 Euro

Ingeborg Josel

Cremes & Salben selbst gerührt

Mehr als 150 Schritt-für-Schritt-Anleitungen beschreiben die unterschiedlichen Zubereitungsarten.

160 Seiten, 19,90 Euro

Kinderhaut

Zarte Pflege

Babyhaut ist besonders sensibel

Gesunde Kinderhaut sollte so wenig wie möglich mit Pflegeprodukten in Kontakt kommen. Im ersten Lebensjahr genügt meist ein wöchentliches Bad in klarem Wasser oder auch mit speziellen Badezusätzen für die Säuglingshaut. Später können Eltern für Kinder konzipierte, besonders milde

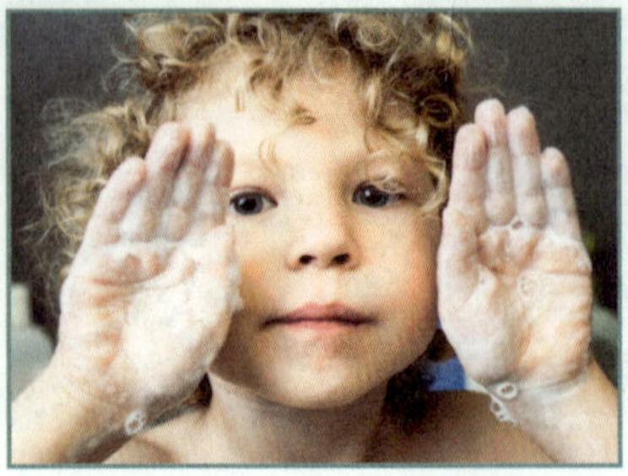

Besser sparsam verwenden: Das gilt auch für spezielle Kindershampoos

Syndets und Shampoos verwenden. Auch die sollten nur sparsam eingesetzt werden.

Da die Säureschutzbarriere der Kleinkindhaut noch sehr empfindlich ist, reagiert sie auf Fremdstoffe leicht mit Irritationen. Alle Wasch- und Pflegeprodukte sollten deshalb möglichst frei von problematischen Stoffen sein.

Zur Reinigung des Windelbereichs genügt meist ein lauwarmes Tuch. Feuchttücher sind weniger geeignet: Sie enthalten oft Parfüm und Konservierungsstoffe, damit die offene Packung nicht verkeimt. Bei wunder Haut empfiehlt es sich, eine spezielle Schutzsalbe sparsam aufzutragen.

Eine fetthaltige, wasserlose Salbe fürs Gesicht brauchen Kleinkinder nur bei großer Kälte und in der Sonne. Im Sommer müssen sie mit einer fetthaltigen Sonnencreme mit hohem Lichtschutzfaktor (30 bis 50) eingecremt werden.

Babyprodukte sind bis weit ins Schulalter für die Kinderhaut geeignet. Erst wenn die Haut in der Pubertät fettiger wird, sollten Sonnenschutzmittel mit geringem Fettgehalt zum Einsatz kommen.

Schminken

Auf die Inhaltsstoffe kommt es an

Nicht jede Haut verträgt jedes Make-up

Auch beim Schminken lautet die wichtigste Regel: Das Make-up muss auf den Hauttyp (fettig, trocken, empfindlich, normal oder Mischhaut) abgestimmt sein. Kleine Pickel, rote oder trockene Stellen entstehen oft nicht aufgrund von Unverträglichkeiten, sondern weil das gewählte Produkt nicht zu den Bedürfnissen der Haut passt.

Make-up wird erst nach dem Eincremen der Gesichtshaut aufgetragen. Eine eher fettige Haut, die zu Akne neigt, benötigt fettfreie Produkte oder Puder-Make-ups. Die Inhaltsstoffe sollten als „nicht komedogen“ (als keine Mitesser auslösend) gekennzeichnet sein. Das gilt auch für Abdeckstifte oder -cremes (Concealer), die am besten auch desinfizierende Zusätze enthalten sollten. So kaschieren sie Hautunreinheiten, ohne sie möglicherweise zu verschlimmern.

Sinnvoll ist bei fettiger Haut ein sogenanntes „Kompakt-Make-up“, das mit einem kleinen Schwämmchen aufgetragen wird. Es deckt gut ab, lässt sich jederzeit auffrischen und enthält Puderpartikel, die den überschüssigen Talg aufsaugen. Wer die Wangen rosig färben möchte, sollte bei fettiger Haut ausschließlich Puderrouge verwenden.

Bei eher trockener Haut dagegen wirkt kompaktes Make-up schnell grob. Auch trocknen die Puderpartikel die Haut aus und können sich in Trockenheitsfältchen (etwa um die Augen) absetzen. In dem Fall ist ein dünnflüssiges Creme-

Bei zu reichlich Schminke kommt es mitunter zu Irritationen der Haut

Make-up mit Feuchtigkeitsspendern angebracht. Für trockene Wangenhaut ist Creme- oder Flüssigrouge geeignet.

Damit geschminkte Haut gesund bleibt, muss sie abends sanft und gründlich gereinigt werden – und zwar mit einem auf den Hauttyp abgestimmten Ab-

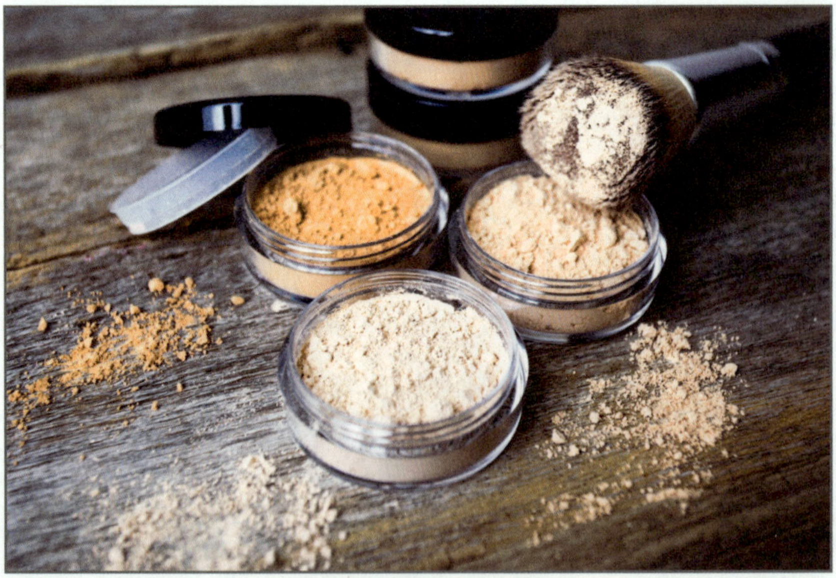

Das verwendete Make-up sollte auf den individuellen Hauttyp abgestimmt sein

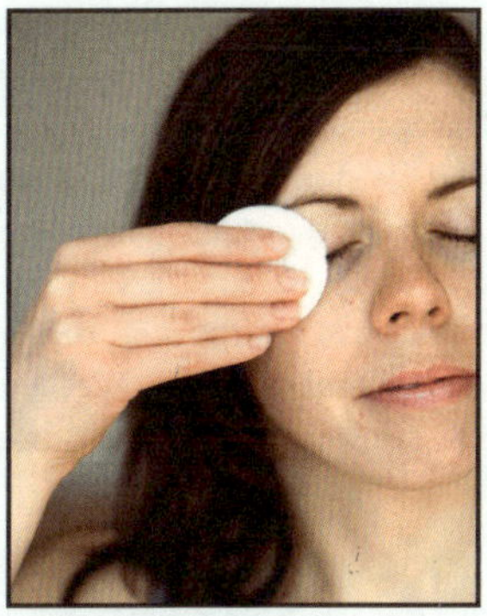

Spätestens am Abend ist es ratsam, die Schminke wieder gründlich zu entfernen

schminkprodukt, das einen pH-Wert wie die Haut aufweist. Für ölfreie Make-ups und bei fettiger Haut gibt es Reinigungsgels zum Abschminken, für fetthaltiges Make-up spezielle Reinigungsmilch oder -cremes mit fettlösenden Substanzen.

Irritationen auf häufig geschminkter Haut entstehen, wenn unpassende oder im Übermaß verwendete Pflege- und Kosmetikprodukte sie aus dem Gleichgewicht bringen. Manchmal regiert sie aber auch gereizt auf einen einzelnen Inhaltsstoff.

In solchen Fällen sollten Betroffene für einige Tage eine Schmink- und

Treten **Pickel** oder Bläschen auf, hilft meist eine **Schminkpause**

Cremepause einlegen. Unterstützend können Grüntee- oder Schwarztee-Umschläge verwendet werden. Haben sich Pickel, Bläschen oder Rötungen zurückgebildet, wird die Hautpflege mit Produkten, die möglichst wenig Inhaltsstoffe enthalten, wieder aufgenommen.

Führt das nicht zu erneuten Hautreizungen, lässt sich ausprobieren, welche dekorative Kosmetik vertragen wird.

Reizende Produkte

Konservierungmittel und Düfte stehen in der Kritik

Um sicherzugehen, dass Cremes, Kosmetika und Waschlotionen frei von Schadstoffen sind, sollten Verbraucher sie möglichst nicht auf Fernreisen erwerben, sondern in Ländern der Europäischen Union.

Denn in deren Mitgliedstaaten dürfen nur Produkte verkauft werden, die der EU-Kosmetikverordnung entsprechen (diese reguliert die Verwendung vieler kritischer Inhaltsstoffe). Seit dem Jahr 2016 ist daher der potenziell krebsauslösende Konservierungsstoff Formaldehyd verboten. Und seit 2017 dürfen Cremes nicht mehr mit dem allergieauslösenden Methylisothiazolinon konserviert werden.

Die EU-Vorschriften sorgen auf diese Weise zumindest für ein Mindestmaß an Produktsicherheit. Verbraucherschützer schätzen allerdings nach wie vor einige andere derzeit noch erlaubte Kosmetik-Inhaltsstoffe als problematisch ein und plädieren dafür, auch sie schnellstmöglich zu verbieten.

Neben Konservierungsstoffen wie Formaldehydabspaltern, Parabenen (PHB-Ester) oder Polyhexanid (PHMB, Polyaminopropyl Biguanide) gehören dazu auch bestimmte Duftstoffe, zum Beispiel künstliche Moschusdüfte. Denn die reichern sich nach und nach im Fettgewebe an und stehen im Verdacht, die Leber zu schädigen.

Öle und Wachse auf Mineralölbasis wiederum können aromatische Kohlenwasserstoffe (MOAH, Mineral Oil Aromatic Hydrocarbons) enthalten. Einige Substanzen aus dieser Gruppe gelten als potenziell krebserregend.

Zutaten aus Mineralöl sind auf Verpackungen beispielsweise an Bezeichnungen wie „Cera Microcristallina“, „Ceresin“, „Mineral Oil“, „Ozokerite“, „Paraffin“, „Paraffinum Liquidum“ oder „Petrolatum“ zu erkennen.

Ebenfalls umstritten sind bestimmte Polyethylenglykole (PEG). Sie machen die Haut durchlässiger für die Wirksubstanzen der jeweiligen Kosmetik – allerdings gleichzeitig auch für Schadstoffe, so etwa die Kritik der Zeitschrift „Öko-Test“.

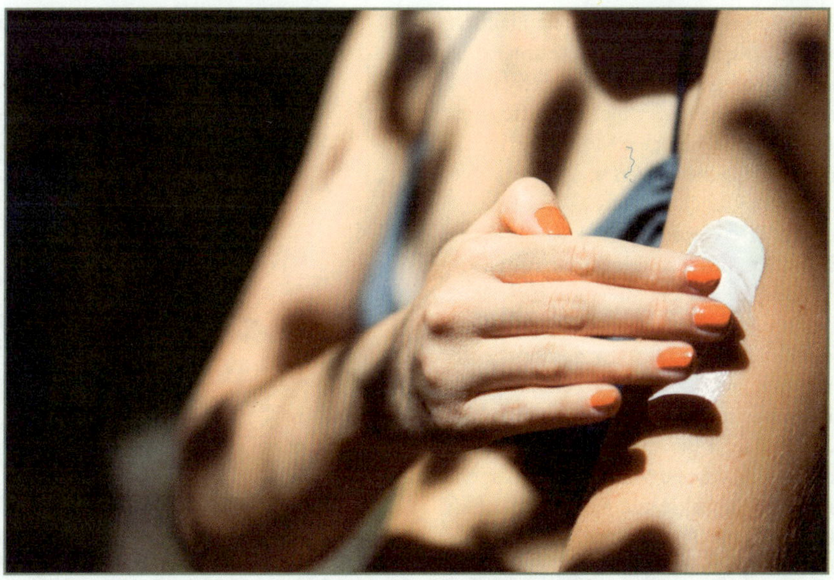

Welche Substanzen dürfen in Cremes in der EU enthalten sein? Wissenschaftler legen das fest

Wer solche Inhaltsstoffe vermeiden möchte, kann Tests zurate ziehen, etwa von der Stiftung Warentest oder „Öko-Test“, in denen Verbraucherschützer Kosmetikprodukte nach selbst entwickelten, meist ausgesprochen strengen Kriterien bewerten.

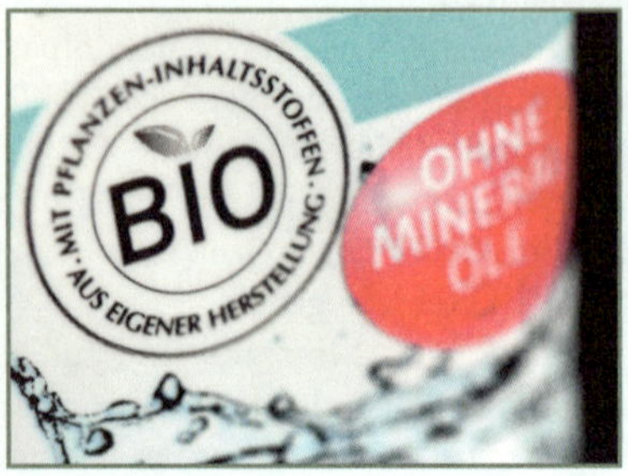

Große Naturkosmetik-Marken kommen ohne Zutaten aus Mineralöl aus

Dagegen werden Smartphone-Apps wie beispielsweise „Codecheck“ von Wissenschaftlern und Verbraucherschützern für ihre mitunter veralteten Bewertungen kritisiert (und ihre zuweilen unrealistisch harten Bewertungskriterien). Für all jene Konsumenten aber, die auf einen Blick feststellen wollen, welche Stoffe sich überhaupt in einem Produkt befinden, sind sie durchaus nützlich.

Verbraucher können aber auch auf zertifizierte Naturkosmetik ausweichen, die keinen dieser problematischen Stoffe enthält. Das schließt auch umweltschädliches Mikroplastik aus, das vielen konventionellen Pflegeprodukten zugesetzt wird, um einen Peeling-Effekt zu erzielen oder die Konsistenz zu verbessern.

Zwar ist Mikroplastik im Prinzip gesundheitlich unbedenklich, weil es nicht durch die Haut dringt – beim Waschen gelangt es jedoch in großer Menge ins Abwasser und reichert sich in Meeren, Flüssen und Speisefischen an.

Ebenfalls aus Umweltschutzgründen sind auch sogenannte Silikonöle problematisch.

Naturkosmetik

Die Qualität hat sich verbessert

Aber auch Naturstoffe sind nicht immer schonend

Wer sich mit Naturkosmetik pflegen möchte, sollte unbedingt darauf achten, zertifizierte Produkte zu kaufen. Seriöse Siegel sind zum Beispiel „BDIH Kontrollierte Natur-Kosmetik“ sowie „Demeter“, „Ecocert“ und „NaTrue“.

Für Naturkosmetika gelten je nach Siegel unterschiedliche Regeln. Zwar stammen die Zutaten überwiegend aus der Natur, die fertigen Produkte können aber auch einzelne chemisch hergestellte Stoffe enthalten. Meist sind es bestimmte Waschsubstanzen (Tenside) oder Emulgatoren, also Hilfsstoffe, die Öl und Wasser vermischen helfen.

Auch künstliche, aber naturidentische Farb- oder Konservierungsstoffe sind erlaubt, etwa Sorbinsäure. Die kommt unter anderem in der Eberesche vor, wird aber künstlich erzeugt.

Die Verwendung zahlreicher umstrittener chemischer Inhaltsstoffe ist jedoch ausgeschlossen. So kommen die genannten Siegel ohne MOAH sowie ohne Parabene (Konservierungsstoffe), chemische UV-Filter und Polyethylenglykole aus. Ebenfalls nicht enthalten sind Silikonöle und Mikroplastik.

Die Qualität der Naturkosmetik-Produkte hat in den vergangenen Jahren zugenommen. Viele Cremes lassen sich heute wesentlich besser auftragen und auf der Haut verteilen als früher. Zuweilen zieht eine Naturcreme im Vergleich zu einer konventionellen aber etwas langsamer ein.

> Manche Rohstoffe **aus der Natur** lassen sich nur schwer **kontrollieren**

Auch schäumen die Shampoos weniger stark. Auf wasserfeste Wimperntusche müssen Frauen ganz verzichten – sie lässt sich ohne Silikone nicht herstellen.

Pflegesubstanzen und Anti Aging-Stoffe können sich in ihrer Wirkung oft mit der konventioneller Produkte messen.

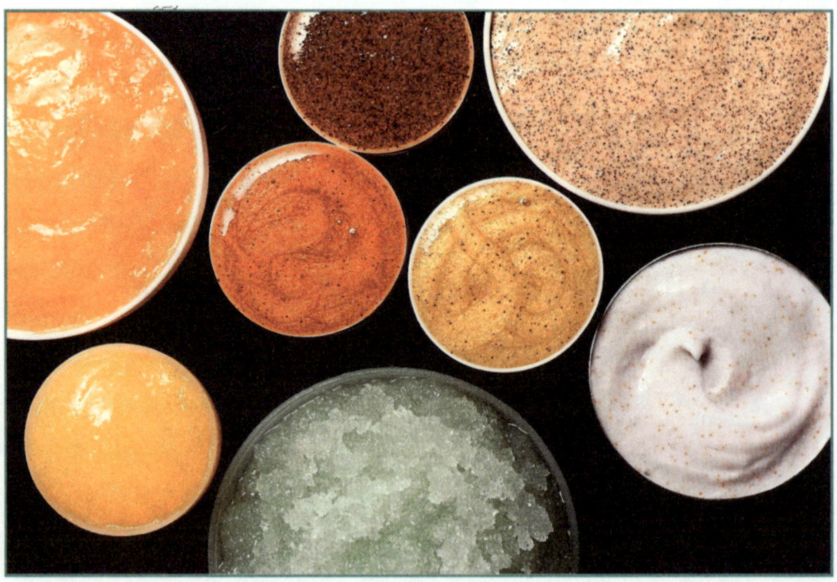

Für Peelings in der Naturkosmetik werden zahlreiche Substanzen von Früchten wie Kokos, Papaya oder Pampelmuse verwendet

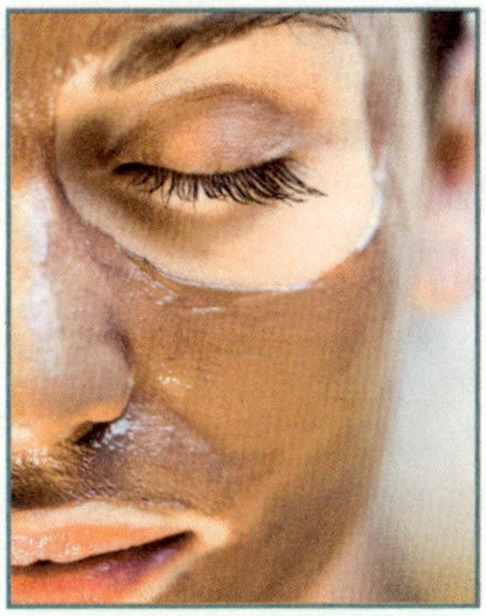

Viele Naturprodukte lassen sich heute besser auftragen als früher

Das gilt beispielsweise für Ceramide – pflegende Lipide, die auch in der menschlichen Haut vorkommen und die Naturkosmetik-Hersteller aus Sojaöl gewinnen – sowie für die hautglättende und Feuchtigkeit spendende Hyaluronsäure, hergestellt aus Bakterienkulturen und Vitamin C (aus Zitrusfrüchten oder Sanddorn).

Durchweg verträglicher als ihre Konkurrenzprodukte sind die Cremes, Lotionen und Shampoos auf natürlicher Basis allerdings nicht. Es handelt sich, wie bei konventionellen Kosmetika auch, um komplexe Mischungen verschiedenster Substanzen, die eine empfindliche Haut reizen können.

Hinzu kommt, dass sich Rohstoffe aus landwirtschaftlicher Produktion nur bedingt kontrollieren lassen. So kann die Qualität der Ernte schwanken, der Wirkstoffgehalt von Pflanze zu Pflanze variieren, können Verunreinigungen wie Pflanzenschutzmittel in die Creme gelangen.

Insbesondere ätherische Öle vermögen sogar Allergien auszulösen. Wer sichergehen will, sollte daher möglichst auf parfümfreie Produkte zurückgreifen.

Und auch ein schlechter Hautzustand bessert sich nicht automatisch durch chemiearme und pflanzliche Pflege. Denn er wird häufig schlicht nur dadurch verursacht, dass die gewählten Produkte nicht zum eigenen Hauttyp passen.

Wohltuende Wärme und sanfter Druck

Saunabesuche stabilisieren den Säureschutzmantel

Wie sich Saunagänge auf die Haut auswirken, wurde bislang kaum systematisch erforscht. Wissenschaftler der Universität Jena beobachteten in einer kleinen Studie mit 41 Versuchsteilnehmern aber positive Effekte: Durch das Schwitzen quillt die oberste Hautschicht auf, sodass Mitesser aufweichen und abgestorbene Hautzellen sich lockern. Beim Duschen werden sie dann abgespült, und das Hautbild verfeinert sich.

Bei regelmäßigen Saunagängen mit anschließendem Kältebad weist die Haut außerdem einen niedrigeren pH-Wert auf. Dadurch ist ihr Säureschutzmantel stabiler als ohne Sauna. Zugleich wird die Barrierefunktion unserer Körperhülle gestärkt, sodass die Oberfläche Feuchtigkeit besser speichern kann und glatter wirkt.

Das **Schwitzen** in der Sauna beugt der **vorzeitigen Hautalterung** vor

Auch für trockene Haut sind Saunagänge geeignet – vorausgesetzt, sie wird danach mit einer passenden Lotion oder Creme gepflegt. Menschen mit empfindlicher Haut sollten allerdings auf duftende Aufgüsse verzichten, denn sie können bei bestehenden Allergien akute allergische Reaktionen auslösen. Darüber hinaus scheint die Schwitzkur schädlichen oxidativen Stress in der Haut zu reduzieren und beugt auf diese Weise möglicherweise vorzeitiger Hautalterung vor.

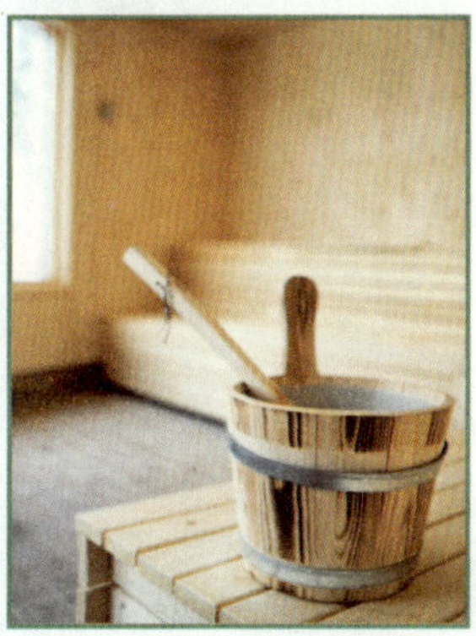

In der Sauna weichen Mitesser auf, und abgestorbene Hautzellen lösen sich

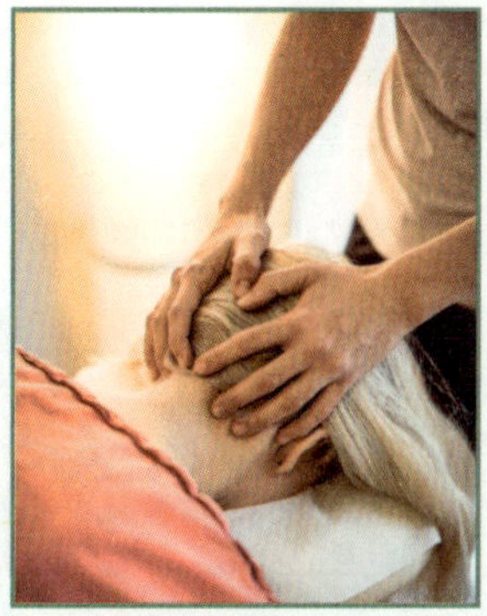

Nach einer Massage ist die Haut besser durchblutet, die Muskeln lockern sich

Ob Wechselduschen eine ähnlich positive Wirkung erzeugt, ist noch nicht ausreichend untersucht.

Massagen beeinflussen das Hormon- und Signalstoffsystem des Körpers ebenfalls positiv und fördern nachweislich das Wohlbefinden. Die angenehme Wirkung erstreckt sich auch auf die Haut: Nach der Behandlung ist sie besser durchblutet. Erkennbar ist das an einer leichten Rötung und Erwärmung. Eventuell angestaute Lymphflüssigkeit, die unter anderem Abfallstoffe aus den Zellen entfernt, fließt leichter ab, die Muskeln lockern sich.

Ein Kosmetikhersteller wirbt sogar damit, dass durch Kombination einer Creme mit einer speziellen Gesichtsmassage ein Lifting-Effekt zu erreichen sei.

Aus wissenschaftlicher Sicht erscheint es denkbar, dass Massieren Ungleichgewichte der Gesichtsmuskulatur ausgleicht und die Mimik vorübergehend entspannt. Mimikfalten, die durch ständige Muskelkontraktion entstehen, verringern sich dadurch möglicherweise.

Hautprobleme

Von Augenringen und spröden Lippen

Hilfe zur Selbsthilfe

Augenringe

Dunkle Schatten unter den Augen sind meist harmlos, in manchen Fällen sogar angeboren. In dem Fall ist diese Partie stärker pigmentiert als die umgebende Haut.

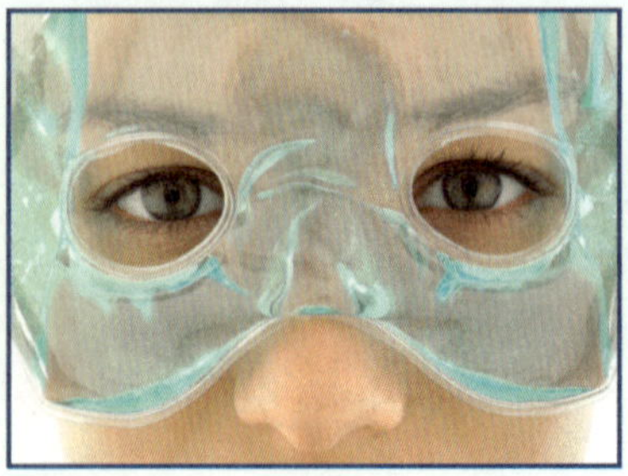

Durch Kühlung mit einer Gelmaske gehen Augenringe meist zurück

Vorübergehende Augenringe entstehen, wenn Schlafmangel, Stress oder pausenlose Arbeit am Bildschirm die Augenmuskeln überlasten. Dadurch erweitern sich die Äderchen unter dem Auge, und jene Gefäße scheinen durch, die sauerstoffarmes dunkles Blut transportieren.

Wird die Haut mit Gelpads oder Kompressen gekühlt, können sich Ringe und leichte Schwellungen in der Augenregion zurückbilden. Verbleibende Schatten lassen sich mit Make-up überschminken. Der Farbton sollte etwas heller als die umgebende Haut gewählt werden.

Eine gesunde Lebensweise (nicht rauchen, wenig Alkohol und Stress, ausreichend Schlaf, Sonnenschutz) kann der Bildung von Augenringen vorbeugen. Da die Haut unter den Augen die dünnste des Körpers ist (und mit den Jahren immer zarter wird), sollte man sie außerdem regelmäßig eincremen, sobald sie einem trocken erscheint – sonst verliert sie vorzeitig ihre Fähigkeit, die Äderchen optisch abzuschirmen.

Dafür geeignet sind Pflegeprodukte für empfindliche Haut sowie spezielle, auf den Hauttyp abgestimmte Augenpflegecremes. Sie enthalten weder ätherische Öle, die im Auge brennen, noch sogenannte Spreitungsverbesserer (diese Zusatzstoffe machen Cremes leichter verteilbar, was zuweilen dazu führt, dass ihre Bestandteile das Auge reizen).

Kopfschuppen

Gegen schuppende Kopfhaut helfen spezielle Anti-Schuppen-Shampoos. Sie wirken jedoch normalerweise erst nach der zweiten Haarwäsche – und nicht jedes Produkt bei jedem Anwender: Daher sind in der Regel mehrere Mittel zu testen, bis ein passendes gefunden ist.

Fettige Schuppen entstehen, weil die Kopfhaut übermäßig viel Talg bildet. Besonders im Winter, wenn er wegen der niedrigeren Temperaturen zähflüssiger wird, setzt sich der Talg am Haarboden fest. Bakterien und Pilze besiedeln die fettigen Schuppen und lassen den Kopf jucken. Bei diesen Symptomen sollte das Haar möglichst täglich mit antimikrobiellen Spezialshampoos gewaschen werden.

Trockene Schuppen sind wesentlich feiner und rieseln auf die Kleidung. Sie sollten – allerdings nicht zu häufig – mit Anti-Schuppen-Shampoos gewaschen werden, die Rückfetter und Feuchtigkeit spendende Zutaten enthalten.

Narben

Kleine Schürfwunden heilen gut an der Luft. Tiefere Verletzungen sollten während des Heilungsprozesses mit einem sogenannten hydroaktiven Pflaster oder Verband feucht gehalten werden, so bildet sich weniger Narbengewebe.

Auch das Auftragen spezieller Pflegeprodukte (Narbencremes, Silikongels und -pflaster) auf eine frische Narbe kann dafür sorgen, dass sie weicher und weniger auffällig wird: Die Cremes lockern

Cremes lockern das **Narbengewebe** auf und machen es **weicher**

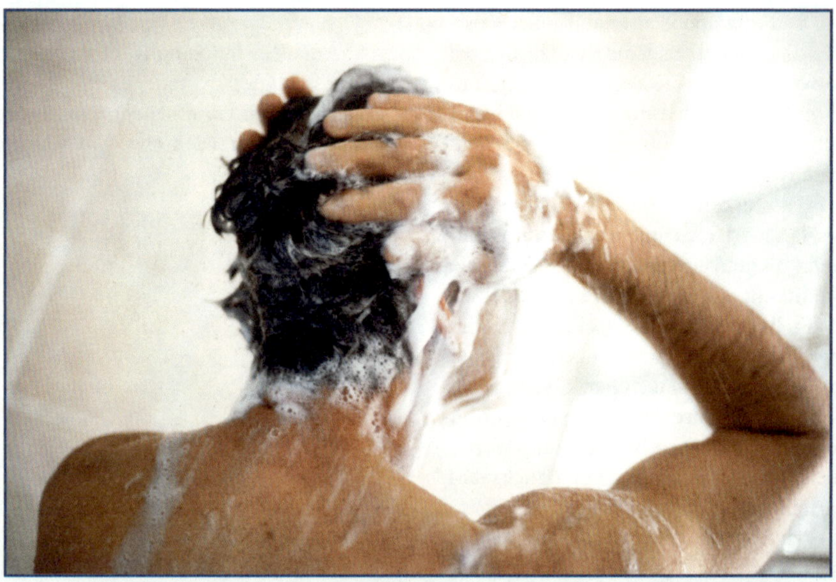

Anti-Schuppen-Shampoos wirken – aber nicht jedes Produkt bei jedem Anwender

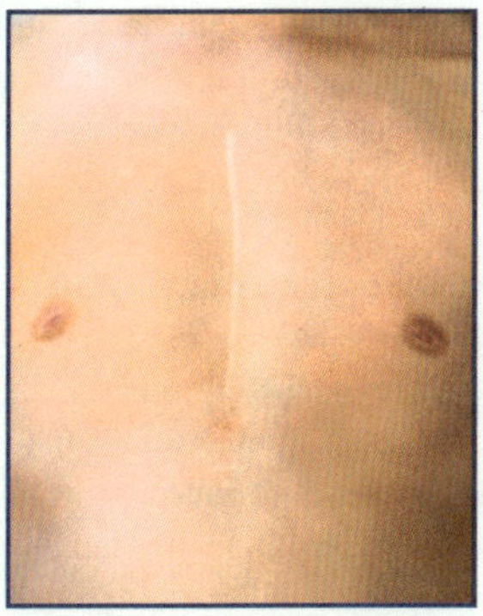

Selbst große Narben sind weniger auffällig, wenn sie richtig versorgt wurden

das Narbengewebe auf; Silikongels und Silikonpflaster schließen die Narbe ab, sodass nur wenig Wasser aus der Haut entweicht. Dieses feuchte Milieu fördert wahrscheinlich körpereigene Wachstumsfaktoren, welche die Hautregeneration unterstützen. Die Produkte sollten täglich über mehrere Monate benutzt werden.

Schweißgeruch

Frischer Schweiß riecht neutral, erst wenn Bakterien das Sekret zersetzen, wird es unangenehm für die Nase. Beste Bedingungen für die Mikroorganismen herrschen in wenig belüfteten, ständig leicht feuchten Körperbereichen wie den Achselhöhlen und den Zehenzwischenräumen. In luftdichten Schuhen finden die schweißabbauenden Bakterien auf der gesamten Fußfläche beste Bedingungen vor. Besonders intensives Schweißaroma entsteht in den Achselhöhlen und im Intimbereich.

Dort münden neben den normalen Schweißdrüsen noch spezielle Duftdrüsen. Zudem siedeln dort Bakterien, die zur normalen Bakterienflora der Haut gehören, sich aber rasch vermehren können und dann zu einem stechenden, beißenden Schweißgeruch führen.

Die Geruchsbildung lässt sich auf verschiedene Weise beeinflussen:

• **Lüften.** Luftdurchlässige, nicht zu enge Kleidung und Schuhwerk lassen dauerfeuchte Körperregionen trocknen. Dabei ist zu beachten, dass Kleidung aus synthetischen Materialien meist weniger atmungsaktiv ist als aus Naturstoffen gefertigte Ware – sofern es sich nicht um spezielle Funktionskleidung handelt. Generell hilft heißes Waschen, um im Stoff festgesetzte Bakterien abzutöten.

• **Waschen.** Die regelmäßige Reinigung problematischer Körperregionen entzieht schweißzersetzenden Bakterien den Nährboden. Übertreibt man jedoch das Waschen – etwa, indem die Achselhöhlen über längere Zeit mehrmals täglich mit Seife gereinigt werden –, vermehren sich womöglich Bakterien, die einen unangenehm süßlichen Körpergeruch verursachen.

• **Deodorants.** Sie enthalten geruchsüberdeckende Parfüms, Stoffe, die Gerüche einschließen, und antibakterielle Substanzen. In vielen Deos kommen zudem Aluminiumverbindungen vor, erkennbar an Bezeichnungen wie „Ammonium Alum", „Potassium Alum" oder „Aluminium Chlorohydrate". Sie wirken ebenfalls antibakteriell und verengen zudem die Poren der Schweißdrüsen. Auch in der Naturkosmetik dürfen Aluminiumsalze verwendet werden. Deodorants mit diesem Inhaltsstoff sind allerdings umstritten,

Die individuelle **Wirkung eines Deos** hängt davon ab, welche **Bakterien** die Haut besiedeln

weil sie im Verdacht stehen, Brustkrebs oder die Alzheimer-Krankheit zu fördern. Das Bundesamt für Risikobewertung rät, aluminiumhaltige Deos auf frisch rasierter, womöglich verletzter Haut ausdrücklich nicht zu verwenden.

Ob ein Deodorant wirkt, muss jeder für sich selbst testen, denn die Geruchshemmung hängt davon ab, welche Bakterien die Haut besiedeln und wie viel Schweiß gebildet wird. Deshalb sollten Werbeaussagen wie „zuverlässiger 24-

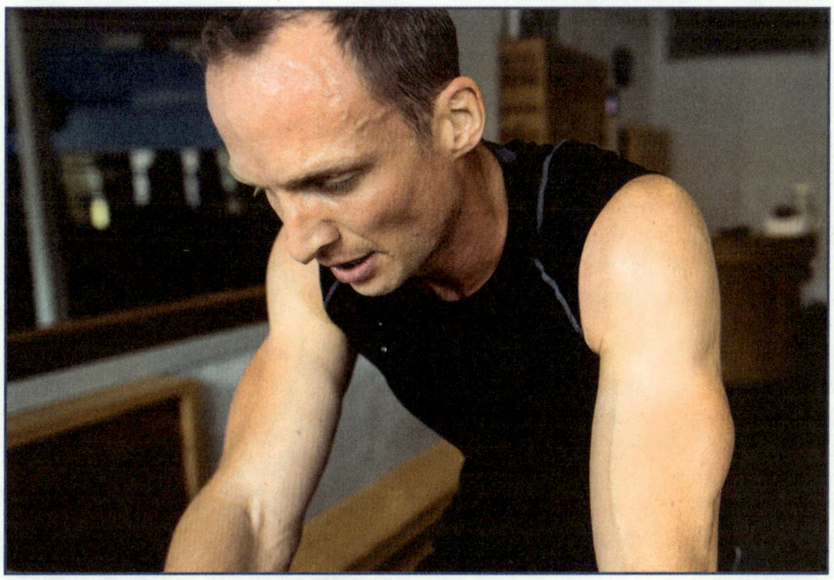

Bei großer sportlicher Anstrengung versagen oft auch die besten Deodorants

Hautprobleme

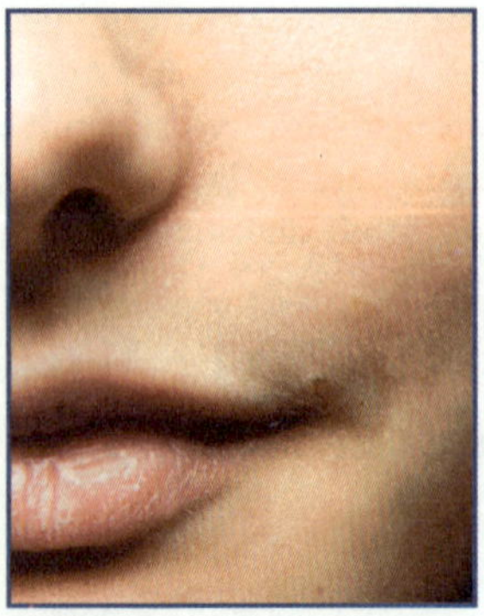

Die Befürchtung, Lippen könnten sich ans Eincremen gewöhnen, ist unbegründet

Stunden-Schutz" immer am eigenen Körper getestet werden. Kein Hersteller kann garantieren, dass solche Versprechen bei jedem Anwender eingelöst werden.

Spröde Lippen

Die Haut der Lippen besitzt keine Talgdrüsen, sondern wird vom Fett der umliegenden Gesichtshaut mitversorgt. Ihre Hornschicht ist sehr dünn, zudem besonders sonnenempfindlich. Bei starker UV-Strahlung, Kälte oder geringer Luftfeuchtigkeit trocknet sie leicht aus. Dann wird sie hart und rissig. Unter Umständen infiziert sie sich mit Bakterien, Pilzen oder Viren.

Sind die Lippen spröde, sollte man sie bewusst nicht mit Speichel benetzen. Er wäscht die hauteigenen Lipide aus und verstärkt so die Trockenheit.

Stattdessen kann ein Lippenpflegestift oder eine fettreiche Salbe verwendet werden, möglichst mit Lichtschutzfaktor. Die Befürchtung, die Lippenhaut könnte sich an eine Dauerpflege gewöhnen, ist unbegründet.

Bleiben die Lippen dennoch dauerhaft trocken oder entzündet, kann in seltenen Fällen ein Mangel an Eisen, Zink, Vitamin B_{12} oder auch eine Störung der Schilddrüsenfunktion die Ursache sein. Eine Blutuntersuchung vermag dann Klarheit zu verschaffen.

Trockene Haut

Dieser sehr häufige Hauttyp fühlt sich rau an. Er spannt, schuppt eventuell und wirkt – da die Oberfläche das Licht weniger reflektiert – glanzlos, manchmal sogar leicht weißlich-grau verfärbt. Ursache dafür ist ein Feuchtigkeitsmangel in der außenliegenden, aus abgestorbenen Zellen bestehenden Hornschicht.

Trockene Haut kann angeboren sein, aber zum Beispiel auch durch Stress, zu heißes Duschen oder übermäßigen Gebrauch von Reinigungsprodukten entstehen oder verstärkt werden. Wird sie lange Zeit nicht gepflegt, entzündet oder verdickt sie sich mitunter.

Gegenmaßnahmen sind: starke Sonnenstrahlung meiden, kein alkoholhaltiges Gesichtswasser verwenden und regelmäßig speziell für diesen Hauttyp bestimmte Cremes auftragen. Sie enthalten neben Feuchtigkeit spendenden Zutaten besonders viel Fett. Es legt sich als feine Schicht auf die Haut und schränkt deren Wasserverdunstung ein.

Häufig ist trockene Haut noch dazu besonders empfindlich, rötet sich, brennt oder sticht. In diesem Fall sind duftstofffreie Pflegeprodukte mit möglichst wenig Inhaltstoffen ratsam; als Daumenregel gilt: höchstens neun.

Unerwünschter Haarwuchs

Die einfachste Methode, Körperhaare zu entfernen, ist das Rasieren. Es gilt als sanft, weil die Haare nicht ausgerissen oder aufgelöst, sondern stumpf abgeschnitten werden. Sie wachsen allerdings auch binnen weniger Tage nach.

> **Enthaarungsmittel** sollten zuvor in der **Armbeuge** getestet werden

Dennoch können winzige Verletzungen entstehen. Ist die Haut nach dem Rasieren gerötet oder bildet sie kleine entzündete Knötchen, sollte die Klinge gewechselt und eventuell nach der Rasur eine antiseptische Lösung aufgetragen

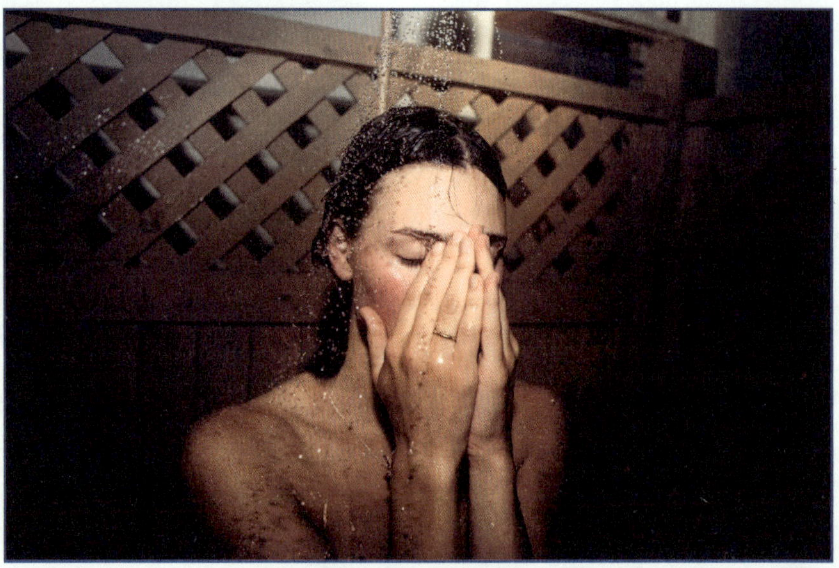

Übermäßiges und zu heißes Duschen kann zu Hauttrockenheit führen

werden. Anschließend siedeln sich dort keine schädlichen Keime an.

Wird darüber hinaus zum Rasieren entsprechendes Gel oder Öl, ein Schaum oder eine Seife verwendet, gleitet die Klinge besser über die Haut und verletzt sie nicht so leicht. Alternativ kann ein etwas schonenderer Elektrorasierer eingesetzt werden. Ebenfalls hilfreich ist es, stets in Wuchsrichtung der Haare zu rasieren, nicht gegen den Strich. Dann kommt es seltener zu Hautirritationen.

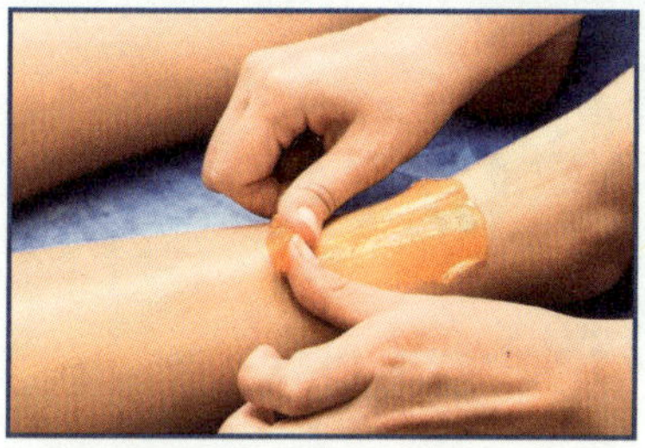

Beim »Sugaring« werden die Haare mittels klebriger Paste ausgerissen

Manchmal sprießen die abgeschnittenen Härchen nicht wieder hervor, sondern wachsen ein: Sie bleiben unter der Hautoberfläche und bilden Knötchen. Dann ist es sinnvoll, ein sanftes Peeling zu verwenden.

Spezielle Enthaarungscremes lösen den noch nicht vollständig erhärteten Baustoff Keratin an jenem Teil des Haares, der sich in der Haut befindet. Nach einigen Minuten lassen sich die angelösten Haare dann leicht abschaben.

Allerdings können die Cremes Entzündungen, Rötungen oder allergische Reaktionen auslösen. Es empfiehlt sich daher, am Vortag in einer Armbeuge zu prüfen, ob das Präparat verträglich ist.

Nach der Anwendung muss gut nachgespült werden. Mit Augen, Lippen oder verletzter Haut dürfen die Cremes auf keinen Fall in Kontakt kommen. Der Effekt hält etwas länger an als der einer Rasur.

Kurzzeitig schmerzhaft ist es, Haare durch Warm- oder Kaltwachs oder mit einem elektrischen Epilierer auszureißen. Danach ist die Haut oft gerötet und sollte für einige Stunden nicht mit Seife, Duschgel oder Parfüms in Kontakt kommen. Die Haare wachsen zudem meist schon nach einigen Tagen nach, bei manchen allerdings auch erst nach Wochen.

Speziell dunkle Körperhaare lassen sich mithilfe der IPL-Methode entfernen (siehe Seite 103), die mehrere Sitzungen erfordert. Ein Spezialgerät sendet energiereiche Lichtimpulse aus, die vom Farbstoff des Haars in der Haut absorbiert werden. Die entstehende Hitze beschädigt die dort liegende Haarwurzel; die Haare fallen aus und wachsen danach nur sehr langsam, hell und fein nach.

Seit einigen Jahren werden auch IPL-Geräte für den Hausgebrauch angeboten. Die sind durchaus wirksam, in der Anwendung aber sehr zeitintensiv. In den ersten Monaten muss die Haut alle 14 Tage, danach alle drei Monate behandelt werden. Experten warnen zudem, dass bei unsachgemäßer Anwendung Verbrennungen und Narben auftreten können.

Unreine Haut

Vor allem fettige Haut neigt zu Unreinheiten. Wird sie mit für diesen Typ passenden Produkten gepflegt, beugt das dauerhaft vergrößerten Poren und Akne vor. Ist allerding bereits eine ausgeprägte Akne entstanden, sollte unbedingt ein Hautarzt aufgesucht werden.

> Ärzte raten ab, **Mitesser** auszudrücken, da Entzündungen und **Narben** entstehen können

Bei leichteren Unreinheiten muss die Körperhülle morgens und abends gründlich mit dafür vorgesehenen Reinigungsmitteln gesäubert werden, um überschüssiges Fett aus den Talgdrüsen zu entfernen. Geeignet sind spezielle Syndets für zu Akne neigende Haut – oder Lösungen aus der Apotheke, die Alkohol und Salicylsäure enthalten.

Einmal wöchentlich kann zudem ein Peeling sehr sinnvoll sein.

Falls die Haut stark spannt, muss ihr Feuchtigkeit zugeführt werden. Dafür empfehlen sich fettarme Cremes oder Gels für unreine Haut. Sie sollten – ebenso wie Kosmetik und Sonnenschutzmittel – den Hinweis enthalten, dass die Inhaltsstoffe für Akne-Haut geeignet und nicht komedogen (also nicht Mitesser fördernd) sind.

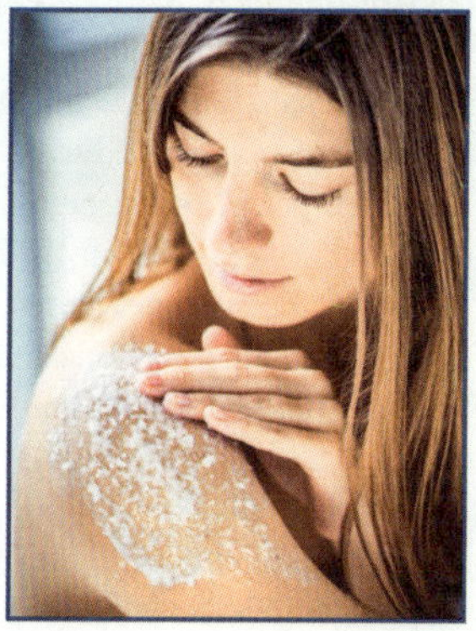

Bei fettiger Haut kann ein wöchentliches Peeling sinnvoll sein

Nimmt eine Frau ohnehin die Antibabypille ein, kann sie auf ein Präparat umsteigen, das den Hautzustand besonders günstig beeinflusst.

Bei Bedarf können Mitesser regelmäßig durch spezielle Kosmetikbehandlungen entfernt werden. Dermatologen raten wegen der Gefahr von Entzündungen und Narbenbildung davon ab, Mitesser und Pickel selber auszudrücken.

Wer dennoch nicht davon lassen kann, sollte die Haut zumindest vorher mit einem warmen Lappen oder Wasserdampf anwärmen. Tief liegende Pickel, die sich nicht leicht ausdrücken lassen, sollten aber in Ruhe gelassen werden.

Erste Hilfe

Was tun, wenn die Haut Schaden genommen hat?

Die wichtigsten Maßnahmen

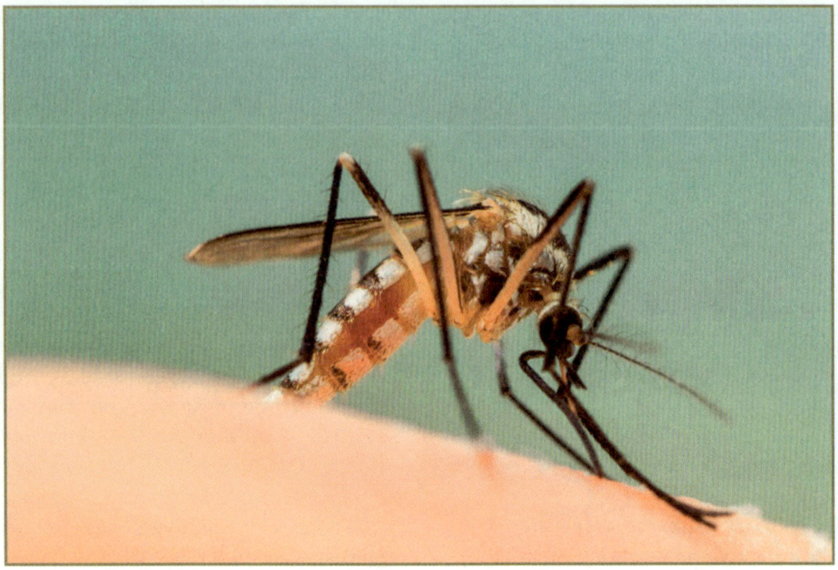

Bei juckenden Mückenstichen wirken Zwiebel- oder Zitronenscheiben lindernd

Blasen

Um Blasen vorzubeugen, sollte so früh wie möglich ein Blasenpflaster auf die strapazierte oder gefährdete Stelle geklebt werden. Es wirkt wie eine zweite Haut und hält mögliche Wunden feucht, sodass sie optimal heilen können.

Hat sich eine Blase gebildet, darf ihr Deckel (die im Bereich der Blase abgehobene Epidermis) möglichst nicht entfernt werden. Falls die Blase deutlich gespannt ist und heftig schmerzt, kann es aber sinnvoll sein, sie zur Druckentlastung zu leeren. Dazu lässt sie sich mit einer sterilen Kanüle aus der Apotheke oder mit einer zuvor erhitzten Nadel punktieren, sodass die enthaltene Flüssigkeit abfließt. Danach wird der betroffene Bereich mit desinfizierender Salbe behandelt und mit einem Blasenpflaster abgedeckt.

Frostbeulen

Frostbeulen sind juckende, blau-rot verfärbte Schwellungen der Haut. Sie bilden sich vor allem an Finger- und Zehenrücken, Unterschenkeln, Nase oder Ohren. Zuweilen schmerzen sie oder werfen Blasen. Bei Wärme können sie intensiv jucken. Betroffen sind vor allem schlanke junge Frauen.

Die Schwellungen entstehen durch Kälte und Feuchtigkeit – häufig bei mäßig kalten Temperaturen im Frühling oder Herbst. Mit echten Erfrierungen haben sie nichts zu tun: Vermutlich bilden sie sich, weil der betreffende Bereich schlecht durchblutet ist und sich deshalb entzündet.

Meist heilt eine Beule binnen Wochen von selber ab. Wirkt erneut Kälte ein, kann sie aber wieder auftreten. Dann hilft nur, die betroffenen Stellen etwa durch geeignetes Schuhwerk, Mützen oder Handschuhe möglichst warm zu halten.

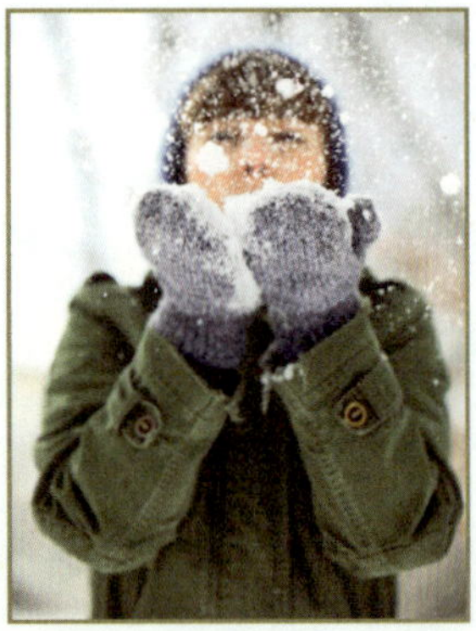

Frostbeulen können schmerzen und Blasen werfen – Handschuhe beugen ihnen vor

Insektenstiche

Sticht eine Biene, Wespe oder Hummel in den Mund- oder Rachenraum, sollte der Stich sofort von innen durch Eiswürfel oder kalte Getränke und von außen durch kalte Umschläge gekühlt werden. Der Notarzt muss gerufen werden, falls keine rasche Besserung eintritt und die zunehmende Schwellung Atembeschwerden verursacht.

Bei Menschen, die allergisch sind auf Insektengift, schwillt der Bereich um die Einstichstelle sehr stark an; unter Umständen reagieren sie mit Atemnot oder gar einem Kreislaufschock. Sie sollten im Sommer Notfallmedikamente mitführen (Antihistaminikum, Glukokortikoid und Adrenalin-Pen zur Selbstinjektion) und sie nach einem Stich so anwenden, wie der verschreibende Arzt es vorgesehen hat.

Bei Bienen bleibt der Stachel samt der Giftdrüse am oberen Stachelende stecken. Versucht man, einen Bienenstachel mit der Pinzette zu entfernen, gelangt möglicherweise noch mehr Gift unter die Haut. Besser ist es, ihn vorsichtig herauszukratzen, etwa mit dem Fingernagel.

> Treten nach einem **Wespenstich** Atemprobleme auf, sollte der **Notarzt** gerufen werden

Wird ein frischer Stich mit Eis gekühlt, ziehen sich die Gefäße zusammen, und das Gift verteilt sich nicht weiter in der Haut. Kurz danach kann die Einstichstelle mit einem in heißes Wasser getauchten Löffel oder einem sogenannten Stichheiler aus der Apotheke für einige Sekunden so weit erhitzt werden, wie es gerade noch erträglich ist. Oft werden dadurch die Eiweißbestandteile des Gifts zerstört, und der Juckreiz nimmt ab. Auch

Hat eine Biene gestochen, kann **Hitze** auf der Wunde das Gift **unschädlich** machen

Antihistaminika-Salben lindern die Symptome, ebenso Zwiebel- oder Zitronenscheiben. Diese Hausmittel helfen ebenfalls bei stark juckenden Mückenstichen.

Prellung und Quetschung

Sichtbares Zeichen ist in beiden Fällen meist ein Bluterguss (Hämatom). Er entsteht, wenn es in der Unterhaut aus verletzten Äderchen blutet. Sind größere Gefäße verletzt, lässt das ausgetretene Blut den betroffenen Bereich anschwellen.

Damit die Verletzung schnell heilt, lässt sich die PECH-Regel anwenden.

„P“ steht dabei für Pause: Der Körper braucht erst einmal Ruhe, bis der Schmerz nachlässt.

„E“ steht für Eis: Das Kühlen hemmt die Entzündungsreaktion und verengt die Gefäße. Weniger Flüssigkeit tritt in das Gewebe aus, die Schwellung wird begrenzt. Zum Kühlen eignen sich kaltes Wasser, Eis oder spezielle Kältepackungen. Um Erfrierungen zu vermeiden, muss die Haut durch ein dünnes Tuch vor dem Eis geschützt werden. Wichtig ist nach zehn Minuten Kühlung eine Pause, denn bei zu viel Kälte erweitern sich die Gefäße, anstatt verengt zu bleiben.

„C“ steht für das englische Wort *compression*, das Zusammendrücken: Ein Druckverband kann den verletzten Bereich abschwellen lassen und den Schmerz verringern.

„H“ steht für Hochlagern – falls Arme oder Beine verletzt sind. Denn das Hochlagern vermindert den Blutfluss und damit die Schwellung.

Bei starken Prellungen sollte ein Arzt zurate gezogen werden. Das gilt vor allem, wenn empfindliche Körperteile wie die Genitalien oder der Kopf betroffen sind. Treten Anzeichen eines Schocks auf (schwacher Puls, Blässe, eventuell Zittern und Unruhe), hat der Patient vermutlich sehr viel Blut verloren. In solchen Fällen muss der Rettungsdienst alarmiert werden.

Bereits bestehende Blutergüsse lassen sich mit einer heparinhaltigen Salbe wohl schneller zum Verschwinden bringen; die Wirksamkeit ist aber umstritten.

Quallenkontakt

Bei der ersten Berührung mit einer Qualle setzt nur etwa ein Fünftel der Nesselkapseln Gift frei. Wischt man jedoch noch auf der Haut klebende Tentakel mit einem Handtuch ab oder gießt Süßwasser über den brennenden Bereich, aktiviert dies zuweilen weitere Nesselkapseln.

Ersthelfer sollten eine Quallenverletzung daher mit Meerwasser abspülen und Tentakelreste mit einem Messerrücken, einer Bankkarte oder ähnlichem abwischen. Später lassen sich die Schmerzen durch Kühlung lindern. Sind größere Flächen betroffen, muss ein Arzt aufgesucht werden. Das Gleiche gilt, wenn dem Betroffenen übel wird, er Atemprobleme hat oder sein Puls abfällt.

Schnitte, Kratzer, Abschürfungen

Bis auf Bisswunden (die wegen der Entzündungsgefahr stets ein Arzt begutachten sollte) kann jeder kleinere Verletzungen selbst behandeln – vorausgesetzt, sie liegen nicht im Gesicht und bluten nicht stark oder anhaltend. Außerdem sollte die letzte Tetanusimpfung weniger als zehn, bei stark verschmutzten Wunden weniger als fünf Jahre zurückliegen.

Ist die Hand verletzt, sollte geprüft werden, ob alle Finger beweglich sind. Ist das nicht der Fall, kann eine Sehne betroffen sein; dann ist ärztliche Hilfe nötig. Auch Fremdkörper wie Steine oder Glasscherben, die tief im betroffenen Hautbereich stecken, sollte ein Arzt entfernen.

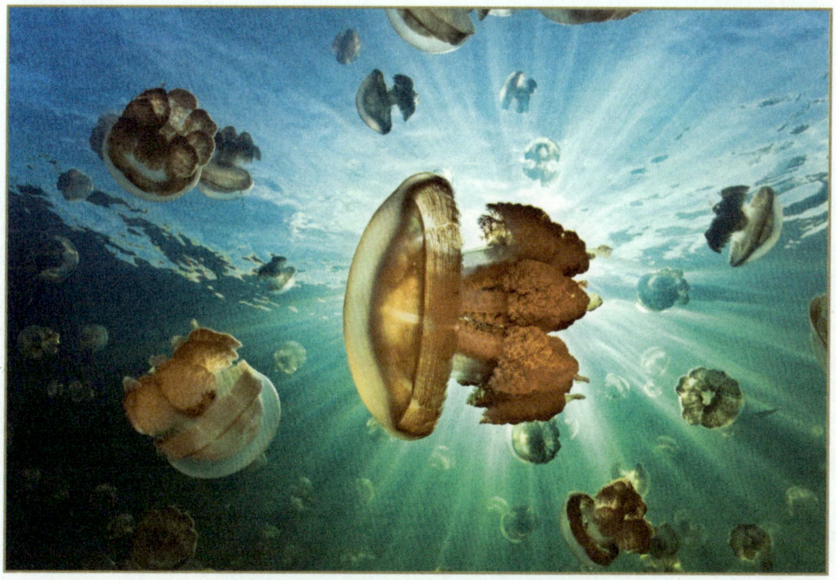

Manche Quallen sondern bei Berührung potente Gifte ab. Die betroffene Haut sollte sofort mit Meerwasser abgespült werden

Erste Hilfe

Oberflächliche, nur leicht verschmutzte Kratzer und Schürfwunden heilen am besten ab, wenn sie in Ruhe gelassen werden. Eine Desinfektion tötet zwar Erreger ab, die in die Wunde geraten sind, gleichzeitig stört sie aber die natürliche Hautflora.

Bisse, etwa von Hunden, sollten in jedem Fall von einem Arzt begutachtet werden

Ein Pflaster ist nur dann nötig, wenn die Wunde vor Schmutz oder aufliegender Kleidung geschützt werden muss. Ist die Haut etwas tiefer aufgeschürft, lässt sich mit Verbänden oder hydroaktiven Pflastern, die die Wunde befeuchten, der Narbenbildung vorbeugen.

Stärker verschmutzte Schürfwunden werden am besten unter fließendem lauwarmen Wasser gereinigt, lose Steinchen oder kleine Splitter mit einer Pinzette entfernt. Danach ist eine Desinfektion sinnvoll, etwa durch ein Bad mit entsprechendem Zusatz oder ein Desinfektionsspray.

Entzündet sich in den folgenden Tagen dennoch die Haut in der näheren Umgebung der Wunde, sollte sich ein Arzt die Verletzung anschauen.

Eine kleine Schnittverletzung sollte man am besten kurze Zeit bluten lassen, denn dadurch schwemmen Krankheitskeime aus. Anschließend sollten die Wundränder während der ersten sechs Stunden mithilfe spezieller Zugpflaster möglichst eng zusammengehalten werden, um die Narbenbildung einzudämmen.

Verbrennungen

Hohe Temperaturen verträgt die Haut bei einem Kontakt sehr schlecht. Ab 55 Grad Celsius bilden sich nach einer knappen Minute Blasen, ab 60 Grad entstehen schwere Haut- und Nervenschäden.

Bei Verbrennungen oder Verbrühungen ersten Grades ist die Haut gerötet, geschwollen und schmerzt. Sind das Gesicht, die Genitalien oder eine größere Fläche des Körpers betroffen, muss der Notarzt sofort aufgesucht werden.

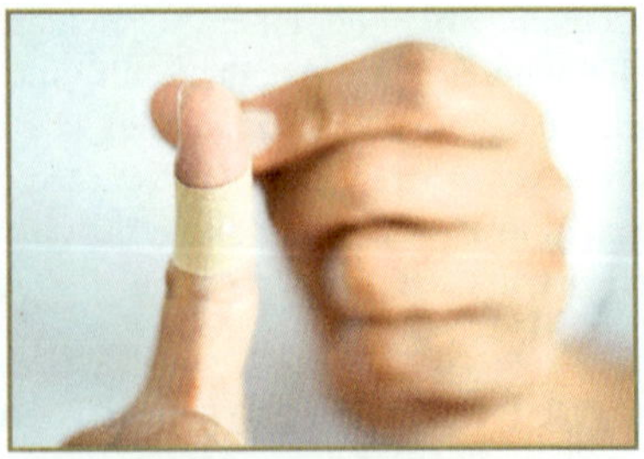

Spezielle Zugpflaster halten Wundränder eng zusammen – das begrenzt die Bildung von Narben

Ansonsten lassen sich kleine Verbrennungen selbst behandeln. Dazu wird die betroffene Hautstelle unter laufendem Wasser gekühlt, bis der Schmerz nachlässt. Keineswegs dürfen auf derart beschädigte Haut Eiswürfel oder Kühlpads gedrückt werden.

Verbrennungen, die mit stärkerer Blasenbildung und heftigen Schmerzen einhergehen, müssen vom Arzt behandelt werden. Insbesondere, wenn sie mehr als zwei bis drei Prozent der Körperoberfläche betreffen (zum Vergleich: Die Fläche der Hand entspricht einem Prozent). Der Arzt säubert die Wunde und nimmt eventuell eine Hauttransplantation vor.

Ist eine sehr große Hautfläche verbrannt (mehr als 20 Prozent, bei Kindern mehr als fünf Prozent) muss der Patient sofort ins Krankenhaus, denn der Körper droht zu unterkühlen. Die Wunden dürfen daher nicht gekühlt werden, sondern werden mit einer Metallfolie oder einem sterilen feuchten Tuch abgedeckt.

Auch kleinere verbrannte Stellen, die schwarz oder weiß und gefühllos geworden sind, müssen unverzüglich ärztlich behandelt werden.

Ist eine Brandwunde verheilt, sollte die Stelle durch Kleidung oder Cremes mit hohem Lichtschutzfaktor vor Sonnenstrahlung geschützt werden. Sonst kann sie sich bräunlich verfärben. ○

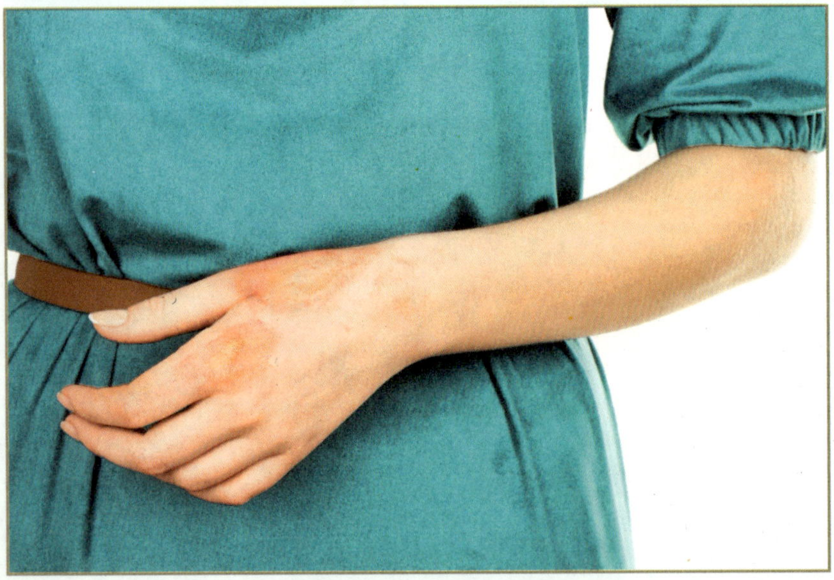

Verbrennungen sollten unter laufendem Wasser gekühlt werden, nicht aber mit Eiswürfeln oder Kühlpads

Mit **Sonnencreme** ins Büro?

Zur Prävention vor Hautkrebs und Alterserscheinungen empfiehlt die Ärztin Prof. Dr. Martina Kerscher Cremes mit Lichtschutzfaktor – für jeden Tag. Und rät beim Duschen und Waschen zur Zurückhaltung

***GEO WISSEN*: Frau Professor Kerscher, wie finde ich das richtige Pflegemittel?**
Prof. Dr. Martina Kerscher: Um eine sinnvolle Wahl zu treffen, müssen Sie Ihren Hauttyp kennen – ist Ihre Haut zu fettig, zu trocken oder gar beides, also eine Mischhaut? Der äußere Schein trügt mitunter, deshalb ist es ratsam, den Hautzustand von Dermatologen oder geschulten Kosmetikerinnen bestimmen zu lassen.

Sind Cremes für trockene Haut anders zusammengesetzt als für Normalhaut?

In der Regel ja. Eine Creme für sehr trockene Haut enthält mehr Fett und Feuchthaltefaktoren als eine für andere Hauttypen. Ein Produkt für empfindliche Haut wiederum ist weitgehend frei von Allergenen und Duftstoffen, die oft reizend wirken.

Sind Cremes und Lotionen aus Ihrer Sicht überhaupt nötig?

Für Bereiche, die mit Kleidung bedeckt sind, gilt: Solange Sie sich wohlfühlen, besteht kein Handlungsbedarf. Ist die Körperhaut aber zu trocken, juckt, schuppt oder spannt sie, ist es durchaus sinnvoll, sich einzucremen, etwa nach dem Duschen. Zudem enthalten fast alle Produkte Substanzen, die in der obersten Hautschicht Feuchtigkeit anreichern, sodass die Haut für einige Stunden glatter und frischer wirkt. Für Gesicht, Dekolleté und Hände empfehlen Dermatologen tagsüber eine Creme mit Lichtschutzfaktor, um Hautkrebs und sonnenbedingten Altersveränderungen vorzubeugen – also Fältchen, Pigmentflecken, Alterswarzen und geplatzte Äderchen. Das gilt selbst dann, wenn Sie fast nur im Büro sitzen.

Sind teure Cremes besser als günstige?

Nicht grundsätzlich. Doch sehen wir in Blindtests immer wieder, dass Verbraucher bei objektiv gleicher Wirkung und Zusammensetzung eines Mittels subjektiv oft das kostspieligere Produkt bevorzugen – ohne den Preis oder die Marke zu kennen. Das ist ein Effekt, der sich vermutlich auf die Auswahl der Duftstoffe, die Gesamtkomposition des Produkts und die Haptik zurückführen lässt.

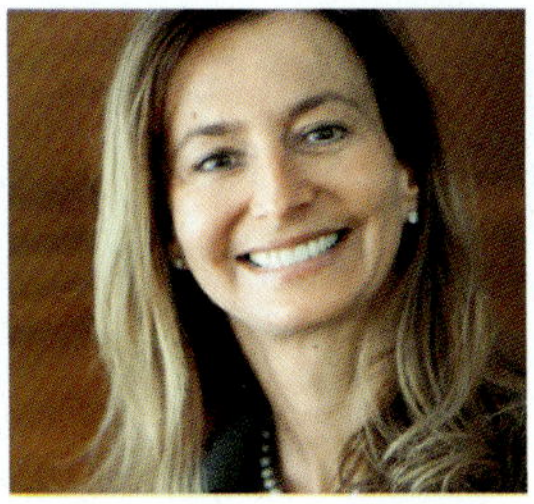

Die Dermatologin Martina Kerscher ist Professorin für Kosmetikwissenschaft an der Universität Hamburg

Allerdings enthalten teurere Produkte, etwa Anti-Aging-Cremes, oft zusätzliche Substanzen wie beispielsweise Vitamin A sowie bestimmte Peptide, die den Kollagenaufbau der Haut ankurbeln sollen und so Falten reduzieren können. Oder Stoffe wie Vitamin C oder Niacin, die antioxidativ wirken: Das heißt, sie neutralisieren sogenannte freie Radikale, die etwa durch Stress, Rauchen oder Sonnenbaden in der Haut entstehen.

Die meisten Menschen nutzen sehr viel Duschgel. Ist das problematisch?

Seifen und Gels sollten sparsam angewandt werden – und nur an verschwitzten oder verschmutzen Hautstellen, denn die in den Produkten enthaltenen Tenside lösen die hauteigenen Fette heraus. Das kann auf Dauer die Schutzfunktion der Haut beeinträchtigen. Sie sieht dann rau aus, schuppt und wird anfälliger für Ekzeme, Allergien und Infektionen.

Am besten sind leicht saure Duschgels. Denn ihr pH-Wert von etwa 5,5 entspricht dem pH-Wert der Hautoberfläche.

Ohnehin könnten wir theoretisch unser Waschverhalten etwas reduzieren, aber das entspricht nicht unseren heutigen Hygienevorstellungen. Nur das Gesicht muss wirklich täglich gereinigt werden. Am besten mit einer zum Hauttyp passenden Reinigungsmilch oder einem Gel. Studien zeigen, dass Menschen, die in Regionen mit einer hohen Konzentration von Rußpartikeln in der Luft leben, im Schnitt mehr Pigmentflecken im Gesicht bekommen. Eine Reinigung am Abend kann diese Partikel zumindest teilweise entfernen und so, möglichst in Kombination mit einer geeigneten Pflegecreme, dazu beitragen, die Haut langfristig schön zu erhalten.

Worauf muss ich beim Shampoo achten, wenn die Kopfhaut zu Schuppen neigt?

Hier müssen Sie unterscheiden: Sind die Schuppen fettig und klebrig – oder trocken und rieselnd? Bei fettigen Schuppen sollten die Haare täglich mit einem entsprechenden Anti-Schuppen-Shampoo gewaschen werden, um überschüssigen Hauttalg zu entfernen und die Keimflora an der Kopfhaut zu normalisieren. Trockene kleine Schüppchen können auch entstehen, weil die Kopfhaut gereizt ist und ihr Feuchtigkeit fehlt. In diesem Falle sollten Sie die Haarwäsche auf ein Minimum reduzieren und ein spezielles, rückfettendes und Feuchtigkeit spendendes Anti-Schuppen-Shampoo verwenden.

Wie merke ich, welche Pflege meiner Haut guttut?

Durch Selbstbeobachtung: Schuppt die Haut trotz schonender Reinigung, wirkt sie fahl und schlaff? Dann benötigt sie womöglich eine Creme mit einem höheren Fettanteil. Bilden sich Pickel? Dann könnte zu viel Fett das Problem sein. Rötet sie sich stark und juckt? Dann liegt wahrscheinlich eine Unverträglichkeit vor. Grundsätzlich gilt: Wird ein Kosmetikum als unangenehm empfunden, sollte es wieder abgesetzt werden. Aber bei dem großen Angebot kann fast jeder mit etwas Ausprobieren – und mit professioneller Hilfe – ein Pflegeprodukt für sich finden. ○

Schlamm, Schleim und Schnecken

Die Versprechungen mancher Beauty-Prozeduren für die Gesichtshaut klingen verheißungsvoll: Gewebefestigung! Strahle-Wirkung! Sofort-Lifting-Effekt! Anja Rützel hat einiges ausprobiert – auch wenn es manchmal etwas unappetitlich wurde

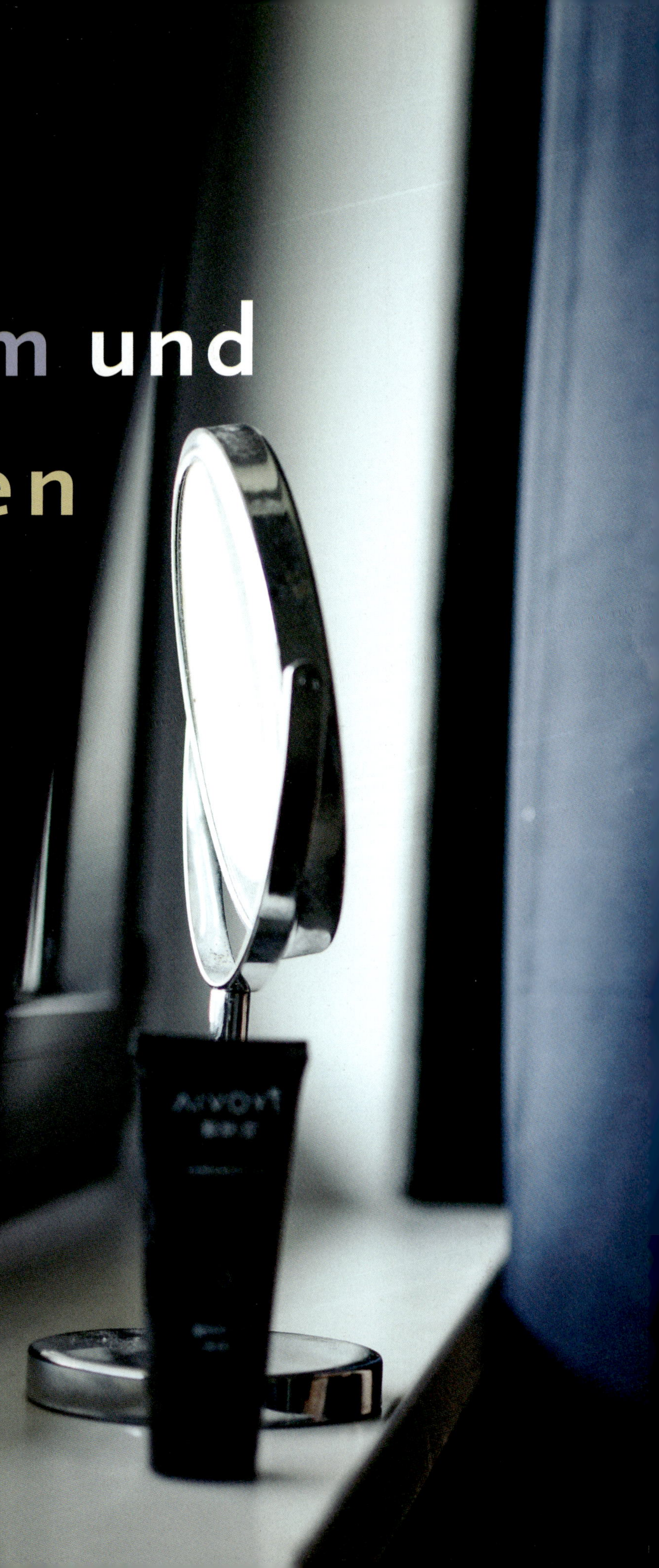

TEXT: ANJA RÜTZEL

FOTOS: STEFFEN ROTH

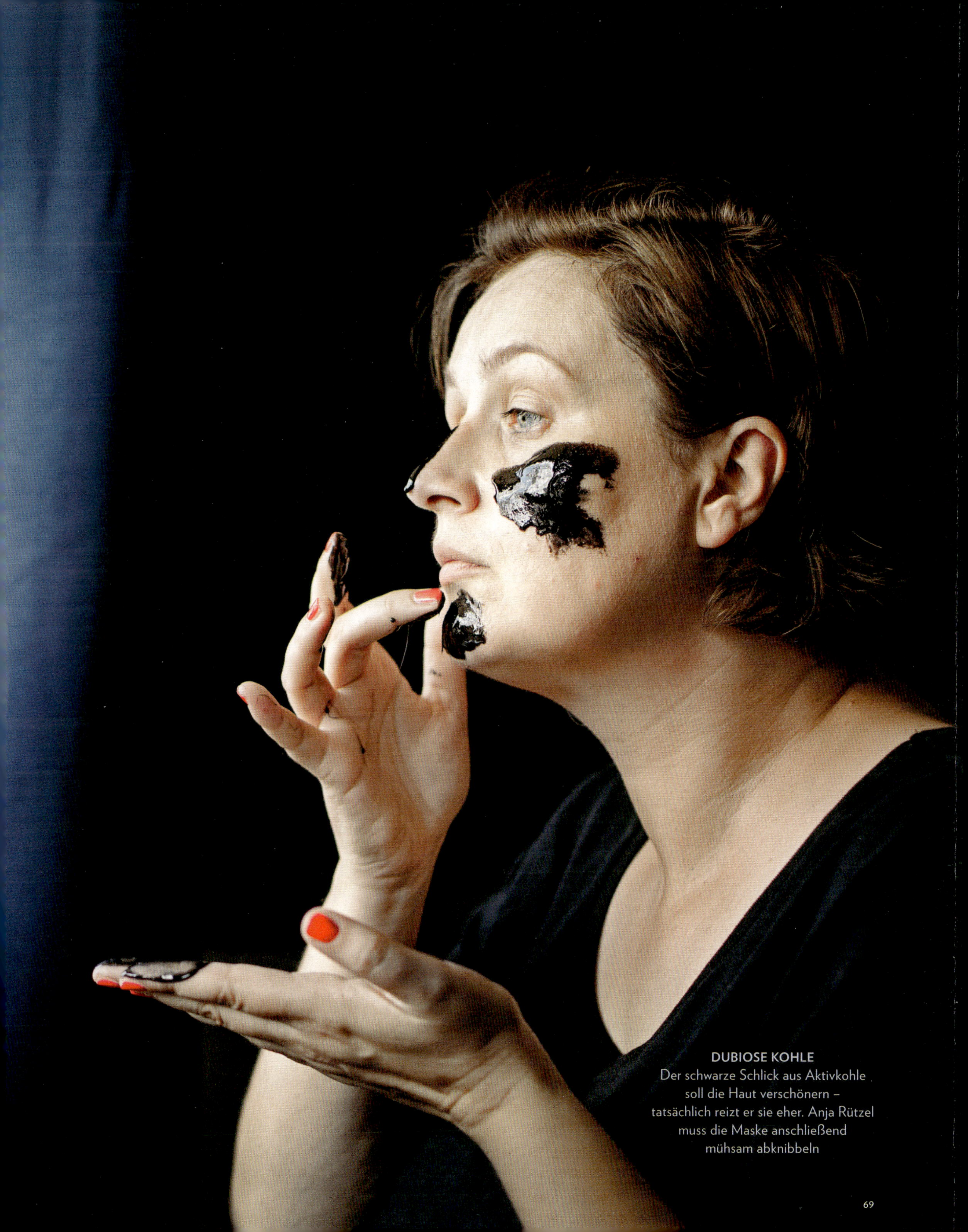

DUBIOSE KOHLE
Der schwarze Schlick aus Aktivkohle soll die Haut verschönern – tatsächlich reizt er sie eher. Anja Rützel muss die Maske anschließend mühsam abknibbeln

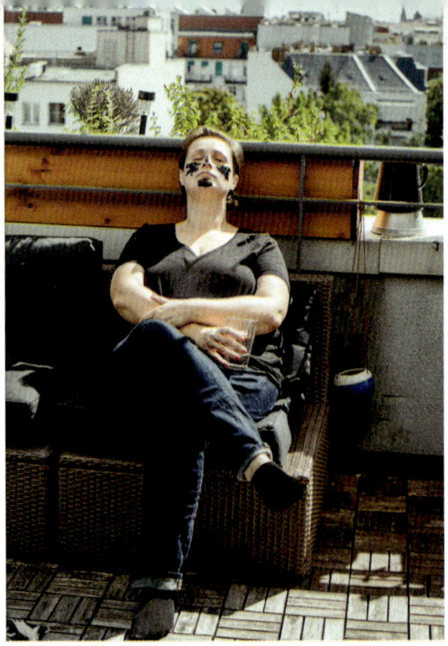

ENTSPANNUNG
Eines bieten die fragwürdigen Anwendungen allesamt: Gelegenheit zur Ruhe. Und die zumindest tut der Haut sicherlich gut

D

Die kleine Schnecke macht Stielaugen. Mit ihrem spitz gezwirbelten Häuschen sitzt sie mit schwankenden Fühlern auf meiner Augenbraue, und ich brauche nur konzentriert in Richtung Stirn zu schielen, um ihr tief in die Augen sehen zu können.

Ich liege in leicht modifizierter Mumienhaltung auf dem Sofa: die Hände auf der Brust überkreuzt, aber doch grabschbereit, falls eine zweite Artgenossin sich bei ihrem Kriechmanöver an die Spitze meines Kinns verkalkuliert und ich den Absturz auffangen muss. Die Spuren, die die zwei Schnecken auf meinem Gesicht hinterlassen, sind kühl und leicht feucht.

Nein, das ist kein sonderbarer Fetisch, sondern meine neue Gesichtspflegemaßnahme.

Seit ich in den trendmäßig notorisch hochdrehenden Online-Kosmetikforen, die ich gern zur Erbauung studiere, immer öfter von wundersamen Schleimheilungen noch der ramponiertesten Gesichtshaut lese, will ich es nun unbedingt selbst ausprobieren.

Ich gebe zu: Das klingt eventuell komisch. Andererseits sind, was verschrullte Beauty-Rituale angeht, spätestens alle Dämme gebrochen, seit das Ex-Spice-Girl Victoria Beckham verkündete, ihr Gesicht mit einer Creme aus dem Kot eines japanischen Sperlingsvogels zu salben.

Meine Schleimtierchen sind dagegen verhältnismäßig appetitlich. Und außerdem voll traditionell: Schon der alte Grieche Hippokrates soll aus zerstoßenen Schnecken und saurer Milch ein Mittel gegen Hautentzündungen angerührt haben. Und in Asien sind Behandlungen mit Schneckenschleim, enthalten in Cremes oder live von einer lebenden Kriecher-Gang aufs Gesicht geschlonzt, inzwischen offenbar so alltäglich wie Zähneputzen.

Trendsetter waren die Mitglieder einer chilenischen Familie, die 1980 eine Schneckenfarm gründete, eigentlich um die Weichtiere für die Gastronomie zu züchten. Nach einiger Zeit bemerkten sie, dass ihre Hände immer glatter und weicher wurden; Wunden heilten schneller und ohne Narben. Das musste an dem Schleim der Schnecken liegen, mit dem sie regelmäßig in Kontakt kamen, folgerten sie.

In Europa scheint sich der Trend allerdings noch nicht durchgesetzt zu haben. Als ich nach der Lektüre der Kosmetikforen recherchiere, finde ich im Umkreis von 150 Kilometern um Berlin nur drei Salons, die neben gängigen Schönheitsbehandlungen auch die Schneckenkur anbieten.

Ich rufe bei den Studios an. Im ersten reagiert die Telefondame seltsam zögerlich auf meine Anfrage, ich habe kein gutes Gefühl. Das zweite hat gerade Betriebsferien, das dritte ruft nie zurück, nachdem ich mein Schneckenbegehr umständlich auf den Anrufbeantworter gesprochen habe.

Was aber spräche dagegen, die Behandlung einfach selbst durchzuführen? Geeignete Tiere, stelle ich bei meiner Nachforschung fest, sind leicht zu beschaffen – nämlich über Online-Kleinanzeigen.

Tatsächlich ist das Schneckenangebot dort überraschend reichhaltig. Und so entscheide ich mich für drei junge Achatschnecken. Die *Achatina fulica*, auch Ostafrikanische Riesenschnecke genannt, ist eine der größten Landschnecken überhaupt und kann ausgewachsen eine Körperlänge von 30 Zentimetern erreichen. Theoretisch bietet sie genug Auflagefläche, um mit einem einzigen Exemplar mein ganzes Gesicht zu bedecken. Das erscheint mir extrem praktisch und zeitsparend.

A

Außerdem bestelle ich mir – falls die Sache mit den Schnecken schiefgehen sollte – bei einem asiatischen Versand ein paar der gerade angesagten, mit angeblich hautfreundlichen Wirkstoffen getränkten Gesichtsmasken.

Denn offenbar ist der östliche Kontinent, davon bin ich mittlerweile überzeugt, absolut wegweisend, wenn es um Kosmetikinnovationen geht – auch wenn nicht alles appetitlich ist, etwa Cremes aus vergorenen Papayas und Erdnüssen oder die Masken mit Schafplazenta-Extrakt.

Die erworbenen Schnecken hole ich bei einer freundlichen Ukrainerin ab. Das erste Tier, das sie vorsichtig in die Transportbox setzt, nenne ich nach der prominentesten Schnecke, die ich kenne: Gary, das Haustier von Sponge-

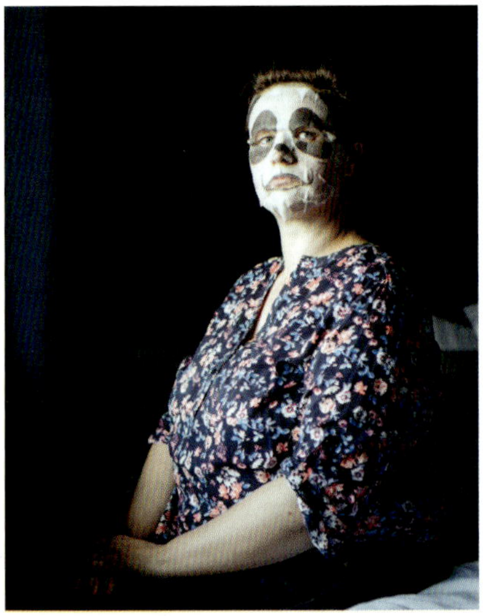

PANDA MIT BROMBEERE
Viel Wirkung hinterlässt auch die Tuchmaske mit Fruchtextrakt nicht. Aber immerhin einen Geruch von Lutschbonbons

Bob Schwammkopf, das in der von mir gern gesehenen Zeichentrickserie niedliche Katzenlaute von sich gibt.

Die zweite taufe ich Larry, nach dem amtierenden Champion eines traditionellen Schneckenrennens in Großbritannien. Die dritte, größte und schleimigste nenne ich Mooch, um Anthony Scaramucci zu ehren, den gefeuerten Kommunikations-Impresario von Donald Trump, an dessen kurz währenden Kapriolen ich viel Freude hatte.

Natürlich hatte ich ausführlich nachgeforscht, worin genau nun die faltenglättenden Superkräfte der Tiere bestehen sollten. Der Schleim, den eine Schnecke als natürlichen Abwehrmechanismus produziert, sobald sie unter Stress steht, enthält offenbar diverse Haut-Wundermittel: Hyaluronsäure, Kollagen, Proteoglykan, Kupferpeptide, Eisen, Zink und weitere Spurenelemente sowie diverse Vitamine. Außerdem wirkt das Sekret angeblich antibakteriell.

Schmiert man sich diese glitschige, Feuchtigkeit spendende Stoffmixtur aufs Gesicht, sollen dort Falten reduziert und die Produktion von neuen Zellen angeregt werden; sogar Narben, Pigmentflecken und Akne kann der Schleim angeblich heilen. Der Teint soll strahlender werden, die Gesichtskonturen sollen straffer erscheinen.

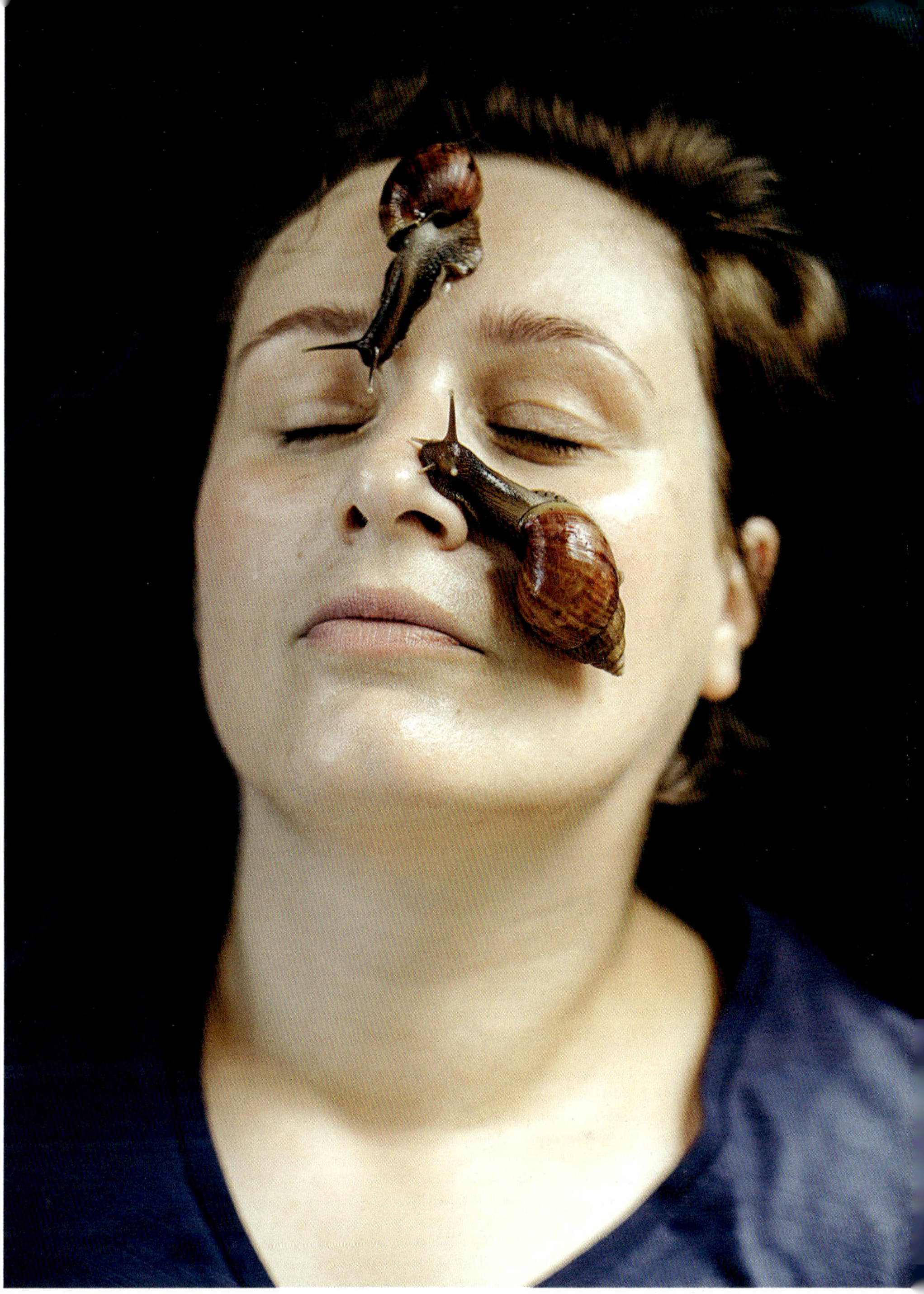

SCHÖN GESCHLEIMT
Seit der Antike schon wird den Weichtieren eine glättende Wirkung nachgesagt. Anja Rützel macht mit Großen Achatschnecken die Probe

»Die Raspelzähnchen kratzen sanft auf meiner Haut«

Klingt alles top, so weit. Weniger erfreulich sind die Mutmaßungen darüber, wie dieser wertvolle Superstoff gewonnen wird. Ich lese, in der Kosmetikindustrie würden die armen Schnecken unter Strom gesetzt oder in anderer Weise gepiesackt, weil nur der Schleim, den sie unter Stress produzieren, die gewünschten Inhaltsstoffe habe. Alle weiteren Absonderungen – in einem Schneckenforum ist die Rede von „Kriechschleim, Festpappschleim, Verteidigungs-Schleim“ – seien wirkungslos. Andere Quellen behaupten, man müsse sie lediglich über eine unebene Oberfläche kriechen lassen, das genüge als Stress-Stimulation.

Ich habe ein schlechtes Gewissen, als ich Gary und Larry (Mooch hat sich in der Erdschicht des Terrariums vergraben) vorsichtig reinige, um sie

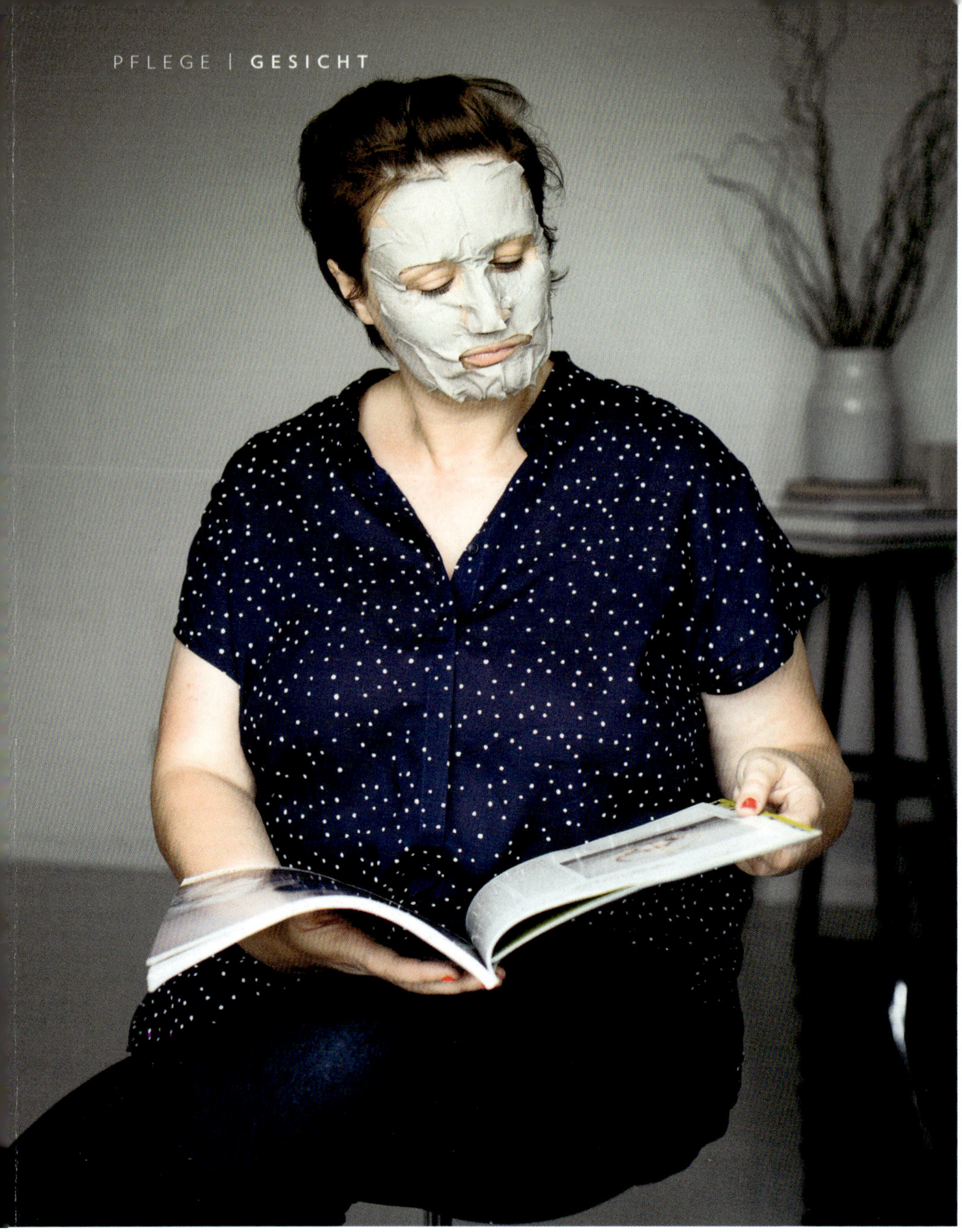

MUMIENSCHLAMM
Die »Mummy Mud Mask« aus Korea soll mithilfe von original hawaiianischem Lehm die Haut beleben – und tote Zellen entfernen

mir aufs Gesicht zu setzen. Ich will die beiden eigentlich nicht über Gebühr stressen und hoffe, dass schon die ungewohnte Unterlage meiner Stirn, Wangen und Nase ausreichen wird, sie in leichtes Unwohlsein zu versetzen.

Als gutes Zeichen werte ich, dass sie auf meinem Gesicht draufloskriechen. Ich lege mich auf das Sofa, schließe die Augen und versuche, mich zu entspannen.

Als ich meine Augen wieder öffne, habe ich eines der Weichtiere direkt auf der Nasenspitze. Seine Fühler schwanken wie Antennen im Sturmwind, möglicherweise auf der Suche nach einem Fluchtweg. Ich glaube, es ist Larry. Seine vielen Tausend mikroskopisch kleinen Raspelzähnchen kratzen sanft auf meiner Haut, als er den Weg Richtung Wangenknochen einschlägt.

Nach zehn Minuten Intensivbekriechung haben Gary und Larry Feierabend. Ich massiere die dezenten Schleimrückstände leicht ein und befühle mein Gesicht.

Fühlt sich nicht sehr viel anders an als vorher. So richtig überzeugend ist das Ergebnis nicht.

Aber ich habe ja noch meine Gesichtsmasken – und bin da zuversichtlich. Früher schon habe ich gute Erfahrungen mit einem Sleeping Pack auf Rotweinbasis gemacht: einer leicht glibberigen, nach Tetra-Pak-Fusel duftenden Masse, die man sich am Abend in die Haut einmassiert, über Nacht einwirken lässt und am Morgen nicht wieder abwäscht, weil sie im Idealfall komplett eingezogen ist.

Schwierig war nur, das Kopfkissen vor verschmiertem Masken-Pamp zu schützen. Ich habe daher eine aufgeschnittene Plastiktüte über dem Kissen ausgebreitet. Aber damit fühlte ich mich wie die blaulippige Twin-Peaks-Leiche Laura in ihrem Müllsack, außerdem war bei der ewigen Raschelei an tiefen Schlaf nicht zu denken.

»Gehofft hatte ich, mit der Auflage pharaoesk zu wirken«

Praktischerweise haben in Asien längst Tuchmasken die herkömmliche Spachtelvariante abgelöst: ein in Gesichtsform zugeschnittener und mit den Wirkmittelchen getränkter Trägerstoff, den man einfach auflegt.

Als erstes teste ich eine Goldmaske aus China. In ihrer Verpackung sieht sie ein bisschen aus wie eine dicke Scheibe eingeschweißter Schinken, nur eben in goldfarben – es handelt sich selbstverständlich um pures Gold, wie die Packungsaufschrift behauptet, außerdem, eine sehr vage gehaltene Beschreibung: „natural bio-ingredients".

Ich hole die Maske aus ihrer Verpackung – und beinahe flutscht sie mir aus den Fingern. Denn sie besteht aus einem gummihaften Vlies, das mit einer gallertartigen Masse bestrichen ist: als hätte man von grober Hausmacherwurst in der Dose die obere Sülzschicht abgetragen und flüssig gequirlt.

Das ist keine im klassischen Sinn appetitliche Assoziation, aber dafür protzt die Maske auf der Einschweißfolie mit einer eindrucksvollen Auflistung von Wirkversprechen: Sofort-Lifting-Effekt! Gewebefestigung! Gut genährte, durchfeuchtete Haut! Aufhellung und Strahle-Wirkung! Schlankere Gesichtszüge und definiertere Konturen! Beschleunigte Zellregeneration und eine Schippe Kollagen gibt es noch obendrauf.

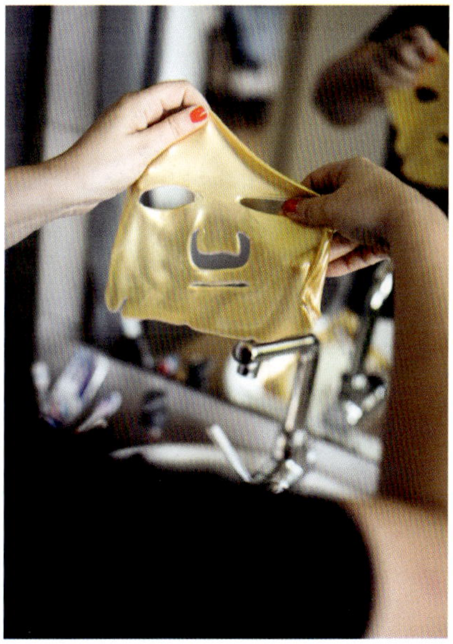

GOLDENES VLIES
Die Masken sind mit speziellen Wirkmitteln getränkt – diese aus China angeblich mit purem Gold und »natürlichen Bio-Inhaltsstoffen«

Auch auf dem Gesicht glibscht die Maske, ich zurre Augen- und Mundschlitze zurecht und versuche, den Nasenpart zu justieren. Eigentlich hatte ich gehofft, mit der Goldauflage leicht pharaoesk auszusehen, tatsächlich ähnele ich einem exzentrischen Bankräuber im Glööckler-Style. Zudem riecht die Chose unangenehm parfümiert.

Ich halte trotzdem die vorgeschriebenen 30 Minuten durch, ziehe das Glitschding ab, massiere mir die Reste ins Gesicht, befühle meine Haut – sie fühlt sich tatsächlich genährter, durchfeuchteter an. Allerdings fürchte ich, ich hätte den gleichen Effekt auch mit einer sorgfältigen Einreibung von Wurstsülze erreichen können.

Nach und nach teste ich mich in den folgenden Wochen durch mein kleines Sortiment. Ich trage mir eine schlickige, schwarze Flüssigmaske aus dubiosen Aktivkohlestoffen auf, die auch nach einer halben Stunde noch hartnäckig wie ein Altölfilm auf dem Gesicht klebt, statt sich, wie behauptet, ganz simpel abziehen zu lassen.

Angeblich soll sie verstopfte Poren reinigen, was ich leider nicht wirklich überprüfen kann: Mein Gesicht ist durch die fortgesetzten Knibbel- und Rubbelarbeiten an den Maskenresten rot wie ein gebrühter Hummer. Es fühlt sich schon irgendwie anders an, nicht unbedingt angenehmer, nicht zwingend gesünder. Aber anders, das schon.

Ich lege mir auch eine Brombeerextrakt-Maske mit Pandabären-Aufdruck auf, mit der ich aussehe wie der Rapper Cro im Schönheitssalon (nächstes Mal nehme ich den Tiger!). Bei dieser Variante muss ich immerhin zugeben, dass meine Haut die Feuchtigkeitsdröhnung, die tröstlich nach Kindergartenlutschbonbon riecht, fast ohne Rückstände aufsaugt.

Also weiter durchs Sortiment: Ich teste eine Variante mit Bienengift, eine mit Trüffeln sowie eine Schlammversion, die mein Gesicht beim Antrocknen in die Visage einer modrigen, leicht angebröckelten Mumie verwandelt.

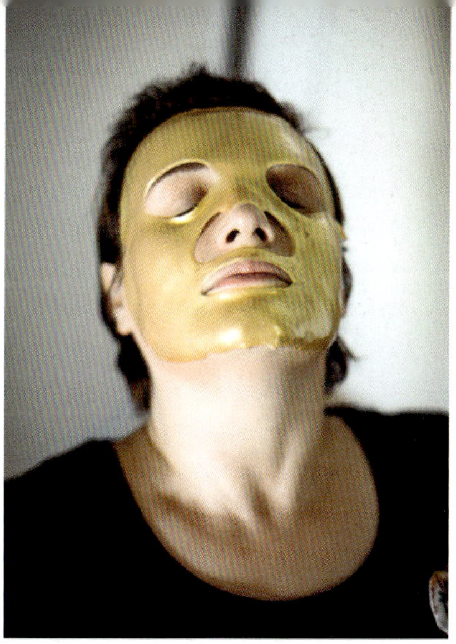

DER WILLE ZÄHLT
Wie vorgeschrieben hält die Autorin 30 Minuten durch – und ist danach doch ganz die Alte, nur ein wenig angefeuchtet

Alle haben die gleiche Wirkung: Mit etwas gutem Willen fühlt sich mein Gesicht danach glatter und frischer an, vielleicht auch „gesünder", wie manche Packungen schwer überprüfbar behaupten – zumindest für etwa eine halbe Stunde, nach der ich dann quasi keinen Unterschied zum Prä-Masken-Zustand fühle.

Auch wenn ich schon immer ein leichtes Opfer hübscher Verpackungen und vollmundiger Versprechungen war, beschließe ich dennoch, mir in Zukunft die Masken abzuschminken.

Gary, Larry und Mooch, die Achatschnecken, leben allerdings immer noch bei mir, und tatsächlich hat sich meine Haut durch sie verbessert – aber nicht, weil ich sie regelmäßig so lange stresse, bis sie ihren Heilschleim auf meinem Gesicht verteilen.

Vielmehr habe mir angewöhnt, literweise Wasser zu trinken, während ich vor ihrem Terrarium relaxe und sie beobachte.

Denn, so habe ich bei meinen Recherchen gelernt: Auch ausreichend Flüssigkeit und Entspannung können das Hautbild verbessern. ○

Die Berliner Autorin **ANJA RÜTZEL**, Jg. 1973, probiert immer wieder gern neue Dinge aus. **STEFFEN ROTH**, Jg. 1978, ist Fotograf in Berlin.

Das richtige **gesunde** Haut

Unsere Ernährung hat entscheidenden Einfluss auf unser Äußeres. Die Dermatologin Yael Adler erklärt, **welche Speisen zu einem attraktiven Erscheinungsbild beitragen**. Und worauf wir besser verzichten sollten, um Akne, Neurodermitis und vorschneller Hautalterung vorzubeugen

INTERVIEW: **MARIA KIRADY** UND **CLAUS PETER SIMON**

GEO WISSEN: ***Frau Dr. Adler, wie wirkt sich all das, was ich esse, auf meine Haut aus?***

DR. YAEL ADLER: Da sich die äußere Hautschicht, die Epidermis, im Laufe eines Monats komplett erneuert, braucht sie dafür Baumaterial und Energie – und genau das stellt unsere Ernährung bereit.

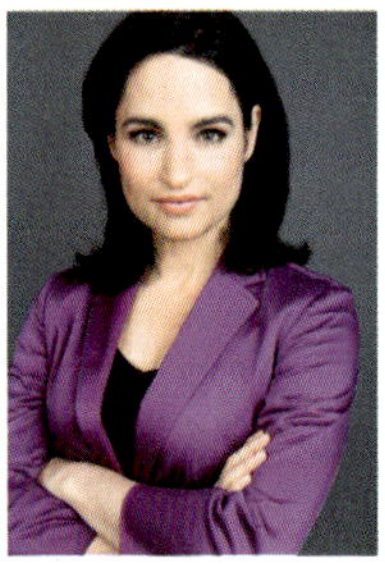

DR. YAEL ADLER ist Dermatologin und Ernährungsmedizinerin in Berlin.

Welche Substanzen braucht die Haut dafür?

Das sind zum einen die Makronährstoffe. Dazu zählen Fett, Eiweiß und Kohlenhydrate, einschließlich Zucker.

Ein Käsebrot zum Beispiel wird im Darm genau in diese kleinsten Bestandteile zerlegt, in Eiweiß-, Fett- und Zuckermoleküle. Die gelangen über die Blutbahn in die Haut und werden dort unter anderem zu Bindegewebe verknüpft, das die Körperhülle straff hält; oder zu Zellen der Oberhaut, die uns vor Reizen aller Art schützt. Auch der Hauttalg und die sogenannten Barrierelipide, die unsere Körperoberfläche wasserabweisend machen und geschmeidig pflegen, bestehen aus Fett.

An Zucker und Fett mangelt es unserer Ernährung in der Regel nicht, wir nehmen zumeist eher zu viel davon zu uns.

Entscheidend ist nicht nur die Menge, sondern auch, in welcher Form wir diese Makronährstoffe aufnehmen. Essen wir beispielsweise schnell verdauliche Kohlenhydrate – wie sie in Süßigkeiten und Limonaden, Weißmehlprodukten und Fast Food vorkommen –, schnellt der Blutzuckerspiegel nach oben. Der Körper schüttet daraufhin Insulin aus, das dafür sorgt, dass Zucker aus

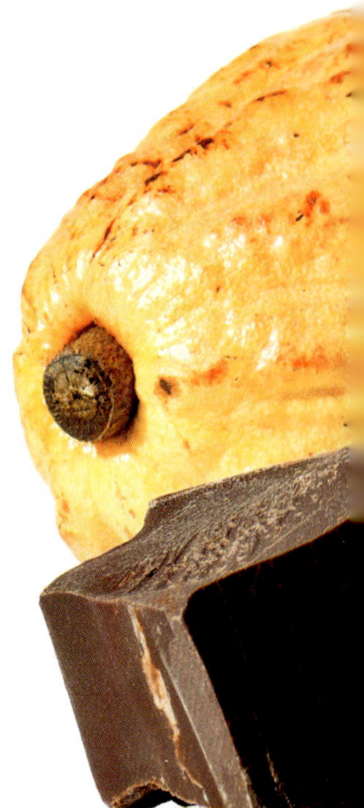

Essen für

DUNKLE VERSUCHUNG

Kakao enthält sogenannte Flavonoide; diese wasserlöslichen Pflanzenfarbstoffe tragen dazu bei, das Hautbild zu verbessern. Bei Schokolade ist dennoch Mäßigung angeraten, denn der enthaltene Zucker begünstigt Akne

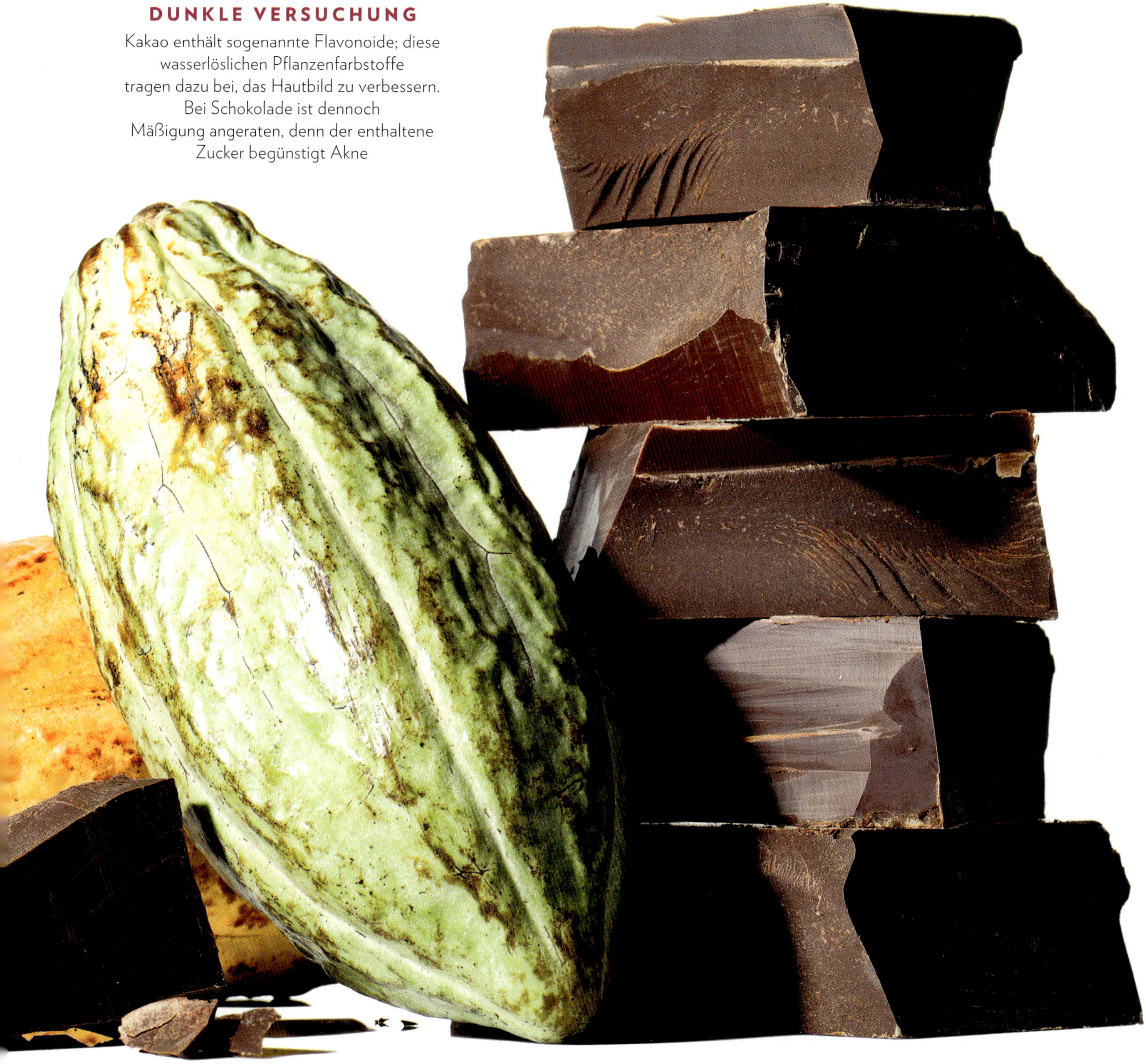

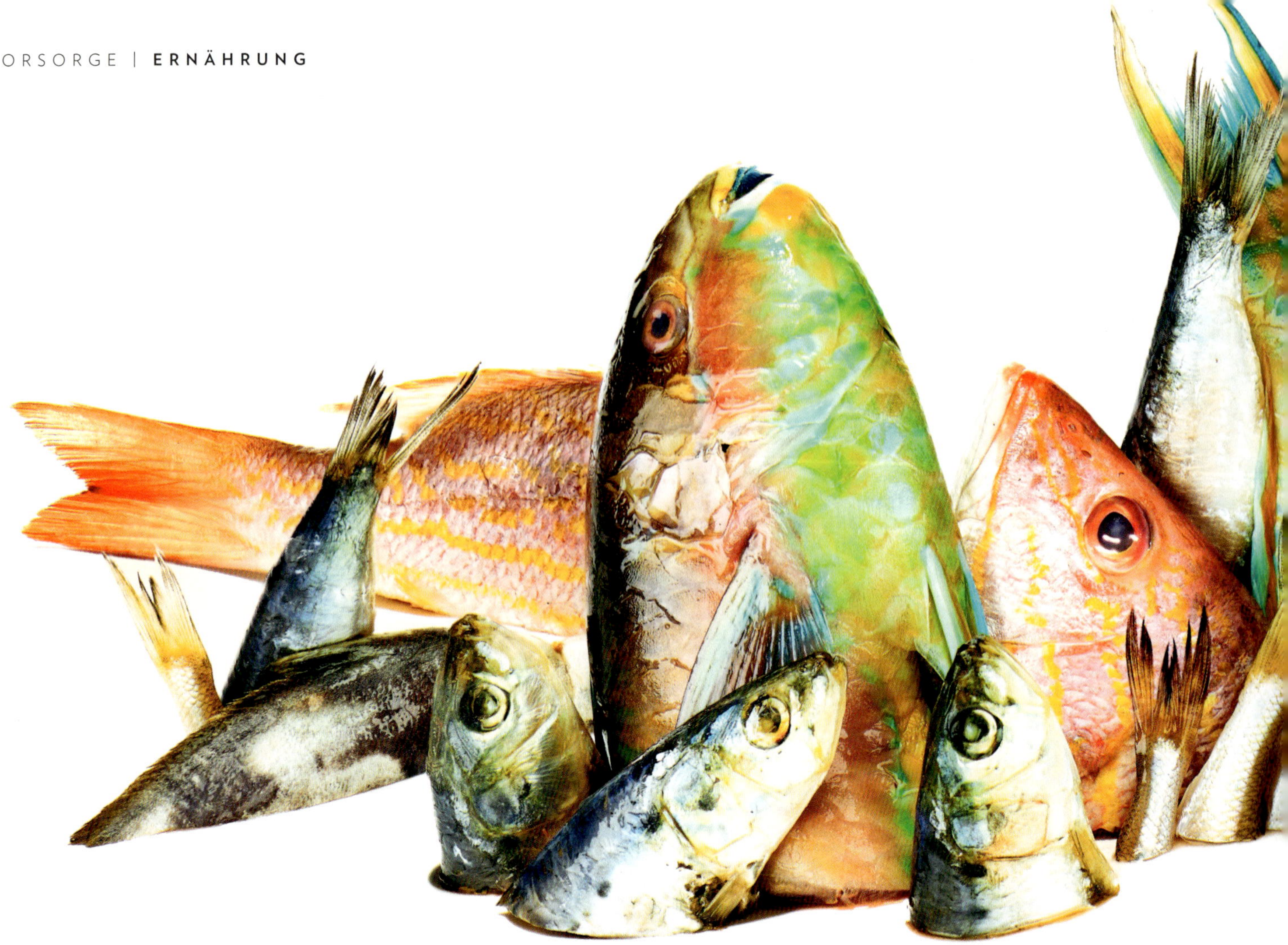

dem Blut in die Körperzellen aufgenommen wird.

Und das ist schlecht für die Haut?

Ja, denn Insulin und der im Körper zusätzlich ansteigende „Insulin-like-growth-Faktor" regen zugleich das Zellwachstum an. Die Folge: Talgdrüsen werden übergroß, Akne entsteht, zunehmend auch bei Erwachsenen. Der Zucker lagert sich an das Erbgut, Eiweiße und Fette an, verursacht Entzündungen und beschleunigt die Alterung der Haut und anderer Gewebe.

Also möglichst auf Kohlenhydrate verzichten?

Wer Hautprobleme hat, für den kann es sinnvoll sein, sie eine Weile ganz wegzulassen oder sie zumindest drastisch zu reduzieren – ganz besonders die industriell verarbeiteten raffinierten Mehle und Zucker – und zu schauen, ob sich das Hautbild bessert.

Auch ansonsten gilt: Wer Kohlenhydrate zu sich nehmen will, sollte dies in Maßen tun – und sie vor allem in ihrer komplexen Version verzehren, die den Blutzuckerspiegel langsamer ansteigen lässt. Das gilt zum Beispiel für Vollkorn, Pellkartoffeln, Gemüse und Obst.

Gibt es beim Fett ähnliche Qualitätsunterschiede?

Sogenannte Transfette, die entstehen, wenn Fett industriell gehärtet wird, greifen die Zellen an, beschleunigen die Hautalterung und fördern Akne. Sie kommen hierzulande beispielsweise in Fast Food und Fertignahrung vor, bilden sich aber auch beim Braten, wenn es raucht und Pflanzenöl über seinen Rauchpunkt erhitzt wird. In den USA sind künstliche Transfette bereits verboten.

Einfach und mehrfach ungesättigte Fettsäuren dagegen schützen das Erbgut und verlangsamen so die Hautalterung. Der Körper braucht sie außerdem als Baustoff für neue Hautzellen und zum Aufbau von Botenstoffen, die Entzündungen beeinflussen. Einige dieser Fettsäuren sind essenziell: Das heißt, wir können sie nicht selber produzieren, sondern müssen sie mit der Nahrung aufnehmen.

Was muss ich essen, um möglichst viele dieser gesunden Fettsäuren zu bekommen?

Vor allem Pflanzliches und Meereskost. Zum Beispiel Avocado, Nüsse, Saaten, bestimmte Seefische, Fischöl, Algenöl, Hanfsamenöl, Walnussöl und Leinöl. Diese Lebensmittel sorgen zudem für ein günstiges Verhältnis von Omega-3- zu Omega-6-Fettsäuren.

Was ist damit gemeint?

Omega-3-Fettsäuren wirken entzündungshemmend, Omega-6-Fettsäuren

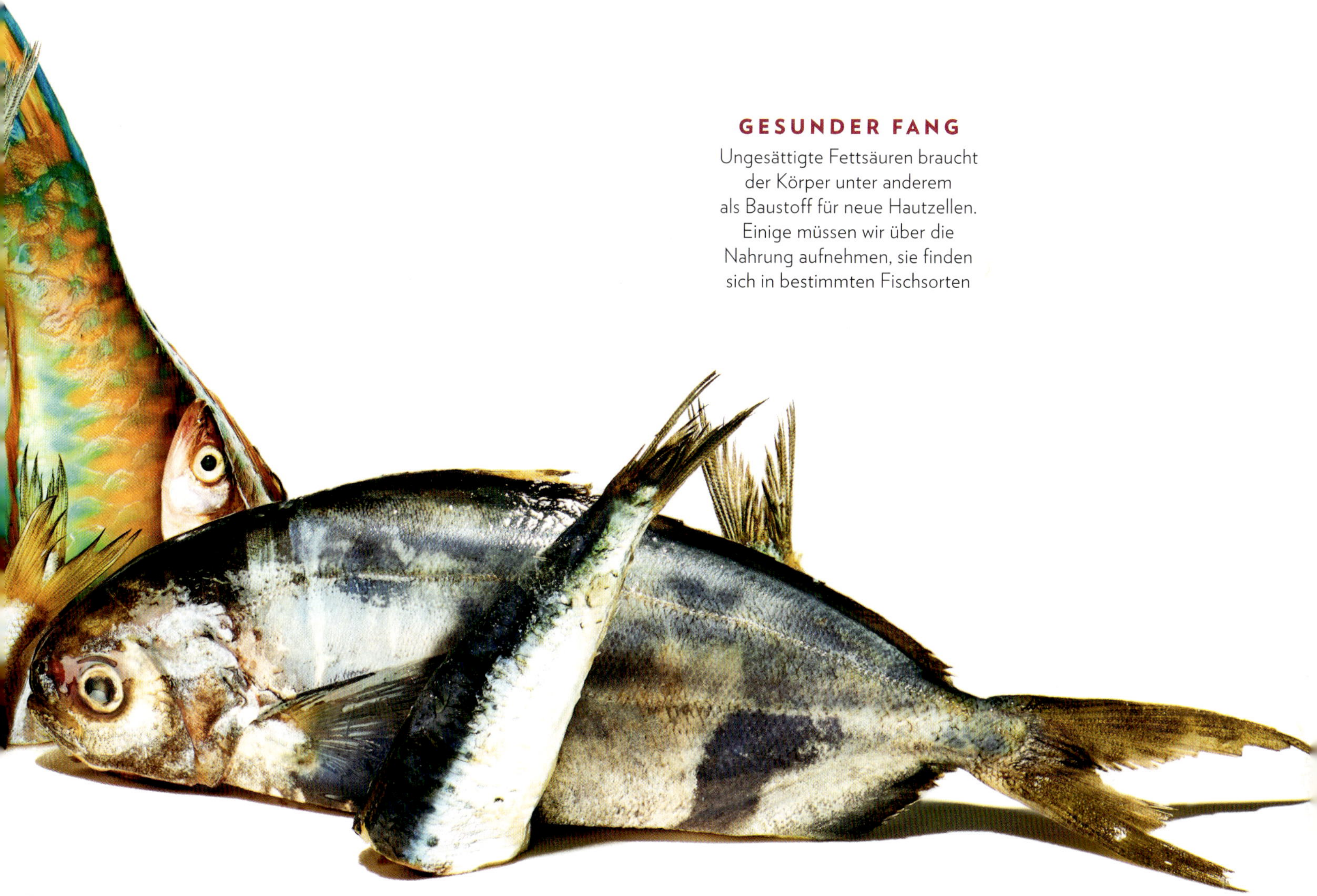

GESUNDER FANG
Ungesättigte Fettsäuren braucht der Körper unter anderem als Baustoff für neue Hautzellen. Einige müssen wir über die Nahrung aufnehmen, sie finden sich in bestimmten Fischsorten

dagegen entzündungsfördernd. In der Nahrung unserer steinzeitlichen Vorfahren waren noch beide zu gleichen Teilen vorhanden. Die moderne Industriekost aber enthält bis zu 20-mal mehr entzündungsfördernde Omega-6-Fettsäuren. Insbesondere Fleisch, Butter, Wurst und billiges Speiseöl.

Und weshalb ist das für die Haut problematisch?

Grundsätzlich sind entzündungsfördernde Stoffe nichts Negatives, denn mithilfe von Entzündungen bekämpft der Körper ja Krankheitserreger, die etwa durch Verletzungen in die Haut eindringen, und Schadstoffe, die wir aufnehmen. Nehmen Entzündungsreaktionen aber überhand, reagiert das Immunsystem zu heftig: Es attackiert nicht nur Erreger, sondern auch harmlose Stoffe oder gar körpereigenes Gewebe.

Bei Hautleiden wie Akne, Neurodermitis oder Schuppenflechte kann dadurch ein neuer Krankheitsschub ausgelöst werden. Auch bei anderen Zivilisationskrankheiten wie Diabetes, Herz-Kreislauf- oder rheumatischen Erkrankungen sind Entzündungen Verstärker.

Zudem beschleunigen chronische Entzündungen die Zellalterung rapide. Deshalb werden bei Hauterkrankungen oft Omega-3-Fettsäuren als Nahrungsergänzungsmittel verschrieben.

Worauf gilt es bei der Ernährung noch zu achten?

Sie sollte möglichst naturbelassen sein, pflanzenbetont und viel Rohkost enthalten sowie Eier und in Maßen unverarbeitetes Fleisch (also keine Wurst).

Zusammen liefern diese Lebensmittel all jene Mikronährstoffe – also Vitamine, Mineralstoffe, Spurenelemente, Fettsäuren und sekundäre Pflanzenstoffe –, die unsere Haut braucht, um gesund, jung und schön zu bleiben.

Welche Funktion erfüllen diese Substanzen in unserem Körper?

Mikronährstoffe dienen in erster Linie dazu, den Stoffwechsel, die Zellfunktionen und das Immunsystem am Laufen zu halten. Die Spurenelemente Zink und Selen sowie viele Vitamine und Pflanzenfarben wirken darüber hinaus aber auch noch antioxidativ. Das bedeutet, sie neutralisieren schädliche chemische Verbindungen, die sogenannten „freien Radikale", die in der Haut entstehen, wenn der Körper beispielsweise größeren Strapazen oder Sonnenstrahlung ausgesetzt ist.

Können Sie ein Beispiel nennen?

Lykopin, das etwa Tomaten ihre rote Farbe verleiht, ist eines der stärksten Antioxidantien. Wenn Sie jeden Tag einen Esslöffel Tomatenmark oder eine Tomatensuppe essen, dann wirkt das wie eine Art Anti-Aging von innen. Alternativ können Sie auch Beta-Carotin

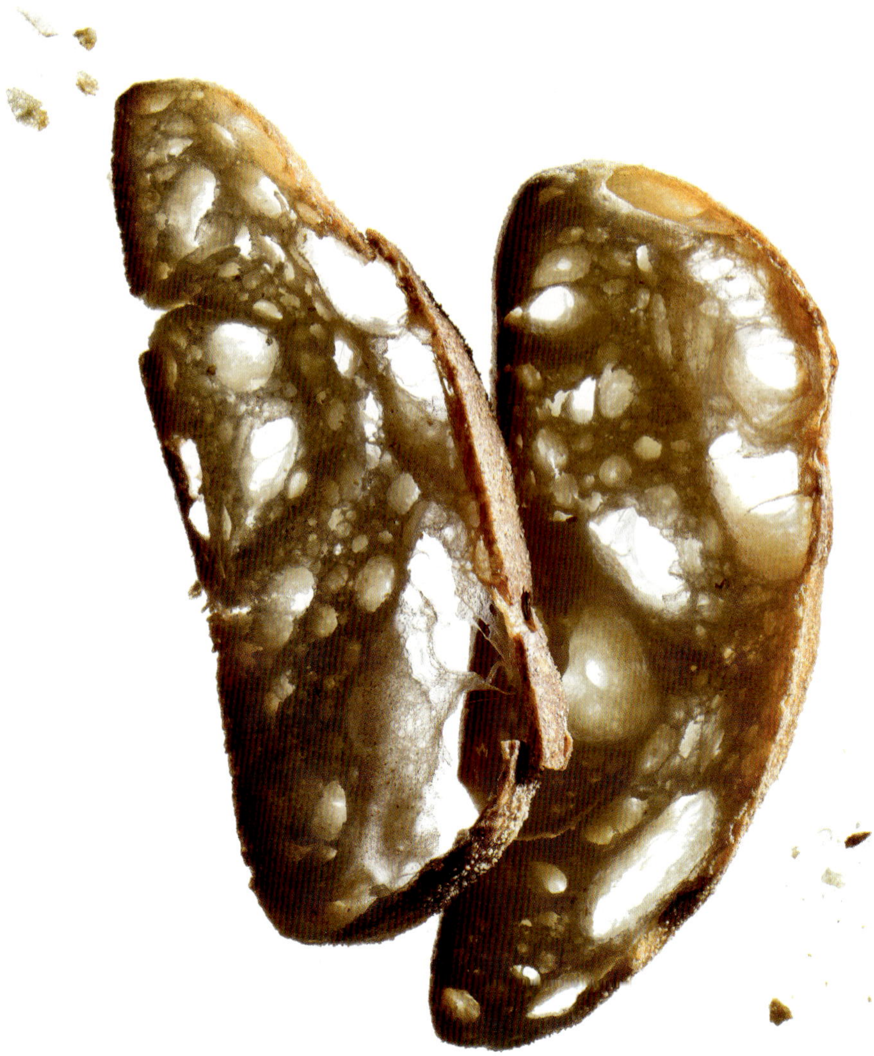

BESSER BROTLOS

Wie jedes Organ benötigt auch die Haut Energie. Doch Kohlenhydrate in Form von Weißmehl und Zucker gelangen zu schnell ins Blut, was zu Unreinheiten und Entzündungen führen kann

zu sich nehmen. Das ist eine Vorstufe von Vitamin A, die in orangefarbenen Lebensmitteln wie Möhren vorkommt. Ein Glas Möhrensaft entspricht etwa einem halben Kilogramm Möhren.

Werde ich von so viel Beta-Carotin nicht allmählich gelb im Gesicht?

Das ist tatsächlich ein Nebeneffekt. Wenn Sie jeden Tag ein Glas Möhrensaft trinken – am besten mit einem Schuss Öl, der die Aufnahme des fettlöslichen Farbstoffs erleichtert – färbt sich Ihre Haut binnen eines Monats langsam orangefarben. Dadurch dürfen Sie sich sogar länger in der Sonne aufhalten: Wenn Ihre Eigenschutzzeit – also jene Spanne, nach der sich die Haut rötet – normalerweise zehn Minuten beträgt, können Sie mit Möhrensaft 20 bis 30 Minuten in der Sonne bleiben, ohne sich zu verbrennen.

Das heißt, allein durch die Ernährung können wir schon einen Lichtschutzfaktor von zwei bis drei erreichen?

Ja, manche sagen sogar, bis zu vier, und damit verbunden ist auch eine langsamere Hautalterung und ein geringeres Risiko für eine Sonnenallergie, Sonnenbrand und Hautkrebs. Für jemanden, der weder Möhren noch Tomaten in hohen Dosen essen mag, kann es in Absprache mit einem Arzt auch sinnvoll sein, die Substanzen vor dem Urlaub in konzentrierter Form als Tabletten einzunehmen.

Ein weiterer Nebeneffekt: Sie sehen damit besser aus. Es gibt Studien, in denen Probanden die Attraktivität von gelb getönten Gesichtern im Vergleich zu sonnengebräunten Gesichtern beurteilen sollten. Und eindeutig gewonnen haben die Möhrengesichter. Offenbar senden diese Menschen ein positives Gesundheitssignal aus.

Was ist sonst noch gut für die Haut?

Auch anderen Pflanzenfarbstoffen, den sogenannten Flavonoiden, wird eine positive Wirkung auf unsere Körperhülle nachgesagt. Sie kommen etwa in Rotwein, Kirschen, Pflaumen, Kakao oder grünem Tee vor. In einer Untersuchung haben Testpersonen drei Monate lang täglich einen Liter Grüntee getrunken. Das Ergebnis: Die Feuchtigkeit ihrer Haut nahm zu, sie gewann an Elastizität, wurde dichter, robuster.

In einer anderen Studie nahmen die Probanden zwölf Wochen lang täglich ein mit dem Kakao-Flavonoid Epicatechin angereichertes Getränk zu sich. Der Stoff regte die Durchblutung in den Gefäßen an, die die Haut mit Nährstoffen versorgen und Schadstoffe abtransportieren. Auch in dieser Studie verbesserte sich die Haut merklich.

Sollte ich mich an bestimmten Ernährungsstilen orientieren?

Sehr empfehlenswert ist die Mittelmeerkost, also etwa die traditionelle italienische, französische oder spanische Küche. Denn sie ist reich an hochwertigen Pflanzenölen, Obst, Gemüse und Fisch.

Das Gleiche gilt für die asiatische Ernährung. Die enthält zudem grünen Tee, Algen und Soja. Algen sind arm an Kalorien, aber reich an Mikronährstoffen. Soja soll wegen seiner pflanzlichen Hormone, die dem weiblichen Östrogen ähneln, die Haut jung halten.

Und auch der Verzicht auf Milch wirkt sich positiv aus.

Ist Milch denn nicht sehr gesund?

Nein. Sie enthält spezielle Signalstoffe, die für das Kalb bestimmt sind, damit es möglichst schnell an Gewicht zulegt. Auch im menschlichen Körper entfalten sich diese Wachstumsimpulse. Dann aber geschieht das Gleiche wie beim Zucker: Die Talgdrüsen wuchern und produzieren zu viel Fett und bereiten damit Krankheitserregern einen Nährboden. Die schlimmste Kombination sind süße Cerealien mit Milch. Essen Sie dann auch noch Fast Food, bekommen Sie mit hoher Wahrscheinlichkeit Akne.

Ist die nicht hormonell bedingt?

Die Hormone sind nicht allein ausschlaggebend, auch andere Faktoren spielen eine Rolle. Bei Naturvölkern, die noch wie in der Steinzeit leben, treten kaum Pickel auf, nicht einmal in der Pubertät. Viele Forscher sagen sogar: Akne ist eine Zivilisationskrankheit wie Diabetes oder Übergewicht.

Viele Menschen sind davon überzeugt, dass sie von falschem Essen über Nacht Pickel bekommen. Stimmt das?

Das galt unter Forschern lange Zeit als Mär. Aber inzwischen wissen wir, dass die durch falsche Ernährung ausgelösten Wachstums- und Entzündungsimpulse tatsächlich auch über Nacht wirken und durchaus schon am nächsten Tag zu schlechter Haut führen können.

Ist vegane Ernährung dann also besonders gut für die Haut?

So pauschal lässt sich das nicht sagen. Auch Veganer können sich schlecht ernähren, viel Zucker und Transfette zu sich nehmen, etwa über Süßigkeiten und Fertignahrung. Aber generell sind Veganer tatsächlich eher ernährungsbewusst und meiden solche

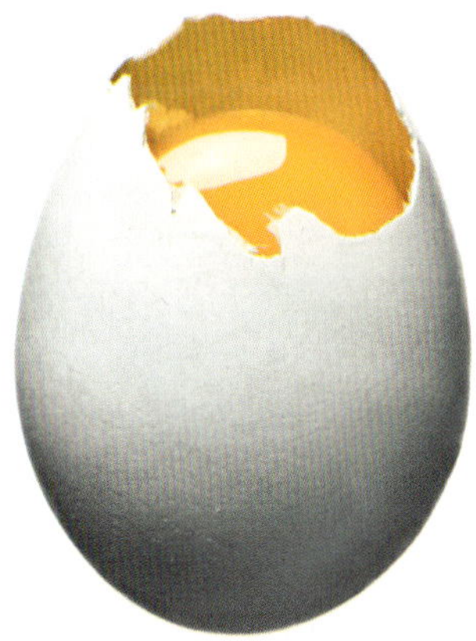

EIER ESSEN

Kollagen, das aus Proteinen besteht, festigt das Bindegewebe der Haut – daher ist eine eiweißreiche Kost mit Hühnerei, Hülsenfrüchten und Nüssen empfehlenswert

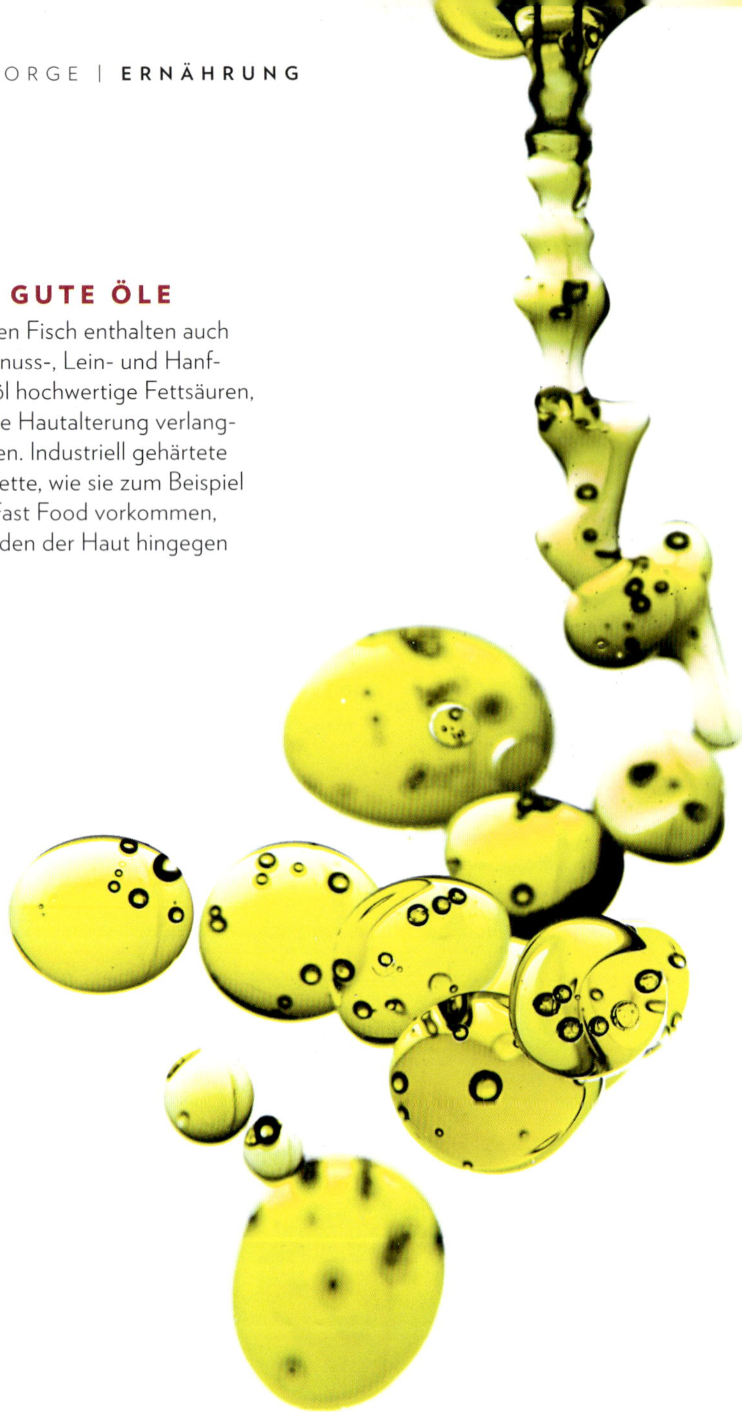

GUTE ÖLE

Neben Fisch enthalten auch Walnuss-, Lein- und Hanfsamenöl hochwertige Fettsäuren, die die Hautalterung verlangsamen. Industriell gehärtete Transfette, wie sie zum Beispiel in Fast Food vorkommen, schaden der Haut hingegen

Speisen. Mit Pickeln und unreiner Haut haben sie daher seltener zu kämpfen.

Bei ihnen besteht vielmehr das Problem, dass ihnen mitunter Mikronährstoffe fehlen – vor allem Vitamin B_{12}, das nahezu ausschließlich in tierischen Produkten vorkommt und daher durch Nahrungsergänzungsmittel ersetzt werden muss. Auch an Eisen mangelt es oft, weil pflanzliches Eisen vom Körper nicht so gut aufgenommen wird wie tierisches. In manchen Fällen fehlt es bei veganer Ernährung dann auch an Vitamin D, Kalzium und Zink.

Wie macht sich ein solcher Mangel in der Haut bemerkbar?

Fehlt es an wichtigen Stoffen, wird die Neubildung der Zellen gestört: Die Haut erscheint fahl und gräulich, wird trocken und rissig. Besonders die Mundwinkel entzünden sich. Die Nägel brechen und fransen aus, mitunter kommt es sogar zu Haarausfall. Hautinfekte nehmen zu. Einen Mangel kann man leicht über eine Blutentnahme abklären lassen.

Besteht die Gefahr eines Mangels auch bei einer Diät?

Bei besonders extremen, einseitigen Diäten kann es tatsächlich zu solchen Erscheinungen kommen. Allerdings ist bei einer entzündlichen Hautkrankheit vorübergehendes Fasten unter ärztlicher Aufsicht mitunter sinnvoll: Der Körper reduziert dabei Entzündungen, produziert weniger Pickel auslösende Hormone, verbessert seine Darmflora und beseitigt vermutlich auch die Zuckerverklebungen.

Eine weitere, oft unterschätzte Ursache für Nährstoffmangel und daraus resultierende Hautprobleme können Darmbeschwerden sein, etwa ausgelöst durch eine Fehlbesiedlung des Darms mit zu wenigen oder den falschen Bakterien oder selten auch eine Lebensmittelunverträglichkeit.

Wie hängt das zusammen?

Ein aus der Balance gebrachter Darm vermag Nährstoffe schlechter aufzunehmen. Die Darmwand wird bei der Fehlbesiedlung zu wenig mit schützenden Stoffen versorgt, wird durchlässiger für Erreger und bestimmte Nahrungsmittelbestandteile, die ungefiltert Kontakt zum Immunsystem bekommen und es in Alarm versetzen.

In der Folge durchströmen Entzündungsbotenstoffe dann den ganzen Körper – und gelangen auf diese Weise auch in die Haut, wo sie Entzündungsherde regelrecht entfachen. Deshalb schaue ich bei meinen Patienten immer auch den Darm genau an.

Was können Betroffene für ihre Verdauung tun?

Eine hochwertige Pflanzenkost mit Topinambur, Chicorée, Artischocke, Schwarzwurzeln, Zwiebeln und Knoblauch, aber auch Saaten, Nüssen und Fasern versorgt uns nicht nur optimal mit Nährstoffen, sie tut auch der Darmflora gut. Denn die darin enthaltenen Ballaststoffe dienen den nützlichen Darmbakterien als Nahrung.

Diese Mikroorganismen verdrängen schädliche, Giftstoffe produzierende Bakterien, und manche sondern sogar einen Schleim ab, der die Darmwand schützt und pflegt. Darüber hinaus stellen die Kleinstlebewesen unter anderem Biotin und weitere B-Vitamine her, die wir für unsere Haut, Haare und Nägel brauchen.

Betroffene können sich diese wertvollen Bakterien auch direkt zuführen. In Apotheken sind entsprechende „Probiotika"-Produkte erhältlich. Auch in original griechischem Joghurt sowie in unpasteurisiertem Sauerkraut und ungespritztem frischen Salat aus dem Garten sind sie enthalten.

Sind Nahrungsergänzungsmittel, etwa Vitaminpräparate, generell sinnvoll, um die Haut zu stärken?

Ich würde davon abraten, einfach auf Verdacht und ohne eine Blutuntersuchung Vitamine einzunehmen. Sie können den gegenteiligen Effekt haben und die Produktion körpereigener Reparaturstoffe unterdrücken.

Im Alter stellt die Haut weniger festigendes Kollagen her und erschlafft daher. Bringt es etwas, wenn ich, wie es manche tun, Hühnerfleisch mit Haut esse, um mir das darin enthaltene Kollagen zuzuführen?

Sie können nicht einfach Kollagen essen, in der Hoffnung, dass es sich direkt in Ihre Augenfalten setzt. Denn es wird im Darm erst einmal komplett in seine Bestandteile zerlegt. Und dann entscheidet der Körper, wohin diese Aminosäuren transportiert werden und zu welchem Eiweißtyp sie wo im Körper wieder zusammengesetzt werden.

Da Kollagen aber aus Proteinen besteht, ist eiweißreiche Kost durchaus sinnvoll, damit die Haut daraus Kollagen herstellen kann. Dafür eignet sich etwa ausgekochte Knochenbrühe sehr gut. Auch Quinoa, Nüsse, Samen, Ei, Fisch, Fleisch, Hülsenfrüchte und Vollkorn enthalten wertvolles Eiweiß.

Inzwischen gibt es auf dem Markt teure Nahrungsergänzungsmittel mit speziellen Eiweißen, die den Kollagenaufbau unterstützen. Die helfen bei regelmäßiger Einnahme, die Hautqualität und Feuchtigkeit zu verbessern.

Lässt sich das Hautbild in jeder Altersstufe durch eine Ernährungsumstellung stark beeinflussen?

Ja, absolut. Neulich kam eine Patientin zu mir, die seit 15 Jahren unter einer schweren Rosazea litt, also einer chronischen Entzündung der Gesichtshaut. Ihre Haut war gerötet und brannte unerträglich. Ein Psychiater wollte ihr schon Antidepressiva verschreiben, weil er meinte, die Krankheit hätte eine seelische Ursache.

Ich habe mir dann die Mikronährstoffversorgung im Blut der Patientin angeschaut, ihre Darmflora untersucht und festgestellt, dass bei ihr eine deutliche Unterversorgung mit Vitamin D, Zink, Biotin, Omega-3-Fettsäuren und Selen vorlag und im Darm eine reduzierte bakterielle Artenvielfalt nachweisbar war. Außerdem hatte sie zu viele Hefepilze im Darm.

Dank einer Ernährungsumstellung und der Einnahme verschiedener Nahrungsergänzungsmittel haben wir das aber in den Griff bekommen. Das Brennen der Haut hat dann tatsächlich aufgehört. Die Patientin nimmt jetzt keine Medikamente mehr, keine Rosazea-Spezialcremes, nichts. Sie ist nun geheilt, und das nach 15 Jahren Leiden.

Welche Bedeutung hat das Trinken für die Haut? Lässt viel Wasser die Haut straffer werden?

Ständiges Wassertrinken macht die Haut nicht praller als sonst. Wenn ich aber umgekehrt zu wenig trinke, Durchfall habe, stark schwitze, ohne nachzutrinken, oder viel Alkohol konsumiere, macht sich das im Gesicht bemerkbar. Durch den Wasserverlust wird die Haut knittrig und schlaff.

Aber das lässt sich binnen Stunden auffüllen, und dann strafft sie sich auch wieder. Zwei Liter am Tag reichen dafür aus.

Darüber hinaus sind Schlafmangel, schlechter Schlaf und Schichtarbeit Gift für die Haut, da die Hautreparatur von einem geregelten Tag-Nacht-Rhythmus abhängt und das Hautunreinheiten fördernde Stresshormon Kortisol dann dauerhaft erhöht ist.

Ist Alkohol schlecht für die Haut?

In der Regel ja. Nur Rotwein ist, in Maßen genossen, aus dermatologischer Sicht einigermaßen akzeptabel. Er enthält gesunde Flavonoide, die antioxidativ wirken. Generell aber ist Alkohol in größeren Mengen toxisch.

Denn er entzieht dem Körper Mikronährstoffe und Wasser und schädigt jene Nerven, welche die Äderchen der Haut sich zusammenziehen lassen. Vor allem im Gesicht erweitern sich die Gefäße dadurch dauerhaft und schimmern dann rötlich hindurch.

Zudem löst exzessiver Alkoholkonsum in der Haut extreme Wachstumsimpulse aus, das Gewebe wuchert, die Talgdrüsen werden überaktiv. Das klassische Beispiel ist die sogenannte Säufernase. Allerdings tritt die nur bei einer Veranlagung für Rosazea auf.

Das klingt so, als sollte man am besten gar keinen Alkohol trinken. Gibt es eine Toleranzgrenze?

Es kommt auf das Körpergewicht und die Art des Alkohols an. Über den Daumen gepeilt, kann eine erwachsene Frau ein Glas Wein am Tag und ein Mann zwei Gläser tolerieren.

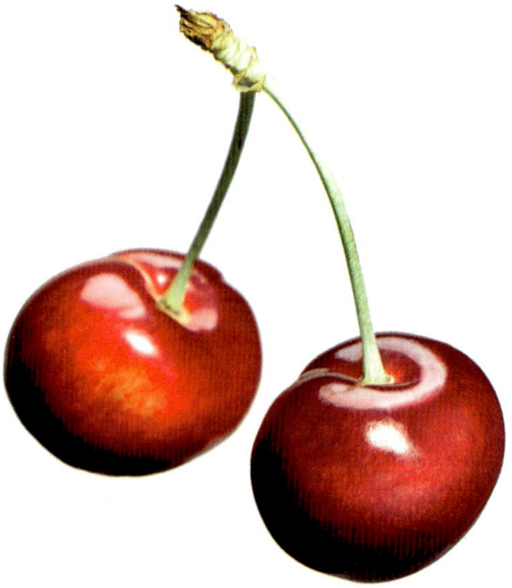

FARBIGER SCHUTZ

Kirschen, Pflaumen und grüner Tee enthalten reichlich Flavonoide – diese Substanzen halten die Haut geschmeidig und gleichzeitig robust

Worauf achten Sie persönlich bei Ihrer Ernährung?

Ich esse viel Tomatenmark und trinke jeden Tag ein Glas Möhrensaft. Außerdem esse ich ganz gern Fisch. Das Problem beim Fisch ist heutzutage aber die Schwermetallbelastung, daher nehme ich Omega-3-Fettsäuren als Nahrungsergänzungsmittel. Die Basis meiner Ernährung ist pflanzliche Kost, ich mag naturbelassenen Joghurt mit lebendigen Bakterien, Quark, Nüsse und Avocado. Fleisch esse ich selten.

Bitte in einem Satz: Was sollten wir bei unserer Ernährung beachten?

Wenn Sie es schaffen, Ihre Zivilisationskost ein wenig in Richtung Steinzeit zu verändern, also Zucker, Milch und Fertignahrung zu reduzieren und dafür viel pflanzliches und unverarbeitetes Essen zu wählen, dann wird Ihre Haut in der Regel schon bald erstaunlich viel besser aussehen.

Ich erlebe es jeden Tag bei meinen Patienten. ○

DR. YAEL ADLER, Jg. 1973, betreibt eine dermatologische Privatpraxis in Berlin. Sie ist Autorin des Buchs »Haut nah. Alles über unser größtes Organ«.

Gut zu wissen

Lebendige Hülle

Die äußere Hautschicht wird im Laufe eines Monats komplett erneuert. Dafür ist fortwährend Energie und Baumaterial aus unserer Nahrung nötig.

Gesunde Mittelmeerkost

Reichlich Obst, Gemüse, Seefisch und hochwertige Pflanzenfette unterstützen ein gesundes Hautbild.

Heilsamer Verzicht

Bei Hautunreinheiten und Akne kann es helfen, Zucker, Weißbrot, Fast Food und Milch wegzulassen.

Essbarer Sonnenschutz

Tomaten und Möhren enthalten Substanzen, durch die sich die Haut besser gegen UV-Strahlung schützen kann.

Die Zeichen

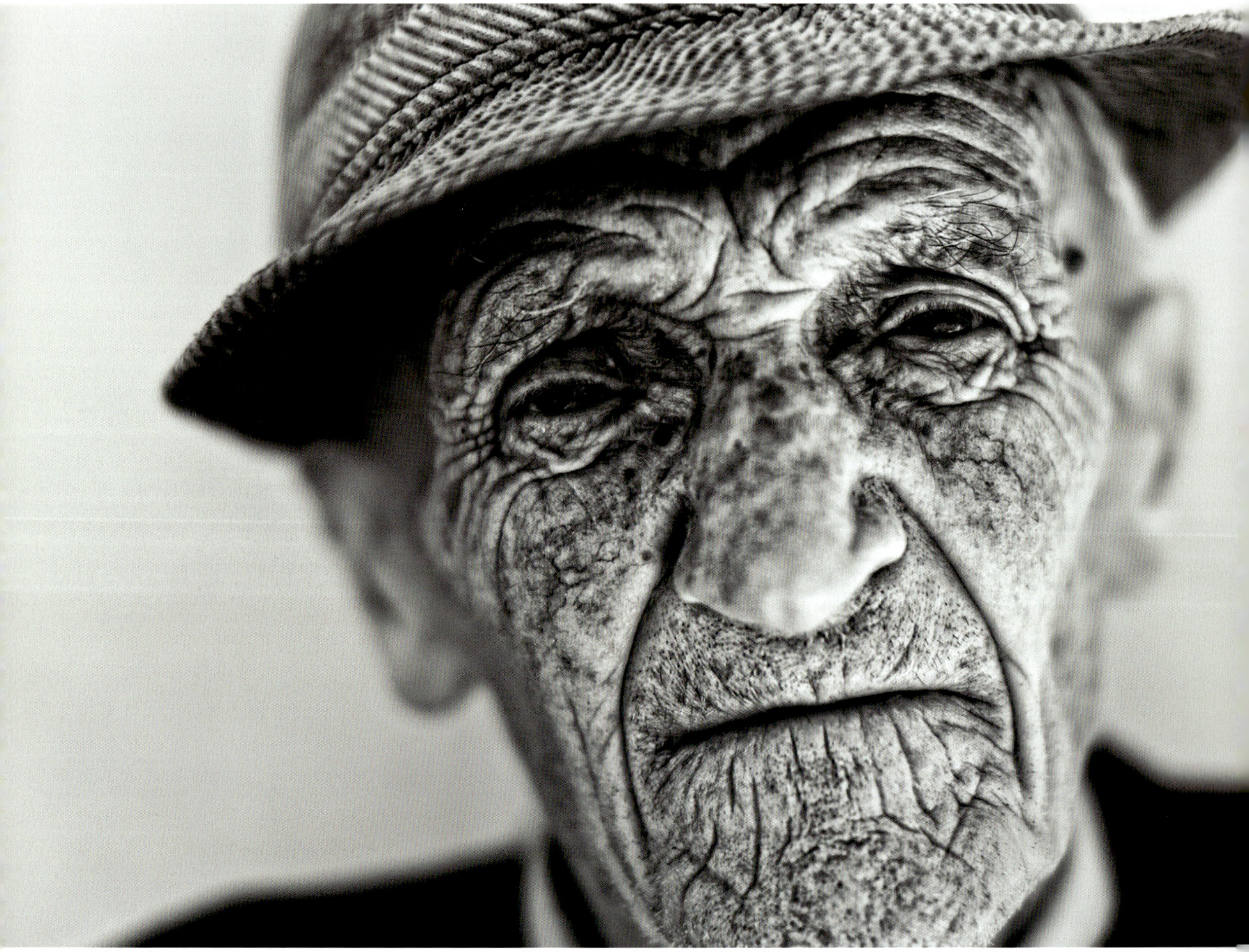

MARKANTE LEBENSSPUREN
Ab dem 25. Lebensjahr altert die Haut kontinuierlich, wird zum Beispiel dünner – und weniger glatt

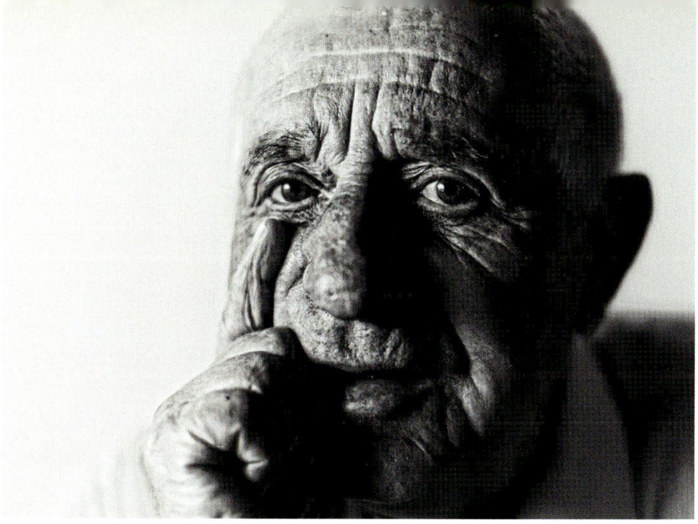

EINE FRAGE DES ERBGUTS
Individuelle Gene und körpereigene Hormone entscheiden mit, wie rasch die Haut eines Menschen altert

Mit den Jahren bildet die Haut zwangsläufig immer mehr Falten. Und doch zeigen aktuelle Studien: **Jeder von uns kann in hohem Maße beeinflussen**, wie schnell die Körperhülle altert – zu einem Großteil ist es die **individuelle Lebensweise**, die bisweilen deutliche Spuren hinterlässt

der Zeit

TEXT: UTE KEHSE

FOTOS: ROBERT HARRISON

D

Die eineiigen Zwillinge Jeanne und Susan waren als Kinder kaum voneinander zu unterscheiden. Doch nun, mit 61, sieht Susan mehr als zehn Jahre älter aus als ihre Schwester: Ihr Gesicht ist von Altersflecken übersät, tiefe Furchen durchziehen Wangen und Stirn, Kränze kleiner Fältchen umgeben ihren Mund und ihre Augen. Jeannes Haut ist dagegen deutlich glatter, Pigmentflecken hat sie kaum.

Bei den Schwestern aus den USA zeigt sich, wie sehr die Alterung der Haut von der Lebensweise abhängt: Susan hat 16 Jahre lang geraucht und verbringt in ihrer Heimat Florida so

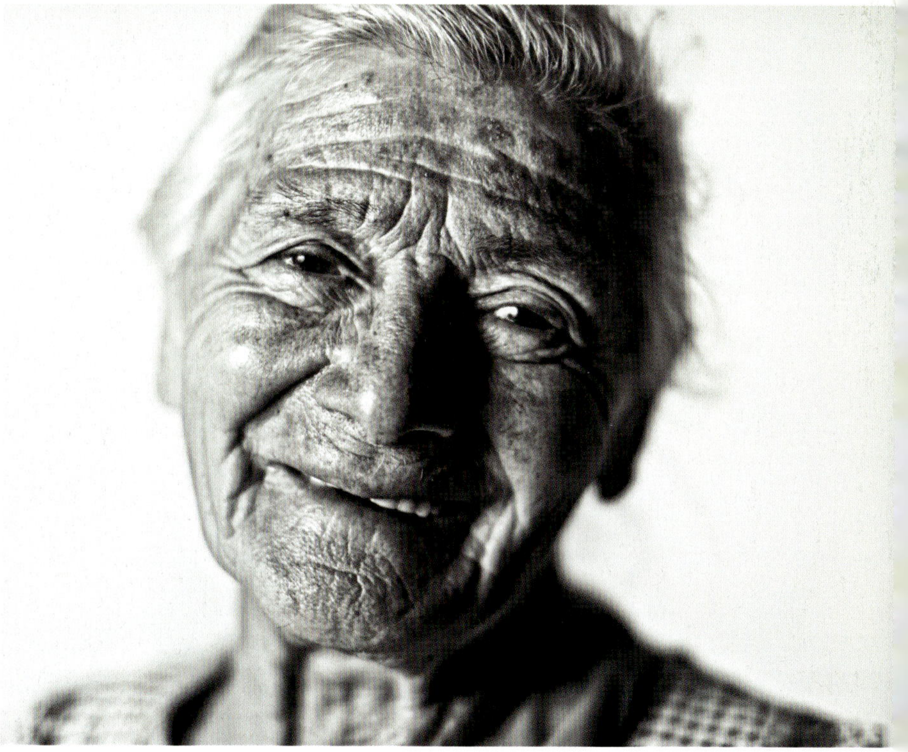

AUSDRUCK DER SEELE
Die Stimmung eines Menschen prägt sich über die Jahre im Gesicht ein – durch Lachfalten und Sorgenfalten

viel Zeit im Freien wie möglich. Jeanne dagegen, die im nördlicher gelegenen Ohio lebt und etwas fülliger ist als Susan, war ihr Leben lang Nichtraucherin und meidet Sonnenkontakt.

Die Zwillinge haben an einer Studie teilgenommen, die ergab, dass Hautalterung selbst bei genetisch identischen Menschen stark variiert.

Zugleich zeigte sich aber auch, dass jeder durch seine Lebensweise selbst beeinflussen kann, wie seine Haut altert. Zwei Arten sind dabei zu unterscheiden:

• Zeitaltern. Darunter verstehen Wissenschaftler den genetisch bedingten, allmählichen Verlust bestimmter Eigenschaften jugendlicher Haut, die für Merkmale wie Straffheit, Dehnbarkeit, Elastizität und Pigmentierung verantwortlich sind. Wie stark Gene die körpereigenen Hormone oder den Zellstoffwechsel beeinflussen, variiert aber von Mensch zu Mensch.

• Umweltaltern. Solche Vorgänge werden vor allem durch äußere Faktoren wie Sonnenstrahlung, Rauchen, Stress und Ernährung beeinflusst – und darauf kann jeder mit seiner Lebensführung reagieren.

Ein eigentlich nützlicher Schutzmechanismus **trägt stark zur Alterung** der Haut bei

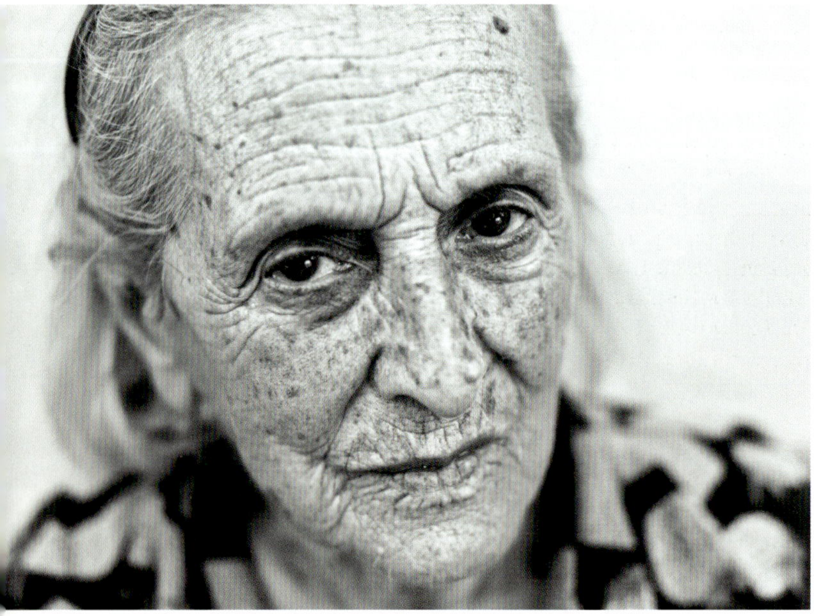

UNTER SPANNUNG
Falten tauchen besonders da auf, wo die Gesichtsmuskeln häufig angespannt sind – etwa auf der Stirn

Die Frage, warum unsere Haut altert, ist bis heute noch nicht abschließend geklärt. Wissenschaftler diskutieren über mehrere denkbare Faktoren:

• So sind möglicherweise Fehler bei der Teilung bestimmter Zellen dafür verantwortlich;

• es können aber auch Veränderungen im Hormonhaushalt sein, die dazu führen, dass sich Hautschichten im Alter nicht mehr so effektiv regenerieren wie in jungen Jahren;

• zudem nimmt die Zahl spezieller Immunzellen ab, die schädliche Erreger bekämpfen;

• überdies wird der Feuchtigkeitsgehalt der Haut geringer, und die Produktion von Hautfett lässt nach;

• und schließlich verschlechtert sich im Alter die Durchblutung der Hautschichten.

A

All das führt dazu, dass unsere Körperhülle mit den Jahren verschleißt. Das Zeitaltern lässt sich kaum beeinflussen. Nur eine Hormonersatztherapie, bei der einige auf Östrogenmangel beruhende Alterungsvorgänge aufgehalten werden, scheint diesen Prozess etwas zu verlangsamen (sowie Übergewicht, da das Fett unter der Haut die Falten aufpolstert).

Bei älteren Menschen lässt sich in sonnengeschützten Körperregionen wie der Innenseite der Oberarme oder am Gesäß beobachten, wie solche gealterte Haut aussieht: Sie ist blass, dünner und trockener als jugendliche Haut, meist gleichmäßig pigmentiert und von feinen Falten durchzogen.

Gäbe es nur diese Form des Alterns, sähen eineiige Zwillinge auch nach Jahrzehnten noch nahezu identisch aus. Erst das Umweltaltern führt zu den deutlichen Unterschieden.

Forscher sind sich heute einig, dass insbesondere das Sonnenlicht ein großer Feind der Haut ist.

Die energiereiche UV-A- und UV-B-Strahlung kann das Erbgut in unseren Zellen schädigen und das Bindegewebe zerstören, das in den tieferen Schichten für Straffheit sorgt. Der

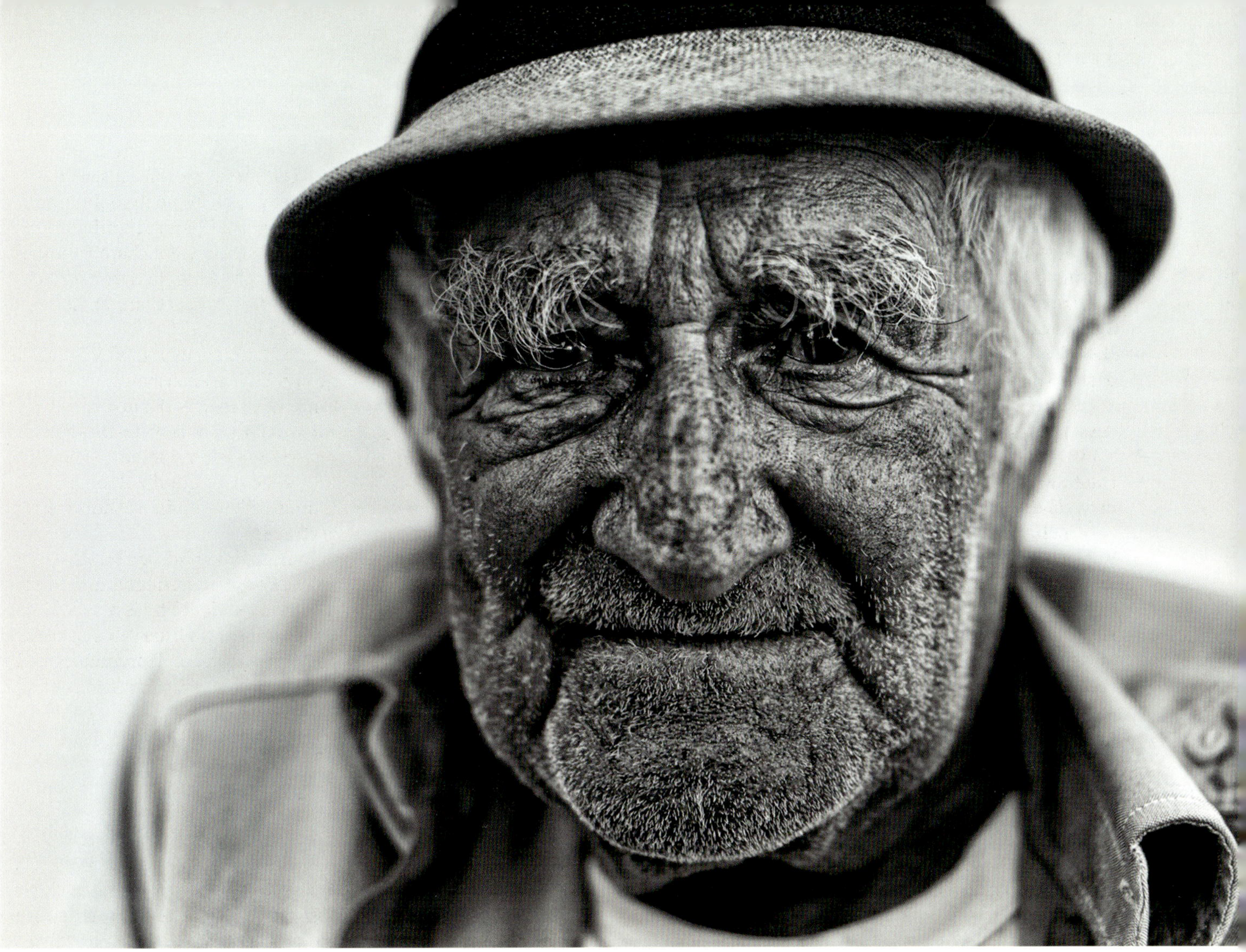

WANDEL DER KONTUR
Ein in der Jugend ovales Gesicht nimmt im Alter durch erschlaffte Partien eine eher rechteckige Form an

Großteil des Umweltalterns geht daher bei vielen allein auf zu ausgiebiges Sonnenbaden zurück.

Über die Jahre werden die Veränderungen immer sichtbarer: Die Haut wird trocken, schuppig und zunehmend empfindlich. Es kommt zu Falten, einer ungleichmäßigen Pigmentierung. Muttermale, Altersflecken und erweiterte Äderchen bilden sich.

Auch Alterswarzen und Hautkrebs sind meist das Resultat allzu intensiver Sonnenstrahlung. Zudem verliert unsere äußere Hülle nach und nach deutlich an Volumen.

Bei Menschen, die regelmäßig der Sonne ausgesetzt sind, schützt sich die Haut, indem sie sich im Verlauf einiger Wochen verdickt und eine sogenannte Lichtschwiele bildet. Stoppt die Bestrahlung, baut sich dieser Schutz allmählich wieder ab.

Sind Partien der Haut jedoch besonders intensiv und jahrelang der Strahlung ausgesetzt, kann sie im Laufe der Zeit ledrige, verdickte Bereiche bilden, in die sich tiefe Runzeln eingraben, was stark zu einem alten Aussehen beiträgt.

F

Fast ebenso fatal wie zu viel Sonne ist das Rauchen: Jahrzehntelanger Zigarettenkonsum zeichnet sich meist durch eine gräuliche Hautfarbe, aber auch durch Tränensäcke und tiefere Falten um Nase und Mund ab.

Rauchen verengt die Blutgefäße und vermindert dadurch die Zufuhr von Sauerstoff und Nährstoffen zu den Hautzellen – die infolgedessen die charakteristische Blässe annehmen.

Zudem enthält der Zigarettenrauch schädliche Substanzen, die einen Abbau der Kollagen- und Elastinfasern des Bindegewebes zur Folge haben.

Die aggressiven Stoffe gelangen zum einen über die Blutbahn zu den Zellen, sie dringen aber auch über die Luft in die Haut ein und entfalten auf diese Weise ihre Wirkung. Wer sich in engen Räumen selbst einnebelt, schadet seiner Haut somit gleich auf zweifache Weise. Auch Luftverschmutzung in der Stadt wirkt von außen. Denn Feinstaub und Ozon vermögen die Hautzellen zu schädigen.

Starker Alkoholkonsum ist für unsere äußere Hülle ebenfalls schädlich. Er führt dazu, dass sich die Blutgefäße erweitern. Die Haut wird großporiger, aufgedunsen und gerötet. Zudem entsteht durch den Abbau von Alkohol in der Leber ein besonders toxisches Zwischenprodukt, das das Gewebe angreift.

D

Doch selbst wer sich sein Leben lang vor Sonne schützt, nicht raucht oder trinkt und saubere Luft atmet, bleibt von Hautalterung nicht verschont. Auch schwere Krankheiten, die Einnahme von Antidepressiva und einseitige Ernährung fordern ihren Tribut.

Selbst seelische Leiden hinterlassen ihre Spuren im Gesicht. So lassen beispielsweise Scheidungen die betroffenen Personen stärker altern.

All diese Faktoren fördern über komplexe Stoffwechselmechanismen die Bildung sogenannter freier Radikale in der Haut – das sind aggressive Verbindungen wie etwa Wasserstoffperoxid oder Hydroxylradikal. Sie entstehen gewöhnlich bei Stoffwechselprozessen in den meisten Zellen und dienen als wichtige Signalmoleküle. In zu hoher Konzentration aber schädigen sie über verschiedene Wege das Gewebe und das Erbgut der Zellen, auch in unserer Körperhülle.

Aber auch bei ganz und gar gesunden Menschen beginnt die Hautalterung in der Regel mit etwa 25 Jahren.

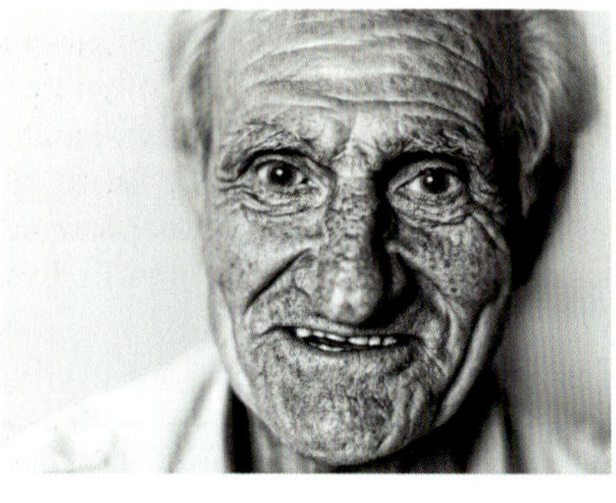

ABNEHMENDE SPANNKRAFT
Mit den Jahren nimmt die Elastizität des Bindegewebes ab, mithin wirkt die Haut weniger straff

KOSMETIK

Was bringen **Anti-Aging-Cremes** wirklich?

Sie werben mit rascher und sichtbarer Minderung von Falten, doch für viele Versprechen fehlen die Belege

Straffere Haut und weniger Falten – das versprechen Anti-Aging-Cremes. Zwei Gruppen von Wirkstoffen sollen die Hautalterung stoppen: Eine umfasst sogenannte Antioxidantien wie die Vitamine C, E und Niacin oder das Koenzym Q_{10}. Sie sollen „freie Radikale" neutralisieren – aggressive Sauerstoffverbindungen, die als Hauptursache der Hautalterung gelten.

Bei der zweiten Gruppe handelt es sich um sogenannte Zellregulatoren. Das sind Substanzen, die Reparaturmechanismen der Haut anregen und die Kollagenbildung unterstützen sollen (darunter Vitamin-A-Abkömmlinge, Peptide und Phytohormone). Manche Stoffe wirken sowohl antioxidativ als auch regenerierend.

Da Kosmetika, anders als Arzneimittel, keiner Zulassungspflicht unterliegen, existieren kaum aussagekräftige Studien zu ihrer Wirksamkeit. Den Stand der Forschung fasst die Gesellschaft für Dermopharmazie regelmäßig in einer Leitlinie zusammen, zuletzt im März 2017.

Als vielversprechend gelten etwa Vitamin A und Vitamin-A-Abkömmlinge (beispielsweise Retinol, Retinolester und Retinaldehyd), Vitamin C und bestimmte Peptide, kleine Aminosäureketten, die im Körper unter anderem als Signalmoleküle dienen. In Studien regten diese Substanzen die Bildung von Kollagen an. So ließen sich winzige Fältchen vermindern, und die Haut wurde straffer.

Vitamin A und seine Abkömmlinge können die Haut allerdings reizen und werden daher von manchen Menschen nicht vertragen. Vitamin C wirkt zusätzlich antioxidativ, zersetzt sich aber schnell und wird deshalb in Kosmetika eher selten verwendet.

Ebenfalls gut untersucht ist die Hyaluronsäure. Sie ist ein natürlicher Bestandteil der Haut. Dort bindet sie Wasser und verleiht dadurch dem Gewebe Festigkeit. Das Molekül ist aber zu groß, um von außen in die Haut einzudringen. In Kosmetika werden daher Bruchstücke verwendet. Bei Testpersonen nahm die Feuchtigkeit der Hornschicht durch das Auftragen zu, die Haut wurde elastischer und glatter.

Allerdings bewegen sich die Verbesserungen bei diesen Anti-Aging-Mitteln allenfalls in einem Bereich von Bruchteilen von Millimetern. Sie sind oft mit Spezialgeräten messbar, dem bloßen Auge aber zumeist verborgen. Daher ist noch umstritten, ob diese Substanzen wahrnehmbar und auch langfristig Falten reduzieren. Von Wundermitteln gegen Hautalterung kann jedenfalls keine Rede sein.

Bei anderen weit verbreiteten Stoffen ist die Wirkung sogar noch ganz und gar unklar. Koenzym Q_{10} etwa ist ein Antioxidans, das in allen Zellen unseres Körpers vorkommt und häufig als Anti-Aging-Wirkstoff beworben wird. Tatsächlich fehlen aber Studien an Menschen zur Wirksamkeit gegen Hautalterung. In Labor-Untersuchungen haben Forscher lediglich anhand bestimmter Hautzellen eine gewisse Schutzwirkung gegen UV-Stress festgestellt. In Fachkreisen wird sogar diskutiert, ob sich die Wirkung von Antioxidantien bei zu hoher Konzentration womöglich in ihr Gegenteil verkehrt und den „oxida-

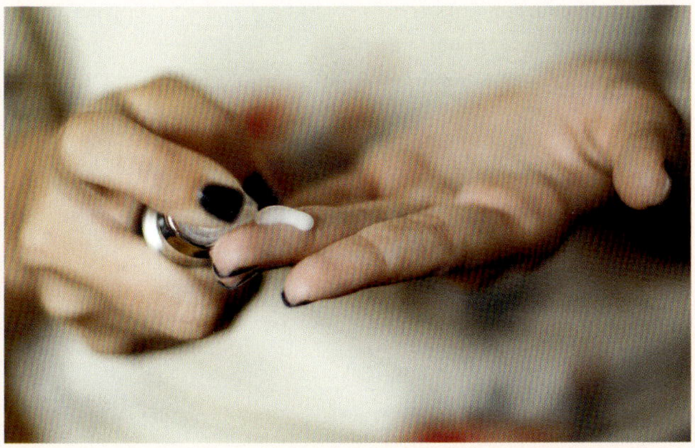

Einige Produkte haben eine Wirkung, doch längst nicht immer ist sie mit bloßem Auge zu erkennen

tiven Stress" der Haut noch erhöht.

Auch für Phytohormone (etwa Isoflavone, Cumestane, Lignane), Vitamin E, pflanzliche Polyphenole (zum Beispiel Grüntee-Extrakt) und Phytosterole (Vorstufen von Vitaminen und speziellen Hormonen, die etwa aus Weizenkeimen gewonnen werden) existieren meist nur spärliche und wenig valide Wirksamkeitsstudien. Bei zahlreichen anderen Stoffen – etwa Ringelblumenextrakt, Olivenöl oder Mandelöl – fehlen überprüfbare Belege völlig.

Experten betonen zudem, dass es von der Zusammensetzung einer Creme abhängt, ob ein Wirkstoff seine Funktion entfalten kann. So verwenden Hersteller unterschiedliche Trägersysteme, die es den Substanzen ermöglichen sollen, die Hautbarriere zu überwinden. Dafür kommen bei manchen Produkten winzige Fettbläschen (etwa sogenannte Liposome, Nanoemulsionen oder Lipid-Nanopartikel) zum Einsatz.

„Im Grunde muss für jede Rezeptur ein individueller Wirknachweis erfolgen, denn die Daten zu einzelnen Wirkstoffen sind im Regelfall nicht unbedingt auf das Endprodukt übertragbar", sagt Joachim Kresken, der Vorsitzende der Gesellschaft für Dermopharmazie und Co-Autor der Leitlinie.

So hat etwa die Stiftung Warentest Ende 2015 in einer Studie an 270 Frauen vier Wochen lang neun Cremes in Preisklassen zwischen 2,45 und 87 Euro getestet. Tatsächlich konnten die Forscher vereinzelt Verbesserungen im Mikrometerbereich feststellen, jedoch keine mit bloßem Auge sichtbare Faltenreduktion, wie sie auf den Verpackungen der Produkte suggeriert wird.

Zum gleichen Schluss kommt der Dermatologe Gerd Gauglitz von der Ludwig-Maximilians-Universität München, der zahlreiche Cremes wissenschaftlich geprüft hat. Nach seiner Einschätzung lassen sich „die hochtrabenden Versprechen der Hersteller in der Form nicht reproduzieren".

Wer dennoch nicht auf Anti-Aging-Kosmetika verzichten will, dem raten Experten zu einem Produkt, das die Haut mit Feuchtigkeit und hochwertigen Fettstoffen versorgt, nicht überteuert ist und von einem Hersteller stammt, der seine Produkte hinreichend wissenschaftlich überprüft.

Bei gesunder Haut ist dies aber oft nicht notwendig. Denn effektiver, als die durch äußere Faktoren hervorgerufenen Falten nachträglich zu bekämpfen, ist es, sie gar nicht erst entstehen zu lassen. Dazu gehört vor allem, sich ausreichend vor dem stärksten Beschleuniger der Hautalterung zu schützen: der Sonne.

In diesem Sinne könnte man sagen: Sonnencreme ist die wirksamste Anti-Falten-Creme.

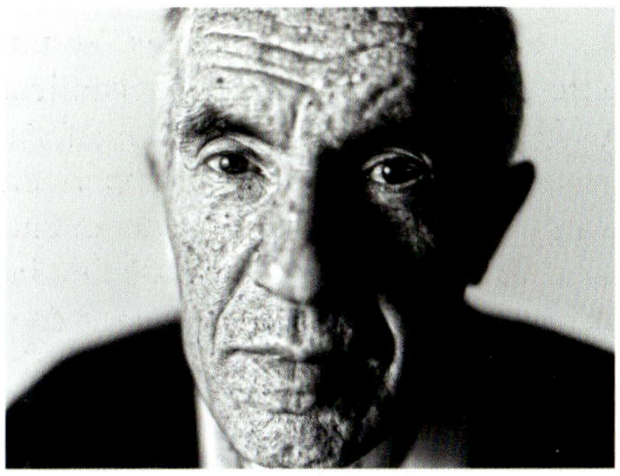

NATÜRLICHE SPRENKEL
Dass die Pigmentierung der Haut immer ungleichmäßiger wird, ist vor allem eine Folge der Sonnenstrahlung

Von diesem Zeitpunkt an nimmt die Dicke der Haut jedes Jahr um etwas mehr als ein halbes Prozent ab. Bei den meisten Männern und Frauen erscheinen die ersten Fältchen um die Augen in den späten Dreißigern oder mit Anfang 40.

Sie treten vor allem dort im Gesicht auf, wo die Muskeln häufig angespannt werden. Die vorherrschende Stimmung eines Menschen kann sich so in Form von Lach-, Sorgen- oder Zornesfalten einprägen. Wer zudem viel in der Sonne war, bekommt zu dieser Zeit bereits erste Altersflecken. Im Alter von 50 Jahren haben sich die Falten dann bei den meisten dauerhaft eingeprägt. Zudem sacken erschlaffte Areale nach unten. Auch wird die Pigmentierung immer ungleichmäßiger.

Viele Menschen empfinden die Veränderungen als Makel, weil sie nicht zum Schönheitsideal der heutigen Zeit passen. Inzwischen aber formt sich Widerstand gegen diese Sicht. Anhänger der in den USA aufgekommenen Pro-Aging-Bewegung betrachten Lachfalten und Sonnenflecken nicht mehr als Schönheitsfehler, die es zu beheben gilt, sondern als das, was sie sind: Zeugnisse eines langen und ereignisreichen Lebens. ○

UTE KEHSE, Jg. 1969, arbeitet als Wissenschaftsautorin in Delmenhorst. Für seine empfindsame Studie »The Extraordinary« hat der in Amsterdam lebende Fotograf **ROBERT HARRISON**, Jg. 1979, Menschen über 80 porträtiert.

Kampf den Falten

Mit Cremes, Seren und Gels, die Anzeichen der Hautalterung mindern sollen, setzen Kosmetikkonzerne jedes Jahr Milliarden um. Wie werden die Mittel entwickelt und hergestellt? Und sind Anti-Aging-Produkte tatsächlich wirksam? Besuch in zwei Forschungszentren, in denen Wissenschaftler nach jugendlicher Schönheit suchen

TEXT: **CONSTANZE KINDEL** • FOTOS: **HARDY MÜLLER**

Labor 2 ist ein schlauchschmaler, karger Raum, weiße Wände, graue Schränke und kaltes Deckenlicht, ein glanzloser Ort für die Wissenschaft im Namen der Schönheit. Es geht um Zahlen hier. Zahlen, die zu Versprechen werden, kleingedruckt auf Verpackungen, vorgetragen in Fernsehwerbespots.

Das Labor gehört zum Forschungszentrum der Firma Henkel in Düsseldorf. In hauseigenen Studien testet der Konzern neue Duschgels, Haarsprays und Hautcremes auf Verträglichkeit und Wirksamkeit. An diesem Vormittag: ein Anti-Aging-Produkt. Ein Dutzend Probandinnen im Alter zwischen 35 und 55 Jahren sind einbestellt worden, um die Creme am linken Unterarm zu testen. Weitere zwölf Versuchspersonen cremen rechts.

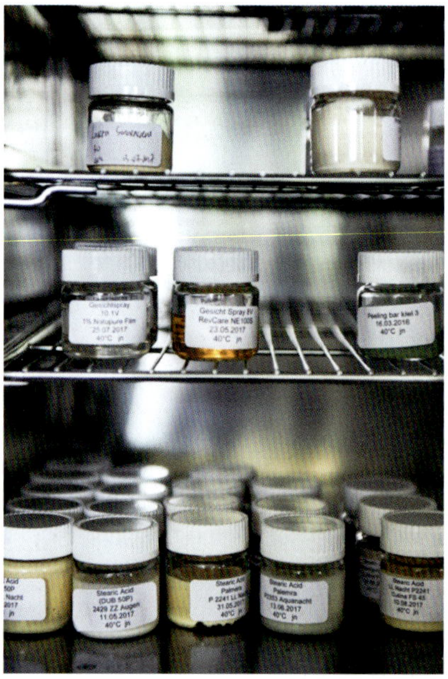

Jedes neue Produkt wird mehrwöchigen Lagertests unterzogen. Bleibt eine Creme bei wechselnden Temperaturen stabil? Bilden sich Ölpfützen oder unangenehme Gerüche?

Die Frauen warten im „Einklimatisierungsraum“, einem klimaregulierten Wartezimmer, Temperatur 20 Grad Celsius, Luftfeuchtigkeit 50 Prozent. Hier soll die Haut nach den Umweltzumutungen der Anreise auf Versuchsidealbedingungen gebracht werden, frei von Schweißperlen und Stressrötungen.

Im Labor blenden Jalousien die Spätsommersonne aus. Drei Messreihen sind angesetzt, die zeigen sollen, wie die neue Pflegecreme die Elastizität der Haut beeinflusst: Haut im Ist-Zustand, Haut 90 Minuten nach Auftragen der Creme, Haut drei Stunden nach Auftragen der Creme.

Das an eine Tischkante geschraubte Messgerät, kegelförmiger Aufsatz an schwenkbarem Arm, ähnelt einer Schreibtischlampe. Dieses „Dermal Torque Meter“ misst, wie die äußerste Hornschicht der Oberhaut auf Drehkräfte reagiert: Eine kreisförmige Scheibe haftet mit Klebeband an der Haut, verdreht, lässt los. Je schneller

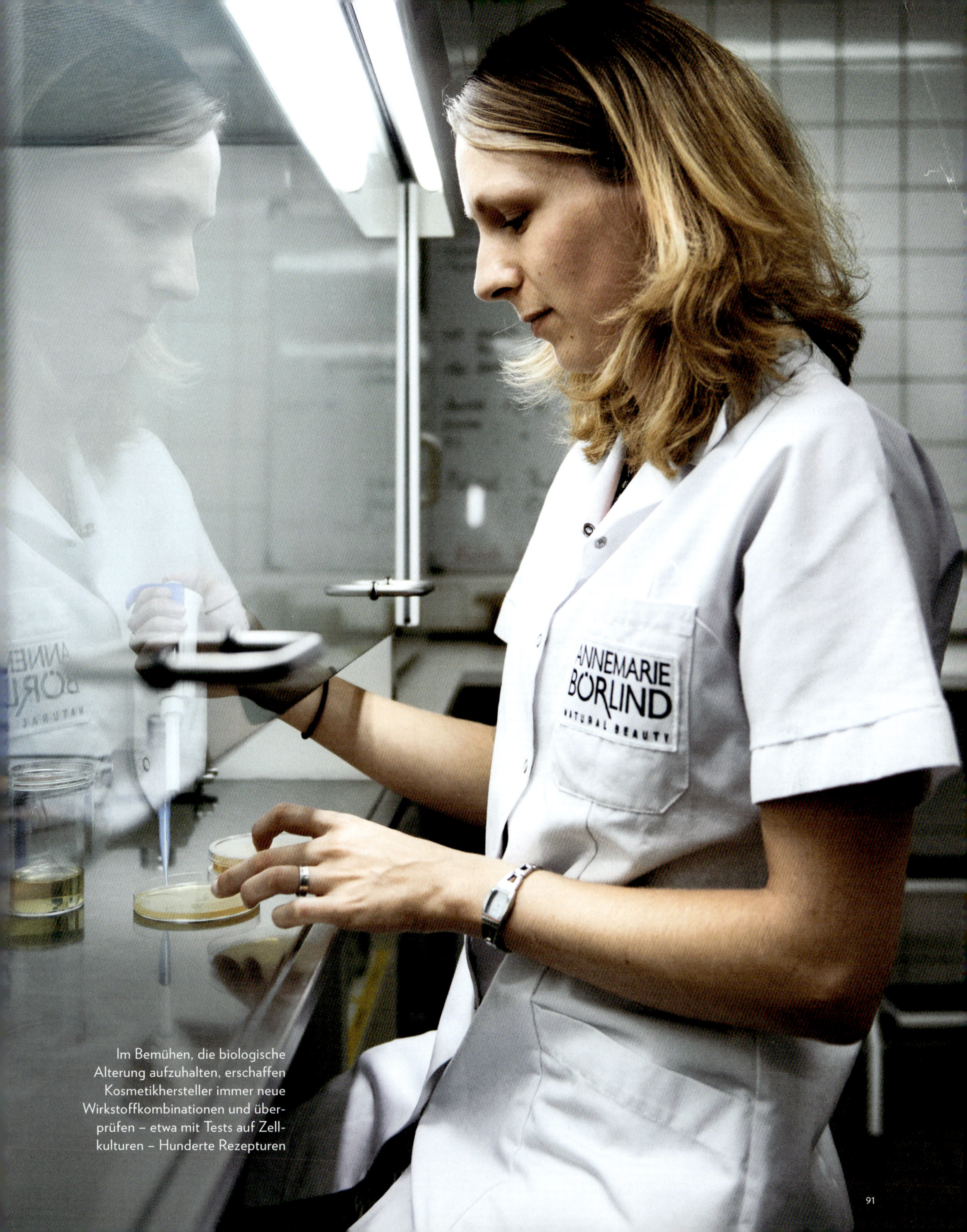

Im Bemühen, die biologische Alterung aufzuhalten, erschaffen Kosmetikhersteller immer neue Wirkstoffkombinationen und überprüfen – etwa mit Tests auf Zellkulturen – Hunderte Rezepturen

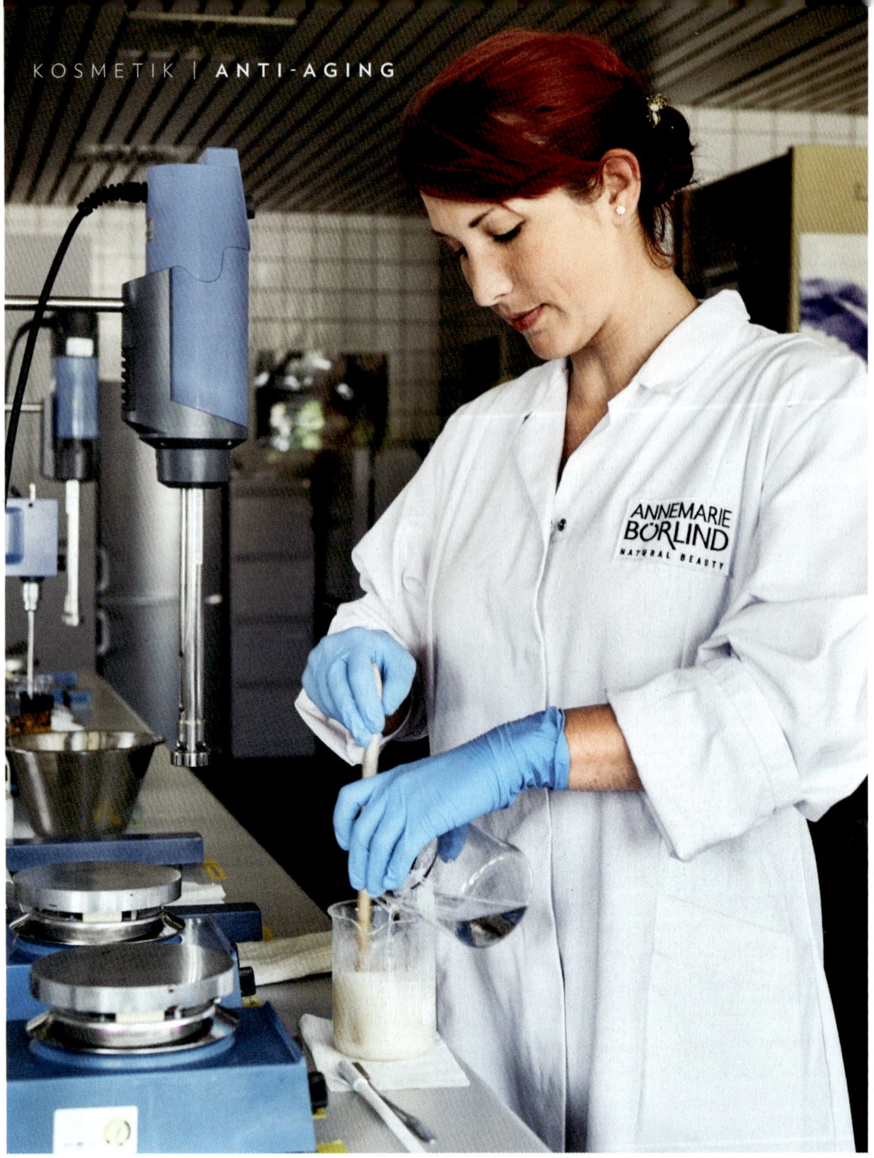

Das Prinzip aller Cremes ist ähnlich: Eine Grundlage aus Öl und Wasser wird mit Parfüm-, Farb- und Wirkstoffen (etwa Hyaluronsäure) vermischt

die Haut danach in den Normalzustand zurückkehrt, umso elastischer ist sie, also besser mit Feuchtigkeit versorgt.

Die Messdaten werden auf einen Monitor übertragen, ein Koordinatensystem rechnet Verdrehungsgradzahl gegen Zeit in Sekunden zu einem wogenförmigen Kurvenverlauf.

Auf einem Stuhl mit gepolsterten Armstützen wechseln die Probandinnen alle paar Minuten. Die Versuchsleiterinnen reihen ihre Handgriffe mit fließender Routine: Unterarme mit der Wasserwaage im rechten Winkel ausrichten, Testfelder vor der Armbeuge mit schwarzen Punkten umgrenzen, aus einer Pipette dünne weiße Cremefäden in die Mitte des Punkterechtecks setzen, verstreichen, Überschüsse mit Haushaltspapier aufnehmen.

Nach der dritten Messung nimmt jede Probandin einen durchsichtigen Tiegel mit nach Hause, der statt des Markennamens einen Code aus Ziffern und Buchstaben trägt, dazu ein Merkblatt: zwei Wochen lang täglich morgens und abends cremen, linker Unterarm, übliche Menge. Nach weiteren Messungen im Labor wird sich dann herausstellen, ob Henkel in ein paar Monaten auf die Verpackung den Hinweis „Verbessert nachweislich die Hautelastizität" drucken darf.

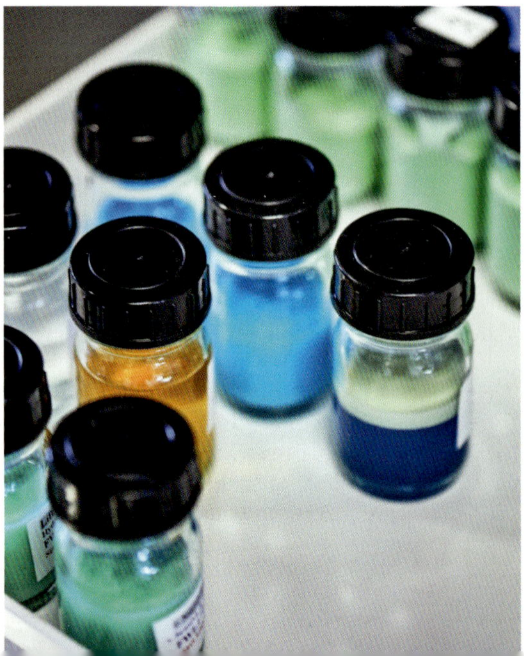

Die Ideen für neue Produkte liefert die Marketingabteilung, die Markt, Konkurrenz, Zeitgeist sondiert. Auch die Anti-Aging-Kosmetik ist Trends unterworfen. Faltenbekämpfung, das ist gerade nicht mehr das einzige Ziel, sagt Claudia Jassoy, die Leiterin der klinischen Studien bei Henkel. Vielmehr gehe es um das Gesamtbild: Auch alternde Haut solle homogen erscheinen, gleichmäßig und möglichst frei von Flecken, Rötungen, trockenen Stellen.

Die Biologin hat ihr gesamtes Berufsleben bei Henkel verbracht. Seit fast 30 Jahren arbeitet sie für den Konzern. Allein mit Kosmetik und Körperpflege setzte der Hersteller im Jahr 2016 mehr als 3,8 Milliarden Euro um.

Cremes, Seren und Gels, die Anzeichen der Hautalterung mildern, reduzieren, verhindern helfen, gehören zu den Bestsellern im Geschäft mit der Schönheitspflege. Jede fünfte Frau in Deutschland benutzt mindestens einmal pro Woche eine Antifaltencreme.

Weltweit lag der Umsatz mit Anti-Aging-Kosmetik 2015 bei rund 100 Milliarden Euro. Dies ist die Königsdisziplin der Kosmetik – hier wird mehr verlangt als ein wenig Verschönerung, Pflege, Wohlfühleffekt.

Anti-Aging ist Krieg, auch rhetorisch. Ein Kampf, geführt mit Faltenkillern und Wunderwaffen, gegen Krähenfüße und Truthahnhälse, gegen schlaffe Wangen, müde Augen, fahle Gesichter.

Auch mit den besten **Inhaltsstoffen** bleiben die **Wirkmöglichkeiten** begrenzt. Zehn Prozent weniger **Faltentiefe** – das gilt schon als gutes Ergebnis

Dermatologisch lässt sich dieser Kampf an zwei Fronten führen. Zum einen geht es um das Blockieren und Hemmen beispielsweise besonders aggressiver Stoffe, die zum Abbau von Kollagenfasern führen, des Stützgerüsts der Haut. Zum anderen sollen die Produkte aktivieren – etwa die Zellteilung oder die Bildung von Kollagen.

Wenn Henkel ein neues Mittel ins Feld schicken will, vergeht von der Idee bis zur Markteinführung im Schnitt ein Jahr.

Neue Mittel sind häufig von der traditionellen Heilkunde inspiriert: Alles, was zur Wundheilung eingesetzt wird, ist auch für die Entwicklung von Anti-Aging-Produkten interessant.

Wirkstoffe und Wirkmechanismen erforscht das Zellkulturlabor von Henkel an Hautresten, die Schönheitskliniken liefern, freiwillig gespendet von Patienten: Operationsabfälle von Bauchdecken- oder Bruststraffungen, aus denen das Labor verschiedene Zelltypen isoliert, sie zu Kolonien heranzüchtet und daraus schließlich eine Art Kunsthaut gewinnt – centstückkleine Scheiben, die in einer rötlichen Nährlösung schwimmen.

An dieser Kunsthaut, mit Cremes bepinselt, zeigt sich: Hat der Wirkstoff, ein Kollagen-Aktivator zum Beispiel, überhaupt einen Effekt? In welcher Konzentration wirkt er am besten? Wachsen die Zellen schneller? Reizt die Creme die Haut?

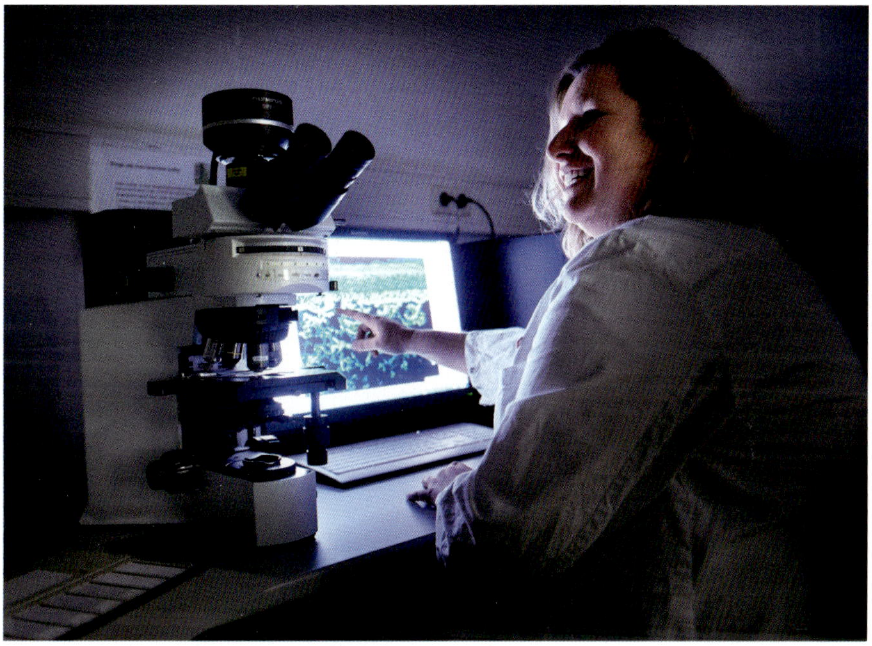

n

Nach sechs bis neun Monaten Produktentwicklung folgen die Lagertests. Zwölf Wochen lang müssen Proben Temperaturen von minus zehn bis plus 40 Grad aushalten. Ein Belastungstest für die Rezeptur: Bleibt die Creme stabil? Bilden sich Ölpfützen oder Schlieren? Ein unangenehmer Geruch? Wird die Creme mit Keimen fertig, wie es sie in jedem Badezimmer gibt?

Gleichzeitig beginnen die Studien mit Versuchspersonen. Die jeweilige Testfrage richtet sich nach dem jeweiligen Marketingkonzept, geprüft wird, was später auf der Verpackung stehen soll – etwa: „In nur zwei Wochen festere und straffere Haut“. Oder: „Aufpolsterung der acht Hautebenen“.

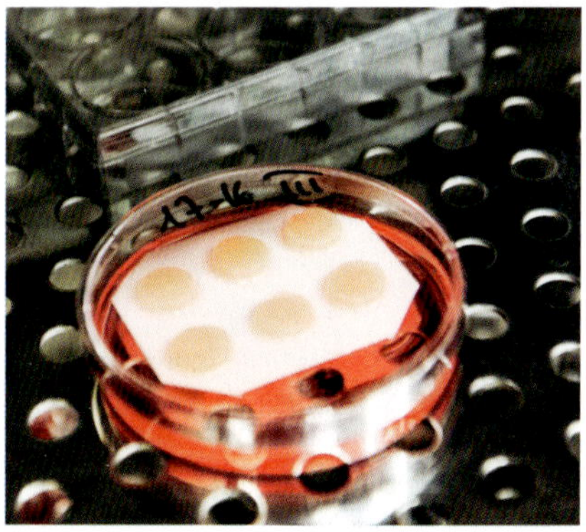

Kleine Scheiben aus Kunsthaut, gewonnen aus Operationsabfällen, offenbaren unter dem Mikroskop, ob ein bestimmter Wirkstoff Effekte zeigt und wie die ausfallen

Die Ergebnisse werden zuweilen mit Laserspektroskopie ermittelt oder mit hochauflösenden Kameras, die die Mikrostruktur der Haut mit allen Falten, Poren, Flecken so detailliert zeigen wie einen persönlichen Fingerabdruck. Manchmal gibt es auch eine Jury aus speziell geschulten Probanden, die Vorher-nachher-Bilder beurteilen.

Die großen Kosmetikhersteller investieren jährlich Hunderte Millionen Euro in Forschung und Entwicklung – und ein Vielfaches in die Vermarktung ihrer Produkte.

Der Weltmarktführer L’Oréal etwa gab im Jahr 2015 für Forschung und Entwicklung 800 Millionen Euro aus – Werbung und Marketing ließ sich der Konzern im gleichen Zeitraum fünf Milliarden Euro kosten.

Ihre Werbeversprechen müssen die Hersteller belegen können, das schreibt die EU-Kosmetikverordnung vor. Unabhängig überprüft werden die Studien, welche die Wirksamkeit der Produkte

Der Erfolg von Anti-Aging-Cremes beruht auch auf **Selbsttäuschung:** Was gut riecht und sich gut anfühlt, muss auch wirken. Die **Hoffnung** siegt

beweisen sollen, allerdings nicht. Viele Firmen setzen entsprechende Studien gleich selbst auf. Es bleibt ihnen überlassen, wie viele Probanden wie lange ein Produkt testen oder auf welche Weise bestimmte Effekte überprüft werden. Und so kann zuweilen schon eine einfache Befragung, in der die Mehrheit der Probanden eine subjektiv empfundene Verbesserung bestätigt, als Wirksamkeitsnachweis gelten.

Klinische Studien mit Kontrollgruppen – wie sie für Arzneimittel gesetzlicher Standard sind – bleiben für Kosmetika dagegen seltene Ausnahme.

u

Um ein Produkt als Anti-Aging-Mittel bewerben zu dürfen, reicht es bereits, dass es einen Lichtschutzfaktor besitzt, also vor UV-Strahlung schützt. Was aber die Wirkung gegen Falten angeht, da gehen die Meinungen auseinander.

Denn was heißt schon Wirksamkeit? Genügt es, wenn die Elastizität messbar zunimmt? Wenn Falten im Mikrometerbereich reduziert werden? Wenn die Haut, manchmal nur für Stunden, praller wird?

Oder müssen diese Veränderungen für jedermann auf den ersten Blick sichtbar und von Dauer sein?

Manche Fachleute stellen bei einigen Mitteln durchaus eine sichtbare Veränderung im Gesicht fest (siehe Interview Seite 96).

Experten der Stiftung Warentest hingegen bewerteten in ihrer jüngsten Studie alle getesteten Antifaltencremes als mangelhaft: Die Prüfer konnten bei den Probandinnen mit bloßem Auge keine Minderung von Falten feststellen.

Ganz anders sahen das freilich viele der Versuchspersonen der Stiftung Warentest. Sie glaubten beim Blick in den Spiegel deutliche Veränderungen zu erkennen. Wer sich regelmäßig pflege, sehe ein Stück weit wohl das, was er sehen *wolle*, stellte die Verbraucherorganisation daraufhin kühl fest. Man könne die Cremes aber natürlich für den Duft kaufen, das Hautgefühl, die Feuchtigkeitsversorgung.

Viel stärker als das Vertrauen in Werbeversprechen steuern vermutlich diese Faktoren den Willen zur Selbsttäuschung, mit dem die Käuferinnen – ob berechtigt oder nicht – an sichtbare Effekte der Kosmetika glauben.

Duft, Hautgefühl, aufwendige Verpackung: Das ganze Drumherum einer Creme ist Teil der Illusion. Was sich gut anfühlt, muss gut wirken. Hoffnung siegt. Geruch, Konsistenz, Optik schlagen bei der Kaufentscheidung alle Wirkformeln.

„Der Duft“, sagt Guylaine Le Loarer, „ist der wichtigste Inhaltsstoff. Gefällt der, wird das Produkt gekauft.“

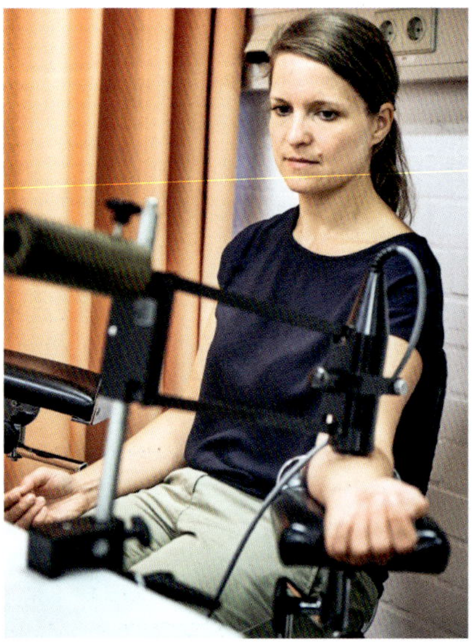

Bevor das Produkt auf den Markt kommt, testen Probandinnen die Wirksamkeit: Wie elastisch zeigt sich die gecremte Haut, wenn das Gerät sie verdreht?

Die Biochemikerin leitet die Forschung und Entwicklung des Naturkosmetikherstellers Börlind in Calw. Die Firmenzentrale des Familienunternehmens liegt am Rande der Kleinstadt bei Stuttgart, hinter dem hauseigenen Garten beginnt der Wald. In der Eingangshalle ein Teich samt künstlichen Flamingos, an der Wand die Porträts der Firmengründer, erfolgreicher Mittelstand. Der familiär geprägte Gegenentwurf zum Großkonzern.

Naturkosmetik ist in Deutschland der größte Wachstumsmarkt der Schönheitspflege. Ähnlich wie die Biolebensmittelbranche profitiert die Naturkosmetik von den Krisen der konventionellen Kosmetikindustrie: Geraten synthetische Inhaltsstoffe wie Mikroplastikpartikel oder die zur Konservierung eingesetzten Parabene in Verdacht, umwelt- oder gesundheitsschädlich zu sein, wechseln viele Käufer zur natürlichen Alternative.

Börlind verkauft mit seinen Produkten auch Überzeugungen: dass die pflanzlichen Rohstoffe aus nachhaltigem Anbau stammen; dass die Firma soziale Projekte in den Anbauländern fördert; dass das Tiefenquellwasser aus eigener Brunnenbohrung stammt.

Den Kampf gegen das biologische Altern aber führen sie auch hier.

g

Guylaine Le Loarer hat in ihren 20 Jahren bei Börlind mehr als 200 Rezepturen entwickelt. Ihr Spezialgebiet sind Algen, etwa Extrakte aus Purpurtang oder Phytoplankton, die häufig auch in Anti-Aging-Produkten zum Einsatz kommen.

In der Entwicklungsphase nimmt sie Produkte oft mit nach Hause, zum Probieren, Prüfen, Experimentieren. Auch fertige Produkte müssen erst den Haustest bestehen: 50 Mitarbeiter vom Außendienst bis zur Geschäftsführung testen Deos, Duschgels, Cremes, ehe externe Prüfinstitute in Studien Verträglichkeit und Wirkung untersuchen.

Ehe sie sich auf Naturkosmetik spezialisierte, arbeitete Guylaine Le Loarer in der konventionellen Kosme-

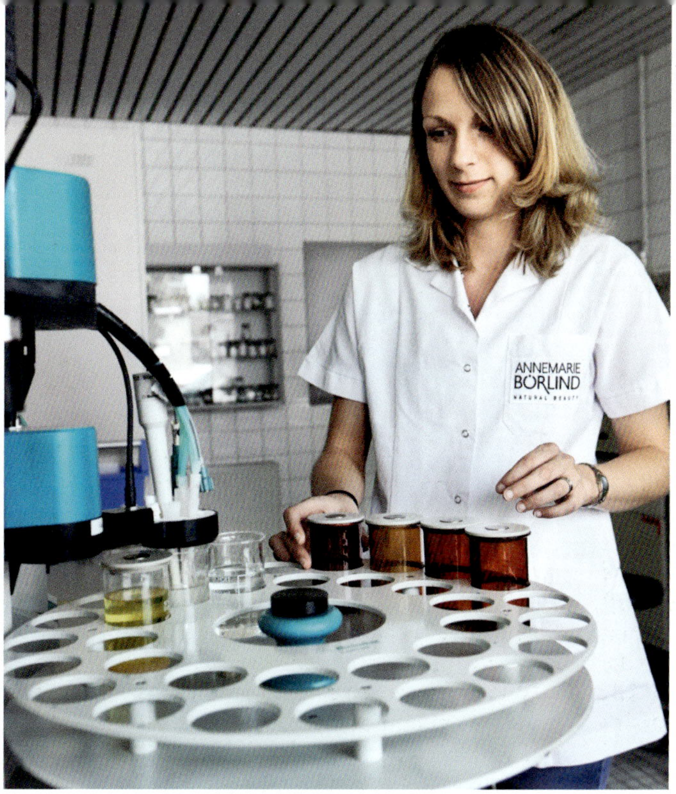

Nur weil eine Creme eine bestimmte Substanz enthält, heißt das noch nicht, dass die auch wirkt. Vielmehr kommt es auf die genaue Dosierung und die Zusammensetzung an

tikindustrie. Der Wechsel machte ihre Arbeit aufwendiger, sagt sie: Ein konventionelles Shampoo könne sie in einer Viertelstunde entwickeln – bei einem Naturkosmetik-Shampoo brauchte sie einst drei Jahre, bis es sich genauso anfühlte, genauso schäumte.

d

Denn Produktentwickler in der Naturkosmetik können auf weitaus weniger Rohstoffe als die Konkurrenz aus der konventionellen Industrie zurückgreifen: Vielleicht ein Zehntel der Zutaten, aus denen sich die konventionelle Kosmetik bedient, dürfen sie in ihren Produkten einsetzen. Auch deshalb, sagt Guylaine Le Loarer, müssen sie sich oft fragen lassen, ob ihre Produkte überhaupt das Gleiche leisten können wie Kosmetika, in denen synthetische Substanzen zu finden sind.

Dabei reicht allein die Tatsache, dass ein bestimmtes Mittel einen bestimmten Wirkstoff enthält, noch lange nicht aus, um überhaupt messbare Effekte zu erzielen.

Ausschlaggebend ist vielmehr die Dosierung, die richtige Konzentration. Und die Zusammensetzung, die entscheidet, ob eine solche Substanz überhaupt in die Hautschicht gelangt, in der sie wirken soll.

Die meisten synthetischen Wirkstoffe lassen sich allerdings durch pflanzliche ersetzen. Das gesichtsglättende Nervengift Botulinumtoxin etwa, das von vielen Ärzten unter die Haut gespritzt wird, hat eine harmlosere Entsprechung in *Zanthoxylum bungeanum*, einer Szechuanpfeffer-Art.

Moleküle aus dieser Pflanze – bei Börlind eingebettet in eine Augen- und Lippenpflegecreme – beeinflussen die Signalleitung von Nervenzellen und entspannen so Muskeln, deren Aktivität Falten in die Haut kerbt.

Oder das Silberohr, *Tremella fuciformis*, auch bekannt als „chinesischer Zitterpilz“: Darin enthaltene Moleküle ähneln denen der Hyaluronsäure, reichern ebenfalls Feuchtigkeit in der Haut an und lassen sie praller erscheinen. „Botanische Hyaluronsäure“ haben Marketingexperten den Wirkstoff denn auch prompt getauft.

Mit Erfolg: Zurzeit verkauft sich nichts besser in der Anti-Aging-Kosmetik, pflanzlich oder nicht.

Dennoch bleiben selbst Produkte, die die besten und begehrtesten Inhaltsstoffe enthalten, in ihrer Wirkung begrenzt. Zehn bis 13 Prozent Verringerung der Faltentiefe, das wäre schon ein gutes Ergebnis, sagt Guylaine Le Loarer. Das ist eine Verbesserung im Mikrometerbereich, mit dem bloßen Auge kaum wahrnehmbar. Machbarkeitsgrenzen, die für natürliche wie für konventionelle Produkte gelten.

Gebe es die Altersanzeichen erst einmal, könnten Kosmetika wenig ausrichten, sagt die Biochemikerin: „Tiefe Falten etwa lassen sich nie mehr vollständig reparieren.“ Die Haut zu schützen, so früh wie möglich, helfe daher besser als alles Cremen im Nachhinein.

Anti-Aging, sagt Guylaine Le Loarer, wird heute ganzheitlicher gesehen: Über den natürlichen Alterungsprozess hinaus rückt der enorme Einfluss von Sonnenlicht, Stress und anderen Umweltfaktoren in den Fokus der Forschung. Selbst Luftverschmutzung kann die Entstehung von Altersflecken begünstigen. Verhindern sollen das spezielle Anti-Pollution-Produkte, die sich wie Schutzfilme auf die Haut legen.

Guylaine Le Loarer selbst hat zuletzt ein Mittel entwickelt, das Schäden durch das Licht von Mobiltelefonen, Laptops, Tablets abwehren soll – ein Gesichtsöl mit einem Extrakt aus der Studentenblume (Tagetes). Der orangegelbe Farbstoff Lutein filtert die Wellenlängen von blauem Licht, die den Zellabbau beschleunigen sollen.

Immer neue Produkte, immer neue Wirkstoffe. Mit jeder neuen Substanz, die sie entdeckt, auf Messen, bei Lieferanten und Scouts, geht die Suche los: nach der richtigen Formel, der passenden Rezeptur. Das macht ihre Arbeit spannend, sagt Guylaine Le Loarer.

Die Suche lässt sie nie los, auch nicht weit weg vom Labor.

Manchmal, wenn sie zu Besuch ist in ihrer französischen Heimat, am Strand steht in der Bretagne, bei Ebbe, wenn sich das Meer kilometerweit zurückgezogen hat, dann schaut sie auf die Algen im Schlick und überlegt: Wie schützen die sich eigentlich vor Wind und Sonne, Regen, Trockenheit?

Vielleicht verbirgt sich irgendwo im Innern eines dieser Gewächse ein Molekül, das sich nutzen lässt.

Als neue Wunderwaffe im Anti-Aging-Krieg. ○

CONSTANZE KINDEL, Jg. 1979, ist Autorin in Remscheid. Der Fotograf **HARDY MÜLLER**, Jg. 1965, machte die Aufnahmen in den Forschungsabteilungen des Henkel-Konzerns und bei Börlind, einem mittelständischen Unternehmen für Naturkosmetik.

Zwischen **Werbung** und **Wirklichkeit**

Die Verpackungen von Duschgels, Cremes und Lotionen tragen oft Aufschriften wie **»hautschonend«**, **»klinisch geprüft«** oder **»nachgewiesener Lifting-Effekt«**. Der Dermatologe Torsten Zuberbier erklärt, was sich hinter solchen Aussagen verbirgt

INTERVIEW: MARIA KIRADY UND CLAUS PETER SIMON

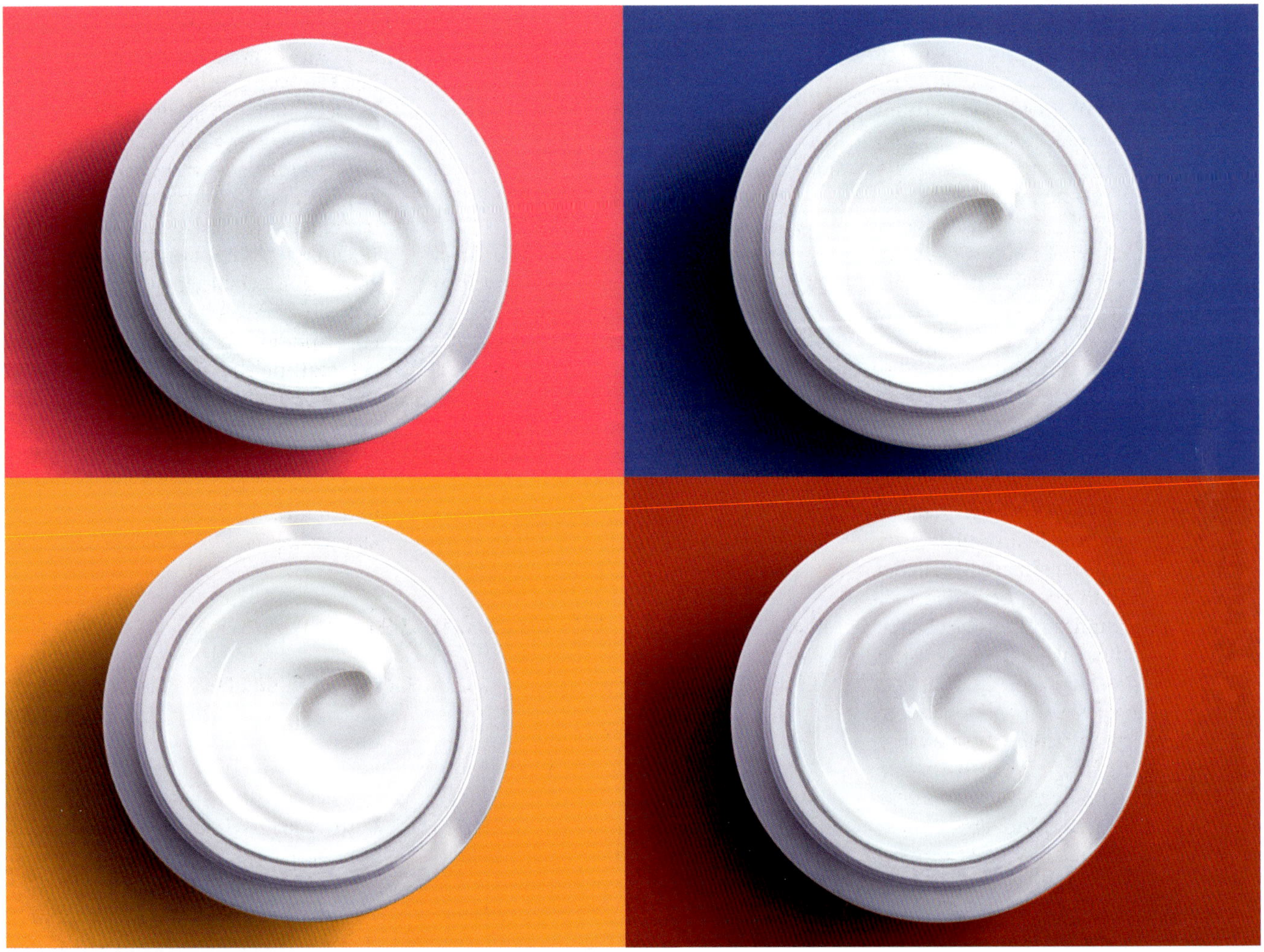

Um aus der **Masse der Kosmetikprodukte** herauszuragen, benutzen Hersteller oft wohlklingende Versprechungen. Nachvollziehbare Belege für solche Werbeaussagen gibt es jedoch längst nicht immer

GEO WISSEN: ***Herr Professor Zuberbier, auf Verpackungen von Cremes und Waschlotionen finden sich häufig Formulierungen wie „klinisch geprüft" oder „dermatologisch geprüft". Was bedeutet das?***

Prof. Dr. Torsten Zuberbier: Das heißt genau genommen erst einmal gar nichts. Es wird nur gesagt, dass dieses oder jenes Produkt geprüft worden ist – nicht aber, welches Ergebnis dabei herausgekommen ist. Theoretisch kann es sein, dass irgendein Hautarzt einige seiner Patienten das Produkt für einige Zeit hat ausprobieren lassen. Damit ist nicht gesagt, ob die das gut gefunden und gut vertragen haben – oder ob umgekehrt vielleicht alle trockene Haut bekommen haben.

Was hoffentlich nicht geschieht.

In der Regel nicht. Zum einen legt die Chemikalienverordnung der EU fest, welche Stoffe überhaupt genutzt werden dürfen – und das schließt zum Beispiel stark hautreizende Stoffe aus. Große Konzerne wie L'Oréal, Henkel, Beiersdorf, Procter & Gamble oder Unilever haben zudem Datenbanken und eigene Labore, mit deren Hilfe sie eine Risikobewertung der Inhaltsstoffe vornehmen.

Sie haben dennoch ein Siegel für Produkte entwickelt, die für Allergiker geeignet sind. Weshalb?

Für die meisten Menschen sind Duftstoffe in Kosmetika völlig unproblematisch. Es gibt aber Frauen und Männer, die auf einzelne Substanzen sehr empfindlich reagieren. Die können sich zwar an der vorgeschriebenen Deklaration aller Inhaltsstoffe orientieren – doch das ist sehr mühsam. Mit unserem Siegel wird den Produkten eine hohe Verträglichkeit bescheinigt: Allergieverursachende Substanzen sind dann zum Großteil durch andere Stoffe ersetzt oder derart niedrig dosiert, dass das Immunsystem darauf nicht reagiert, die Produkte aber dennoch gut riechen. Allergiker müssen daher nicht mehr ausschließlich auf Produkte ohne Duftstoffe zurückgreifen.

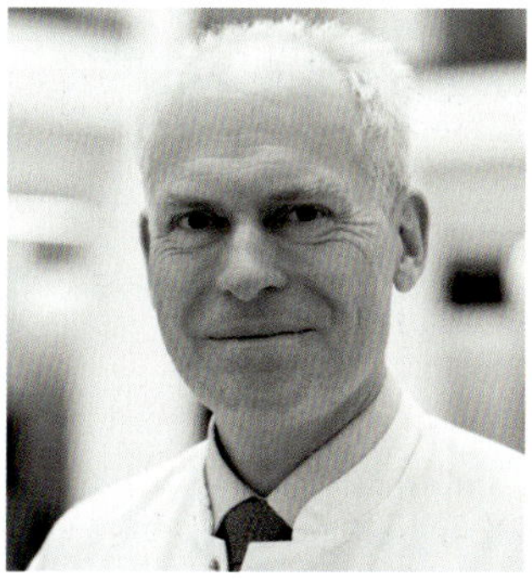

Der Dermatologe Professor Dr. Torsten Zuberbier
ist Leiter des Allergie-Centrums an der Berliner Charité. Die von ihm geleitete Europäische Stiftung für Allergieforschung (ECARF) hat ein Siegel für allergiefreundliche Kosmetika und Waschmittel entwickelt.

Kann man sich auf Aussagen wie „keine Konservierungsstoffe" und „keine Duftstoffe" verlassen, wenn es auf dem Produkt vermerkt ist?

Wenn das so auf der Verpackung angegeben ist, darf das jeweilige Produkt diese Substanzen auch nicht enthalten – wohl aber beispielsweise Alkohol, der zwar offiziell nicht zu den Konservierungsstoffen zählt, aber konservierend wirkt: und zuweilen die Haut reizt. Oder ätherische pflanzliche Öle, die offiziell nicht als Duftstoffe gelten, die aber duften und auch Allergien auslösen können.

Duschgels mit dem Siegel »pH-neutral« sind generell sinnvoll – sie schonen den Säureschutzmantel der Haut

Kosmetika müssen, anders als Medikamente, nicht offiziell zugelassen werden?

Richtig, es gibt keine staatliche Prüfbehörde. Allerdings haben die Hersteller für ihre Produkte zu haften. Große Unternehmen passen in der Regel auf, dass für ihre Mittel keine kritischen Inhaltsstoffe verwendet werden; denn sobald ein Produkt erst einmal in Verruf gerät, kann dies ja das gesamte Unternehmen beschädigen.

Außerdem gibt es die Kosmetikverordnung, die festlegt, dass die Produkte zwei Jahre lang haltbar sein müssen und sich in dieser Zeit keine Keime in ihnen bilden dürfen.

Problematisch ist vielmehr, dass sich im Prinzip jedermann ein Do-it-yourself-Buch kaufen, mit dessen Hilfe Kosmetika anrühren und die dann über das Internet oder auf Flohmärkten verkaufen kann. Da müssen Verbraucher aufpassen, dass sie nicht an den Falschen geraten.

Und was ist Ihrer Meinung nach von Naturkosmetik zu halten?

Naturkosmetik ist, anders als der Begriff vielleicht suggeriert, nicht schlechter und nicht besser als chemische Kosmetik. Die Natur ist ja auch der Ursprung für all jene Stoffe, die wir als Chemikalien nutzen. Und in der Natur finden sich tödliche Gifte genauso wie gesundheitsförderliche Substanzen. Vielmehr besteht ein Problem darin, dass die Naturkosmetik mit Stoffen arbeitet, die sich in der Zusammensetzung von Jahr zu Jahr und von Anbaugebiet zu Anbaugebiet verändern, die womöglich sogar mit Pflanzenschutzmitteln belastet sind. Bei Chemikalien weiß man zumindest genau, mit was man arbeitet.

Wenn die Hersteller von Naturkosmetik gute Ausgangsprodukte verwenden, sind aber natürlich auch die daraus erzeugten Kosmetika in Ordnung.

Duschgels und Lotionen werden oft als „hautschonend" beworben. Was besagt das?

Meist hat der Hersteller dann etwa 20 Versuchspersonen, die nach eigener Einschätzung eine empfindliche Haut haben, das Produkt für einige Zeit anwenden lassen. Die Probanden berichten, wie es ihrer Haut damit geht. Das ist eine sogenannte Anwendungsbeobachtung. Wenn die Testpersonen das Mittel als hautschonend empfinden, dann darf der Hersteller dies auf der Verpackung vermerken. Einen objektiven Maßstab für den Begriff „hautschonend“ gibt es aber nicht.

Kann sich der Verbraucher denn auf die Aussage „pH-neutral“ verlassen, die ebenfalls besagen soll, dass die Haut keinen Schaden erleidet?

Ja, denn der pH-Wert eines Duschgels ist im Zweifelsfall auch messbar. Derartige pH-neutrale Produkte sind generell sinnvoll, denn sie greifen den Säureschutzmantel der Haut nicht an.

Manche Präparate werden angeblich sogar „von Hautärzten empfohlen“, wie es auf der Verpackung heißt. Sind die besser als andere?

Diese Aussage bedeutet nur, dass es mindestens zwei Hautärzte gibt, die das Produkt empfehlen – doch auf welcher Grundlage sie das tun, ist völlig unklar. Meist ist es so, dass die Hersteller einfach 20 Ärzte bitten, das Mittel zu bewerten.

Attribute wie »hautfreundlich« oder »nährt die Haut« sagen wenig aus – es gibt für sie keinen objektiven Maßstab

Was diese Ärzte dann auch honoriert bekommen?

Zumeist ja, aber nicht immer.

Die Hersteller dürfen aber nichts Konkretes behaupten, ohne Belege dafür zu haben – mögen die auch noch so vage sein.

Das ist richtig. Sonst riskiert der Produzent eine Klage, so wie im Fall einer Creme, die angeblich braune Flecken „sichtbar“ reduziert. Denn was heißt das genau: sichtbar für ein menschliches Auge oder sichtbar unter dem Mikroskop? Das hat am Ende ein Gericht zu entscheiden.

Ähnlich könnten Richter darüber befinden, wenn es für ein Haarwuchsmittel heißt, es fördere das Wachstum. Sind da zehn Prozent mehr als normal ausreichend oder 30 Prozent?

Viele Cremes versprechen ja, Falten auf die eine oder andere Weise zu vermindern, wenn nicht sogar verschwinden zu lassen. Glaubt man dagegen manchen Testinstituten, dann bringen all diese Produkte keinerlei sichtbaren Erfolg.

Dies deckt sich nicht mit den Erkenntnissen der Forschung. Es gibt publizierte Versuche mit dreidimensionalen Silikonabgüssen von Gesichtern, die zeigen, dass die kleinen Falten deutlich zurückgehen. Vor 20 Jahren habe ich meinen Studenten noch gesagt, kauft euch die billigste Creme, die Produkte unterscheiden sich alle kaum. Seither hat sich aber sehr viel getan. Man sieht bei guten Cremes heute eine Veränderung im Gesicht, die Haut wirkt insgesamt glatter. Aber natürlich kann ein Kosmetikum nicht tiefe mimische Falten korrigieren.

Wir haben auch die Formulierung „nachgewiesener Lifting-Effekt“ auf einer Verpackung gefunden.

In dem Fall wäre wohl einklagbar, dass das nicht stimmt. Denn der Begriff „Lifting“ wird in der Bevölkerung eindeutig so aufgefasst, dass das Gesicht deutlich gestrafft wird und auch die mimischen Falten verschwinden. Eine Werbeaussage muss von der allgemeinen Bevölkerung oder vom gebildeten Laien verstanden werden.

„Reduziert kleine Falten“, das ist glaubwürdig. Aber einen Lifting-Effekt durch ein Kosmetikum, das gibt es nicht.

Was ist Ihrer Meinung nach von der Aussage „wirkt in tiefen Hautschichten“ zu halten? Das suggeriert zumindest, dass eine solche Creme intensiv auf die Haut einwirkt.

Die Aussage kann durchaus korrekt sein, da Wirkstoffe aus Kosmetika insbesondere über die Haarfollikel durchaus tief eindringen können – nur ist der Begriff „tiefe Hautschicht“ nicht klar definiert.

Dürfen wir Ihnen noch ein paar andere Versprechungen präsentieren? Zum Beispiel diese: „Nachweisliche Verbesserung nach 2 Wochen, Reduzierung der Trockenheit der Haut um 86 %, Quelle: Hautklinik der HSK-Kliniken Wiesbaden, 2008“. Worauf stützt sich so eine Aussage?

Für den Käufer eines solchen Produkts ist diese Information praktisch nicht nachvollziehbar. Es lässt sich nur so viel sagen: Da hat es offenbar im Jahr 2008 eine Studie an dieser Klinik gegeben. Dabei hat man wohl zeigen können, dass bestimmte Messparameter um 86 Prozent reduziert wurden. Es ist allerdings gar nicht allgemein definiert, was genau „Hauttrockenheit“ bedeutet. Insofern hat die Aussage auf der Packung eine gewisse Beliebigkeit, denn einen Normalwert für Hauttrockenheit gibt es nicht.

Und die Formulierung „nährt die Haut“?

Das ist überhaupt nicht definiert – zumal die Haut vor allem über das Blut ernährt wird und nicht von Cremes.

Was halten Sie auf einer Verpackung von dem Hinweis: „For Men“?

Kosmetika können normalerweise jeweils von beiden Geschlechtern genutzt werden. Der größte Unterschied sind oft die für die Mittel verwendeten Duftstoffe.

Und ist der Satz „reinigt die Haut porentief“ genau definiert?

Die Talgdrüsen und die Haut komplett zu entfetten, ist überhaupt nicht sinnvoll, sondern sogar ausgesprochen gefährlich. Das erreichen Sie beispielsweise, wenn Sie sich mit Waschbenzin abreiben. Dann haben Sie wirklich eine porentiefe Reinigung, aber auch eine extrem trockene Haut. Nicht zur Nachahmung empfohlen.

Nutzen Sie selbst Cremes?

Ja, und zwar eine Tagescreme mit Lichtschutzfaktor – denn auf die lange Frist schützt die vor Hautkrebs und Umwelteinflüssen. ○

Methoden für ein **besseres Aussehen**

Botox, Facelift, Peeling und Co.: Viele Verfahren versprechen, Falten zu glätten, das Hautbild zu optimieren oder Narben zu beseitigen. Doch wirken sie tatsächlich? Wie lange hält der Effekt? Und gibt es Risiken? Ein Überblick über die wichtigsten Methoden – bewertet von einem renommierten Experten

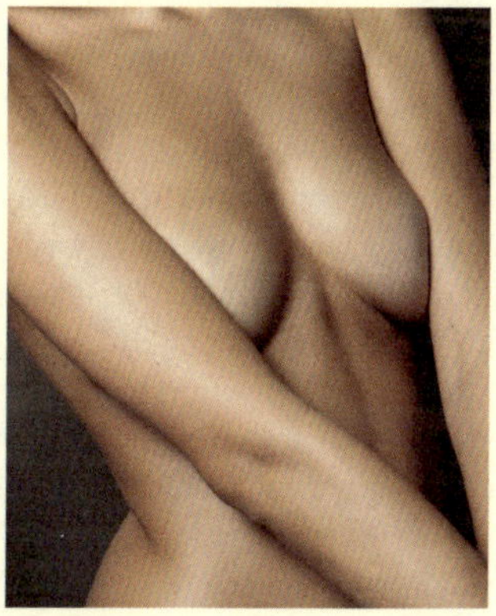

TEXTE: NADJA KATZENBERGER

WISSENSCHAFTLICHE BERATUNG: Prof. Dr. Christian Raulin, Karlsruhe

Die Redaktion weist darauf hin, dass jeder medizinisch nicht notwendige Eingriff ein vermeidbares Gesundheitsrisiko darstellt, weshalb wir niemandem dazu raten möchten. Wer sich dennoch dafür entscheidet, sollte genauestens über Nutzen und Risiken der einzelnen Methoden Bescheid wissen. Die Informationsgrundlage hierfür wollen wir mit diesem Dossier schaffen. Es kann aber nicht die Beratung durch einen Facharzt ersetzen.

Facelift und Lidstraffung

Die straffende Operation

Ein großer Eingriff, der wohlüberlegt sein will

Das Prinzip

Die Gesichtshaut und die Augenlider werden durch eine Operation gestrafft.

Das Versprechen

Ein attraktiveres Erscheinungsbild ohne Schlupflider und Tränensäcke.

Die Methoden

Facelift: Ein Verfahren vor allem bei schlaffer Haut im Gesicht und am Hals, tiefen Falten um den Mund und zu viel Fettgewebe am Kinn. Der Arzt entfernt dabei überschüssige Haut und strafft das Gewebe. Das klassische Facelift kommt frühestens ab dem 50. Lebensjahr infrage. Es erfordert eine zwei- bis fünfstündige Operation, die ein erfahrener Plastischer Chirurg ausführen sollte, damit sich Mimik und Ausdruck des Gesichts nicht grundlegend verändern. Wichtig sind auch ein ausführliches Beratungsgespräch und eine gute Vorbereitung des Eingriffs. So sollten Patienten 14 Tage vorher nicht rauchen und auf Schmerzmittel verzichten. Neben dem großen Facelift gibt es kleinere Eingriffe wie das Lifting des Halses, der Stirn oder der Brauen. Eine weniger invasive Variante ist der Minilift: Dabei wird nur die oberste Hautschicht zwischen Wangen und Schläfen gestrafft. Der Eingriff ist nicht dauerhaft und für eher junge Patienten geeignet.

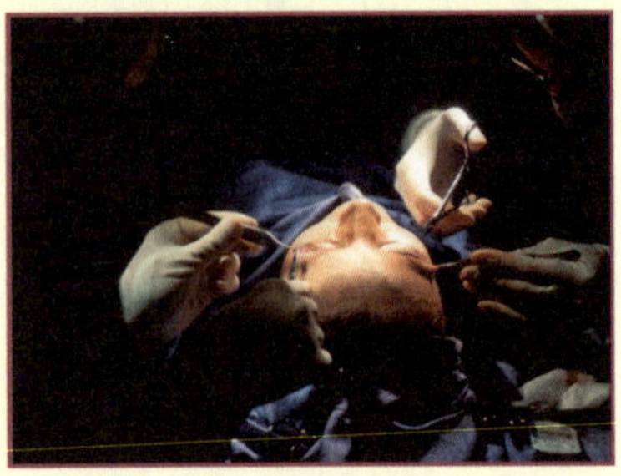

Bei einer Lidstraffung entfernt der Chirurg überschüssige Haut und Muskelgewebe

Lidstraffung: Bei der Operation entfernt ein Plastischer Chirurg, ein Dermatologe oder Augenarzt überschüssige Haut, Fettgewebe und Muskelfasern in der Augengegend. Auf diese Weise können sowohl hängende Oberlider gestrafft werden als auch die Unterlider, in denen sich oft Fettgewebe ansammelt. Pro Lid dauert der Eingriff etwa 30 Minuten. Noch am gleichen Tag wird der Patient nach Hause entlassen.

Die Risiken

Facelift: Es handelt sich um einen Eingriff mit möglichen Nebenwirkungen: Dazu zählen Komplikationen bei der Narkose, die Gefahr von Unverträglichkeiten oder Nachblutungen. Spannungs- und Taubheitsgefühle, Schwellungen und Narben, vorwiegend am Haaransatz oder hinter den Ohren, sind normal. Häufig bleiben Blutergüsse, und es kann zu Infektionen kommen. Es werden Nerven verletzt, und zuweilen bleiben dauerhaft Taubheitsgefühle und Muskellähmungen zurück. Dennoch gilt die Methode als weitgehend sicher, wenn ein erfahrener Operateur sie vornimmt. Erkrankungen wie Adipositas, Diabetes oder Bluthochdruck sowie ein fortgeschrittenes Alter erhöhen das Risiko für Komplikationen.
Lidstraffung: Ein Eingriff für den versierten Arzt, denn es können Infektionen, Blutungen, Blutergüsse und Schwellungen auftreten. Sehr selten kommt es auch vor, dass sich das Auge nicht mehr richtig schließt, da zu viel Haut entfernt wurde.

Haltbarkeit

Facelift: Das Minilift hält meist nur einige Jahre, ein Facelift deutlich länger.
Lidstraffung: meist für zehn Jahre und länger gut, kann wiederholt werden.

Regeneration

Facelift: Patienten bleiben mindestens einen Tag in der Klinik. Anschließend erfolgt für fünf bis sieben Tage die Nachsorge. Danach werden die Operationsfäden gezogen, die Haut schwillt allmählich ab. Insgesamt dauert die Regeneration zwei bis drei Wochen.
Lidstraffung: Anfangs sind Schwellungen und bläuliche Verfärbungen rund um das Auge zu sehen, die gut gekühlt werden müssen. Auf Make-up und Kontaktlinsen ist in den ersten zehn Tagen nach der Operation zu verzichten, auch auf körperliche Anstrengung.

Experten-Urteil

Facelift: Eine umfassende Gesichtsstraffung verändert meist stark das eigene Aussehen. Betroffene sollten sich sicher sein, dass sie dies tatsächlich möchten. Der Eingriff lässt sich nicht rückgängig machen. Zudem handelt es sich um eine große Operation, die nur ein Arzt mit entsprechender Expertise vornehmen sollte.
Lidstraffung: Beim Oberlid ist der Eingriff relativ einfach und sicher. Das Straffen der Unterlider ist schwieriger und mit höheren Risiken verbunden.

Kosten

Facelift: ab 5000 Euro. Der Behandlungsvertrag sollte eventuell notwendige Nachbehandlungen mit einschließen.
Lidstraffung: pro Oberlid ab 1800 Euro, pro Unterlid ab 2500 Euro.

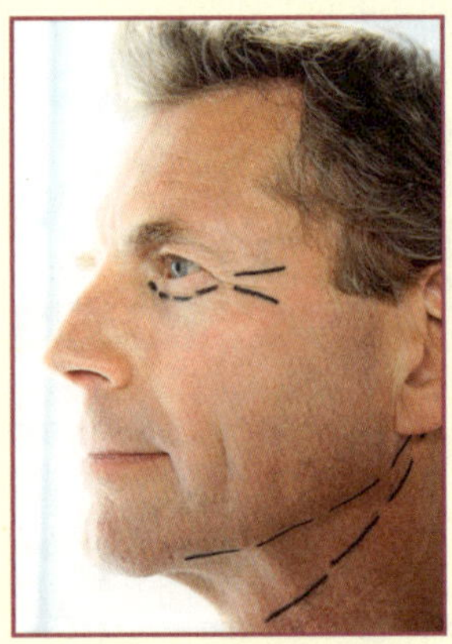

Ein Facelift (oft mit Lidstraffung) erfordert eine mehrstündige Operation bei Vollnarkose

Verankerung im Fettgewebe

Mit selbstauflösenden Fäden zu glatterer Haut

Das Prinzip
Winzige Fäden werden unter die Haut gebracht, um das Gewebe zu straffen.

Das Versprechen
Schnelles, minimalinvasives Faltenlifting für Wangen, Augenbrauen, Mundwinkel, Hals, Dekolleté, Oberarme oder Oberschenkel; im Gesicht vor allem angewendet, wenn die Haut erschlafft ist, es für ein klassisches Facelift aber noch zu früh ist.

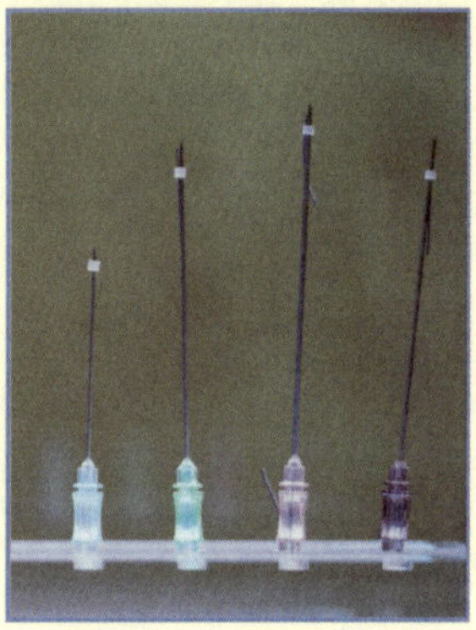

Mit feinen Nadeln werden die Fäden in die Unterhaut eingeschoben

Die Methode
Die Operateure setzen Fäden ein, die sich nach einigen Monaten zersetzen. Sie werden ambulant bei lokaler Betäubung mit Widerhäkchen im Unterhautfettgewebe verankert und ziehen die Haut sofort sichtbar straff. Zudem soll sich durch die Behandlung das Bindegewebe festigen und neues Kollagen bilden, sodass die Straffung auch nach Auflösung der Fäden anhält. Das Fadenlifting ist kombinierbar mit anderen Behandlungen wie Botox-Spritzen, Filler-Injektionen, Lasertherapie oder Mikrodermabrasion.

Die Risiken
Blutergüsse an der Einstichstelle sind normal, mitunter kommt es auch zur vorübergehenden Deformierung der Haut, insbesondere beim Anspannen der Muskulatur. Meist verschwinden diese Nebenwirkungen von selbst, mitunter müssen die Fäden wieder entfernt werden. Um das Infektionsrisiko zu minimieren, empfehlen manche Ärzte, vorbeugend Antibiotika einzunehmen – diese Praxis ist aber umstritten. Aktuelle Studien stufen das Fadenlifting als relativ sicher ein, allerdings fehlen Langzeitergebnisse hinsichtlich der Wirkungen und Nebenwirkungen.

Haltbarkeit
Je nach Material halten die Fäden sechs Monate bis zwei Jahre. In Einzelfällen bleibt die Straffung noch ein bis zwei Jahre länger bestehen.

Regeneration
Nach ein bis zwei Tagen, bei aufwendigeren Eingriffen nach vier bis sieben Tagen. Die ersten zwei Wochen nach dem Eingriff sollte man ausgeprägte Mimik, Gesichtsmassagen und Sport vermeiden, damit die Fäden nicht verrutschen, bevor sie ausreichend mit dem Gewebe verwachsen sind.

Experten-Urteil
Es handelt sich um eine junge Methode, die offensiv vermarktet wird. Interessenten sollten noch abwarten, wie sie sich in den nächsten Jahren entwickelt. Sehr bedenklich ist, dass nicht nur Ärzte, sondern auch Heilpraktiker das Fadenlifting anwenden dürfen. Viele Kosmetiker haben allein deshalb eine Heilpraktikerausbildung absolviert, um invasive Eingriffe wie Fadenlifting oder Filler-Injektionen durchführen zu können. Diese sollten aber Dermatologen oder Plastischen Chirurgen vorbehalten bleiben, die dank genauer Kenntnis der anatomischen Strukturen Behandlungsfehler minimieren können.

Kosten
Ab 1200 Euro, je nach Aufwand und Anbieter.

Für Problemzonen

Hilfe bei »Reiterhosen«

Das Prinzip
Störendes Fett wird abgesaugt.

Das Versprechen
Entfernung von Fettpolstern an Schenkeln, Bauch, Gesäß, Hüfte, Hals, Kinn.

Die Methode
Behandelt werden fast alle Körperteile. Am verbreitetsten ist die Tumeszenz-Lokalanästhesie. Dabei spritzt der Arzt eine Flüssigkeit, die das betroffene Gewebe so betäubt, dass der Eingriff ambulant stattfinden kann. Zudem umspült die Substanz die Fettzellen, weicht sie gewissermaßen ein. Andere Verfahren setzen auf Ultraschall, Wasserstrahlen, Laser oder Radiowellen, um die Fettzellen zu lösen. Eine Liposuktion dauert zwischen 20 Minuten und drei Stunden.

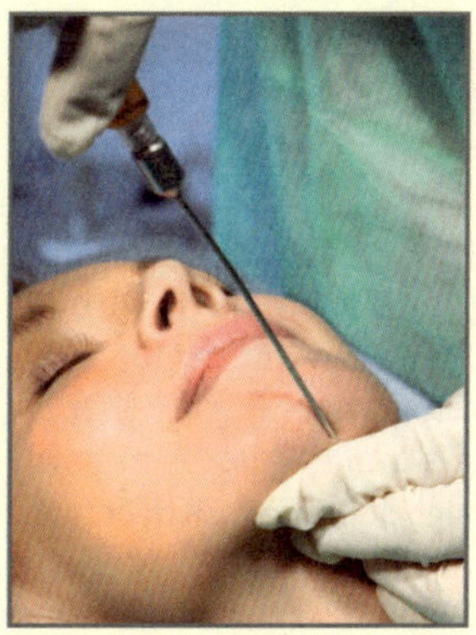

Das Absaugen mittels Kanüle ist effektiv, aber Fettzellen können sich neu bilden

Die Risiken
Schwellungen, Nachblutungen oder Blutergüsse sind normal, ebenso Kreislaufprobleme für einige Tage. Größere Komplikationen wie Infektionen sind selten. Bereits während der Fettabsaugung können Taubheitsgefühle oder Unverträglichkeitsreaktionen wie Juckreiz, Übelkeit oder Ausschlag auftreten. Auch seltene, schwere Komplikationen

Fettabsaugung

wie Thrombosen, Embolien, Blutvergiftungen und Schocksymptome bis hin zu Todesfällen sind dokumentiert.

Haltbarkeit
Dauerhaft – bei gesundem Lebensstil. Aber: Fettzellen können sich neu bilden, dann meist anderswo am Körper.

Regeneration
Nach zwei Tagen bis zwei Wochen, abhängig von der abgesaugten Fettmenge sowie dem Ort des Eingriffs. Etwa ein bis zwei Tage braucht der Körper, um die eingespritzten Substanzen abzubauen. Auf Sport sollte man in den ersten vier bis sechs Wochen verzichten. Bei einer größeren Liposuktion an Bauch, Beinen oder Po muss der Betreffende für mehrere Wochen ein fest sitzendes Mieder tragen.

Experten-Urteil
Die Liposuktion ist insbesondere für Körperregionen geeignet, an denen man mit anderen Mitteln nicht abnehmen kann. Dazu zählen beispielsweise die „Reiterhosen" an den Oberschenkeln. Auch wenn es zur Einlagerung von Flüssigkeit im Fettgewebe kommt, ist Absaugung eine gute Methode. Ein verantwortungsvoller Arzt wird jedoch nicht alle denkbaren Körperstellen absaugen. Die Methode ist effektiv, kann aber keine Diät ersetzen. Bei Verfahren mit örtlicher Betäubung fallen die Risiken der Vollnarkose weg, der Patient kann sich zudem während der Operation bewegen, was dem Chirurgen hilft, das Ergebnis besser zu beurteilen. Das Risiko unebener Haut nach dem Eingriff ist eher abhängig von der Erfahrung und Vorgehensweise des Therapeuten, weniger von der jeweiligen Methode.

Kosten
Zwischen 1000 Euro (Eingriffe an Hals und Kinn) und mehr als 10 000 Euro. Bei Vollnarkose in einer Klinik kommen weitere Kosten hinzu.

Injektionslipolyse

Die »Fett-weg-Spritze«

Wird oft mit Botox kombiniert

Das Prinzip
Spezielle Substanzen, die Fettzellen auflösen, werden in die Unterhaut gespritzt.

Das Versprechen
Beseitigung kleiner Fettpölsterchen an Kinn, Wangen oder Hals ohne Fettabsaugung.

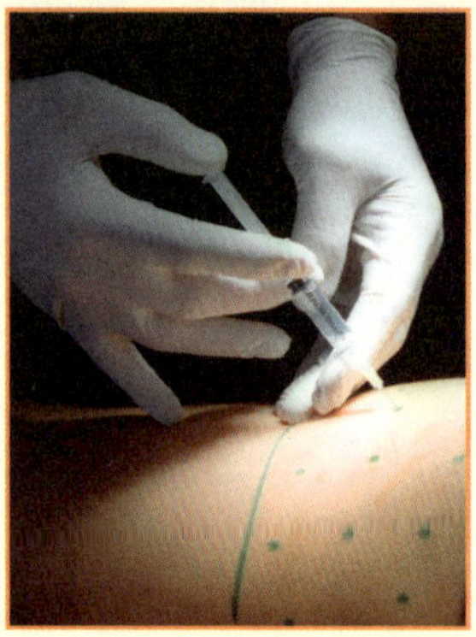

Sichtbare Ergebnisse der »Fett-weg-Spritze« zeigen sich erst nach Wochen

Die Methode
Bei dem auch als „Fett-weg-Spritze" bekannten Verfahren injiziert der Arzt eine Phospholipid-Mischung (die unter anderem Substanzen aus der Sojapflanze enthält) in die Unterhaut. Diese soll die Membran der Fettzellen zerstören und sie dadurch auflösen; die Überreste werden anschließend über die Blutbahn zur Leber transportiert und dort abgebaut. Nach Angabe der Anwender sind Umfangsreduktionen von zwei bis vier Zentimetern an den behandelten Körperregionen möglich.

Die Risiken
Bei der Behandlung werden oft Substanzen eingesetzt, die zwar für bestimmte Zwecke erlaubt sind (etwa gegen Fettembolien, also Fettpfröpfchen in der Blutbahn), aber nicht ausdrücklich für die Injektionslipolyse (sie dürfen aber im Rahmen einer sogenannten Off-Label-Nutzung verwendet werden). Eine Aufklärung des Patienten ist daher umso wichtiger. Nach der Prozedur kann es zu Rötungen, Schwellungen, leichten Schmerzen, Juckreiz, blauen Flecken und – sehr selten – zu Blutdruckabfall oder Schwindel kommen. Wichtig ist, dass keine Allergien oder Kreuzallergien gegen das benutzte Mittel bestehen. Die Anwendung sollte nach den Standards der Ärztevereinigung „Netzwerk-Lipolyse" erfolgen, die etwa davon abrät, Tränensäcke mit dieser Methode zu behandeln. Die Injektionslipolyse ist zudem nicht zum Abnehmen oder für größere Fettansammlungen, etwa am Bauch, geeignet.

Haltbarkeit
Dauerhafte Fettreduktion, es sind jedoch meist drei bis fünf Sitzungen nötig. Sichtbare Ergebnisse zeigen sich erst nach etwa zwei Monaten.

Regeneration
Nach zwei bis drei Tagen; anfangs kommt es zu einer leichten Schwellung und entzündlichen Rötung, die nach etwa zehn Tagen abklingt.

Experten-Urteil
Die Methode ist unter Dermatologen und auch in der Plastischen Chirurgie sehr verbreitet und anerkannt; einige der „off label" genutzten Präparate befinden sich derzeit in der Zulassungsphase. Das Verfahren eignet sich besonders gut für kleine Areale, etwa Fettansammlungen unter dem Kinn, am Halsübergang und an den Wangen. Es lässt sich gut mit einem Filler oder Botulinumtoxin kombinieren, von dem man dann weniger braucht. Auch Lipome (gutartige Fettgeschwülste unter der Haut) lassen sich damit behandeln oder zumindest meist verkleinern.

Kosten
Ab 150 Euro pro Sitzung.

Lichtblitze zur Haarentfernung

Wirksam, aber zeitaufwendig

Das Prinzip
Lichtimpulse sollen störende Hautstrukturen beseitigen und die Kollagen-Neubildung anregen.

Das Versprechen
Dauerhafte Haarentfernung, Beseitigung von Gefäßveränderungen und störenden Pigmenten, Faltenreduktion.

Die Methode
IPL („Intense Pulsed Light") setzt auf hochenergetische Lichtpulse von speziellen Blitzlampen, die der Anwender auf die Haut aufsetzt, um Haarwurzeln oder unerwünschte Gefäße durch Hitze zu zerstören. Falten sollen ebenfalls gemindert werden.

Die Risiken
Die Geräte sind relativ leicht anzuwenden, weshalb auch Kosmetikstudios das Verfahren anbieten. Dort kommt es aber erheblich häufiger als im Rahmen einer Behandlung beim Facharzt zu Blasen, Krusten oder Verbrennungen mit oft dauerhafter Narbenbildung. Wird durch unsachgemäßes Vorgehen versehentlich ein bösartiges Muttermal gereizt, besteht die Gefahr, dass ein Tumor nicht mehr gut diagnostiziert werden kann oder die Bösartigkeit überhaupt erst ausgelöst wird. Geräte für den Heimgebrauch sind wenig wirksam – die Strahlenschutzkommission hält sie zudem für bedenklich.

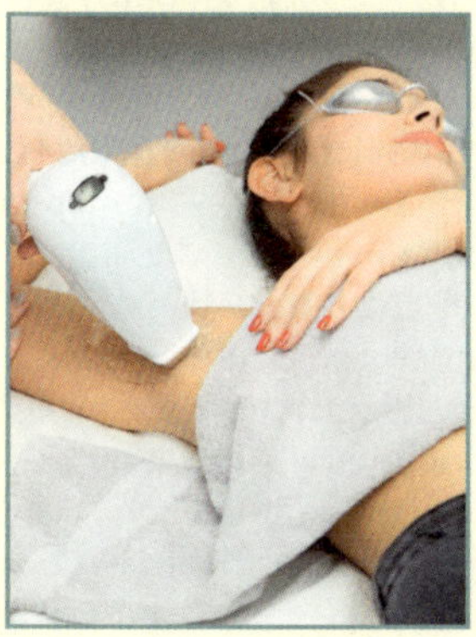

Von einem Mediziner angewendet, sind Blitzlampen sicher und effektiv

Haltbarkeit
Effektiv sind die Geräte vor allem bei der Haarentfernung. Allerdings sind viele Sitzungen notwendig. Je dunkler und dicker das Haar und je heller die Haut, desto besser wirkt die Methode.

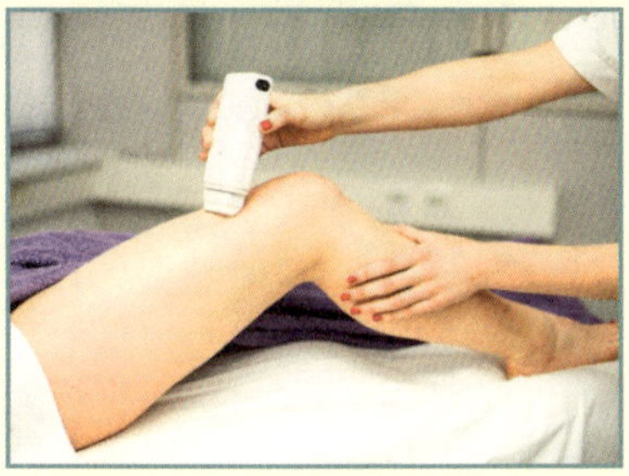

Die IPL-Technik ist für größere Flächen geeignet, vor allem zur Haarentfernung

Regeneration
Leichte Schwellungen oder Rötungen können bis zu 72 Stunden anhalten.

Experten-Urteil
IPL-Geräte sind sicher und effektiv, aber nur bei Gebrauch durch den Arzt. Von der Behandlung in einem Kosmetik- oder Haarstudio ist abzuraten, da dort nicht für das notwendige Fachwissen garantiert werden kann. Gegen Falten sind Blitzlampen wirkungslos. Gut behandeln lassen sich manche Pigmentstörungen und Flecken, ebenso Gefäßveränderungen im Gesicht und am Hals. Für Besenreiser eignet sich die Methode nicht – bei falscher Anwendung drohen schwere Nebenwirkungen.

Kosten
Ab 100 Euro zur Haarentfernung an den Rändern der Bikinizone; 150 Euro für die Haarentfernung im Gesicht.

Kälte gegen Fett

Kleine Polster loswerden

Das Prinzip
Fettzellen werden durch Kälte zerstört.

Das Versprechen
Reduktion von Fettpolstern an Kinn, Oberarmen, Oberschenkeln und Brust.

Die Methode
Die Hautbereiche werden unter Vakuum angesaugt und für ein bis zwei Stunden gekühlt. Die Kälte zerstört die Fettzellen und soll in manchen Fällen zugleich die Haut straffen. Geeignet ist die Methode für klar abgegrenzte Fettpolster. In der Regel sind mehrere Sitzungen nötig. Erste Ergebnisse zeigen sich nach drei Wochen, der vollständige Effekt erst nach drei Monaten.

Die Risiken
Die Kühlung kann zu Erfrierungen führen. Mitunter bleiben Einsenkungen oder Dellen zurück.

Haltbarkeit
Die Anbieter versprechen dauerhaftes Verschwinden der Fettpolster. Langzeituntersuchungen existieren aber nicht.

Regeneration
Durch das Ansaugen bilden sich Blutergüsse, Verhärtungen oder Schwellungen. Die behandelte Stelle schmerzt für einige Zeit.

Experten-Urteil
Solange Langzeituntersuchungen fehlen, sollten Interessierte abwarten. Zudem ist noch nicht klar, welche Fettpolster gut auf die Kryolipolyse ansprechen und welche nicht. In jedem Fall sind die Ergebnisse gerade bei größeren Fettdepots nicht mit einer Fettabsaugung vergleichbar; dafür ist die Methode weniger invasiv. Sie eignet sich aber nicht zur Gewichtsabnahme: Denn ohne Ernährungsumstellung lagert sich das Fett anderswo an.

Kosten
Ab 500 Euro.

Kryotherapie

Die Schockfrostung

Flüssiger Stickstoff als Heilmittel

Das Prinzip

Hautgewebe wird durch Einfrieren lokal zerstört und wächst glatt wieder nach. Bei der Ganzkörper-Kryotherapie wird die gesamte Hautoberfläche stark gekühlt.

Das Versprechen

Minderung von Akne-Narben, Narbenwucherungen, Warzen, kindlichen Blutschwämmchen und Hautkrebsvorstufen. Verbesserung des Hautbilds.

Die Methode

Die entsprechende Stelle wird für einige Sekunden mit flüssigem Stickstoff behandelt. Durch diese Schockfrostung stirbt das Gewebe ab, und in der Folge erneuert sich die Haut. Meist sind drei bis sechs Sitzungen nötig. Gegen Akne-Narben und Narbenwucherungen wird die Kryotherapie häufig zusammen mit einer Kortisonbehandlung angewandt, um einen besseren Effekt zu erreichen und um den oftmals gleichzeitig bestehenden Juckreiz zu minimieren.

Die Risiken

Der offiziellen Behandlungsleitlinie zufolge ist die Kryotherapie gut etabliert und sicher. Normale, vorübergehende Nebenwirkungen der Behandlung sind Rötungen, Schwellungen, Blasenbildung, Krusten oder Pigmentstörungen.

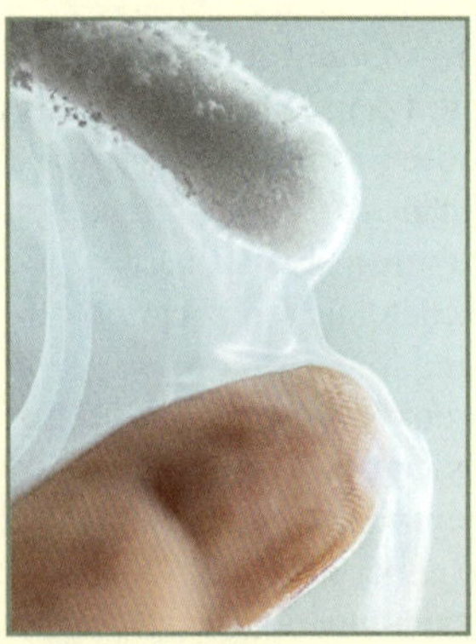

Eine Vereisung mit flüssigem Stickstoff lässt Warzen absterben

Haltbarkeit

Die Entfernung ist nachhaltig und sehr effizient. Die Wirkung der Ganzkörper-Kryotherapie ist allerdings noch wenig erforscht.

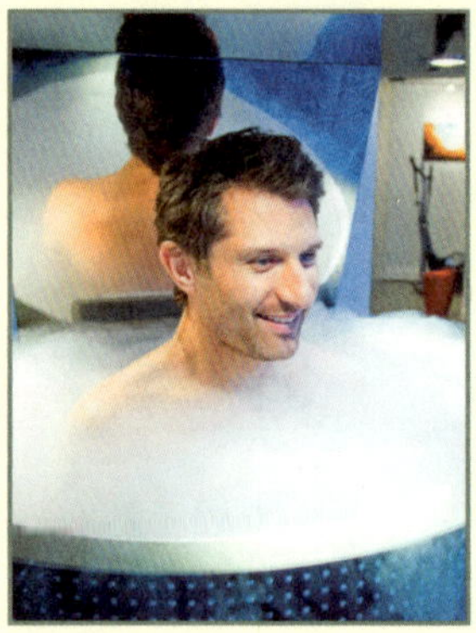

Die Ganzkörper-Kryotherapie soll das Hautbild verschönern und Akne mindern

Regeneration

Durch die Vereisung entsteht eine Wunde. Bis diese vollständig geheilt ist, dauert es zwei bis drei Wochen.

Experten-Urteil

Die Kryotherapie ist eine einfache, effektive und kostengünstige Methode von hohem Stellenwert in der Narbentherapie, die jeder erfahrene Hautarzt vornehmen kann. Am besten eignet sie sich für überstehende Narben und Narbenwucherungen, beispielsweise nach einer Operation oder einem Unfall. Bei eingesunkenen Narben, wie sie etwa bei Akne vorkommen, bringt die fraktionierte Laserbehandlung hingegen bessere Ergebnisse.

Kosten

Meist eine Leistung der gesetzlichen Krankenkassen; sonst ab 100 Euro.

Lasern

Die Kraft des Lichts

Wenn Strahlen Falten glätten

Das Prinzip

Laser zerstören gezielt bestimmte Hautstrukturen, um sie zu entfernen oder eine Neubildung der Haut anzuregen.

Das Versprechen

Falten und Narben glätten; Pigmentflecken, Pigmentmale, Äderchen, Rötungen, Haare und Tattoos beseitigen.

Die Methoden

Bereits seit den 1980er Jahren werden monochromatische Lichtstrahlen (Laser) zur Behandlung eingesetzt. Wie tief das Licht eindringt, hängt vom Gerätetyp, der Pulsdauer und der Wellenlänge des Laserlichts ab. Es werden zwei Arten unterschieden:

Ablative (abtragende) Laser zerstören die oberen Hautschichten. Es entsteht eine Verletzung, und die Haut erneuert sich. Die Methode ist invasiv und soll gerade deshalb Narben und Falten glätten und restrukturieren. Zu den gängigen Geräten zählen der Er:YAG-Laser und der Kohlendioxid-Laser. Eine Variante ist die fraktionierte Laserbehandlung. Dabei wird nicht die gesamte betroffene Fläche bestrahlt, sondern eine große Zahl winziger Laserpunkte dringt über einen Scanner in das Gewebe ein. So erholt sich die Haut schneller, und der Eingriff ist weniger belastend. Der Er:YAG-Laser eignet sich etwa für leicht erhöhte Flecke und pigmentlose Muttermale.

Nicht-ablative Laser: Deren energiereiche Strahlen dringen in die Haut ein und werden dort von Pigmenten oder Gefäßen absorbiert, die sich dadurch erhitzen. Auf diese Weise lassen sich beispielsweise Tattoos, dunkle Haarwurzeln, Pigmentmale, Pigmentflecken oder sichtbare Äderchen entfernen. Auch Blutschwämmchen, Feuermale oder juckende Narben lassen sich so therapieren. Generell gilt: Je größer der Farbkontrast zwischen der zu behandelnden Stelle und der umgebenden Haut, desto besser ist das Ergebnis. Abhängig vom Behandlungsziel und der Ausstattung der Praxis kommen unterschiedliche Geräte zum Einsatz. Zu den gängigsten gehören: Farbstofflaser, Rubinlaser, Alexandritlaser, Nd:YAG-Laser, KTP-Laser, Excimer-Laser, Diodenlaser.

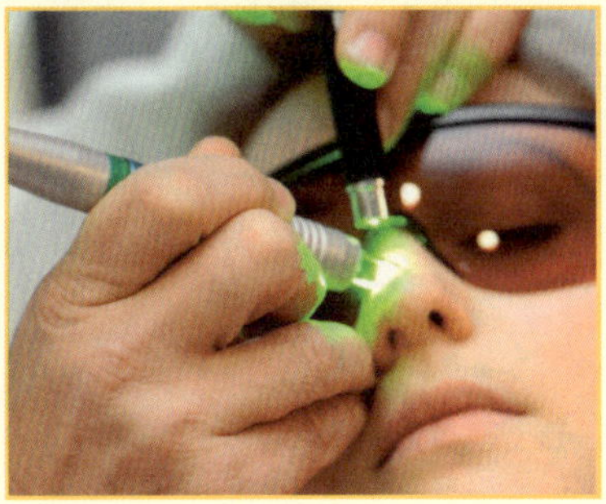

Geweitete Blutgefäße an der Nase lassen sich mit Laserlicht dauerhaft beseitigen

Die Risiken

Experten raten davon ab, Pigmentmale ohne dermatologische Begutachtung per Laser zu behandeln – durch die Entfernung des Mals kann es vorkommen, dass Hautkrebs nicht oder zu spät erkannt wird, weil dann keine Diagnose mehr möglich ist. Die Risiken steigen, wenn der Anwender nur geringe hautärztliche Fachkenntnisse und wenig lasertherapeutische Erfahrung hat. Wer einen Laser einsetzt, muss in Deutschland außer einem Laserschutzkurs keine weitere Qualifikation vorweisen. Daher dürfen auch Kosmetikstudios und ungelernte Hilfskräfte nach einem sechs- bis achtstündigen Workshop Lasertherapien anbieten. Vertrauenswürdig sind Dermatologen oder andere Fachgruppen, die nach den Leitlinien der Deutschen Dermatologischen Lasergesellschaft und der Arbeitsgemeinschaft Dermatologische Lasertherapie arbeiten. Gute Therapeuten bieten in bestimmten Fällen oder auf Wunsch immer eine Probebehandlung an, um Risiken rechtzeitig zu erkennen und Nebenwirkungen vorzubeugen. Vor der Behandlung sollte die umliegende Haut möglichst wenig gebräunt sein, da die hauteigenen Pigmente das Laserlicht absorbieren und die dadurch entstehende Hitze gesundes Gewebe schädigen kann. Auch nach der Behandlung sollten Patienten unbedingt für einige Wochen auf einen starken Sonnenschutz achten.

Ablative Laser: Die Geräte sind so ausgestattet, dass die Haut während der Behandlung gekühlt wird. Das schützt vor Verbrennungen. Erosionen, Krusten und Abschuppungen der behandelten Areale sind für eine Dauer von bis zu einer Woche normal. Zudem kann es bei der Entfernung von Narben, Falten und Hauterhabenheiten zu Wundheilungsstörungen, Pigmentstörungen (vor allem bei dunklen Hauttypen) oder Infektionen kommen. Die Behandlung selbst schmerzt nicht, weil die Haut mit einer Creme oder per Injektion betäubt wird. Da sie aber einige Zeit brennt, braucht man eventuell ein Schmerzmittel.

Nicht-ablative Laser: Nach der Behandlung von Pigmentflecken, Äderchen oder Tattoos sind Bläschen, Rötungen, Schwellungen, blaue Flecken und leichte Krustenbildung normal. Bei der Tattoo-Beseitigung kommt es durch den Abbau der Farben gelegentlich zu allergischen Reaktionen.

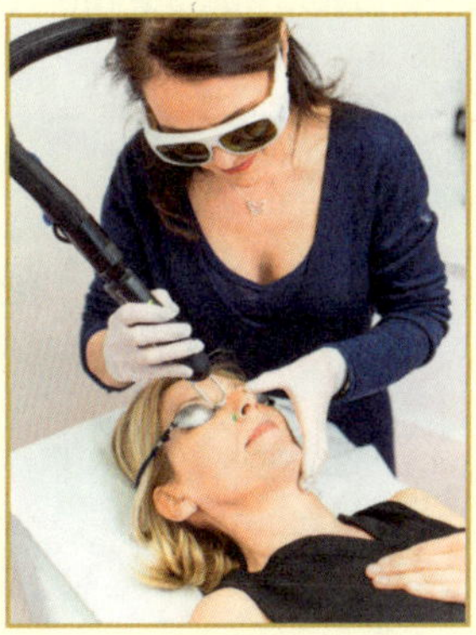

Laser werden auch bei Hautrötungen durch Rosazea erfolgreich eingesetzt

Haltbarkeit

Ablative Laser: Narben bleiben glatt; Falten verringern sich, bilden sich aber im Rahmen des normalen Altersprozesses der Haut erneut; dann kann die Behandlung wiederholt werden.

Nicht-ablative Laser: Tattoos sind nach der Lasertherapie in der Regel nicht oder kaum mehr zu sehen – die richtige Vorgehensweise vorausgesetzt. Altersflecken oder starke Pigmentierungen können (insbesondere auch an anderen Stellen) wieder auftreten, wenn die Haut intensiver Sonne ausgesetzt ist. Auch ein gutartiges Muttermal kann wiederkommen, sofern es tiefe Wurzeln hat. Haare lassen sich meist restlos entfernen. Dazu bedarf es allerdings rund zehn Sitzungen. Die besten Ergebnisse lassen sich bei dunklen, stark pigmentierten Haaren erzielen, die das Laserlicht besonders gut absorbieren. Auch störende Äderchen oder flächige Hautrötungen bei Rosazea verschwinden nach einigen Sitzungen dauerhaft.

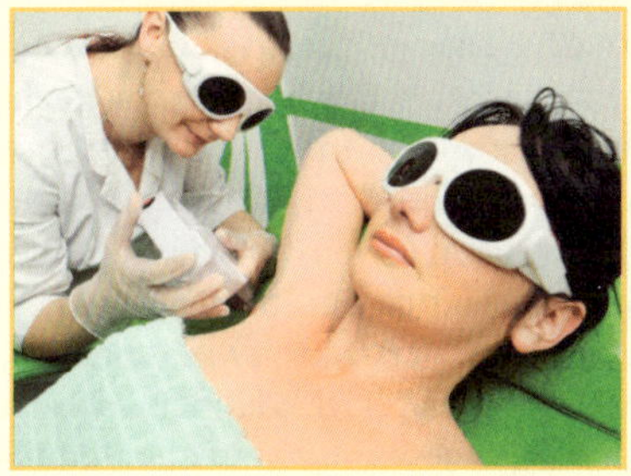

Bei jeder Laserbehandlung – hier gegen Achselhaare – gilt es die Augen zu schützen

Regeneration

Ablative Laser: Früher war ein großer Eingriff unter Vollnarkose mit langen Ausfallzeiten üblich – heute findet die

Lasern

Therapie ambulant statt. Die Haut braucht nach einer Falten- oder Narbenbehandlung etwa fünf Tage, um sich zu regenerieren.
Nicht-ablative Laser: Nach einer Tattoo- oder Haarentfernung sofort, nach einer Gefäßbehandlung bleiben für einige Tage blaue Flecke. Nach einer Muttermal- oder Pigmentfleckenentfernung muss bis zu eine Woche ein Pflaster oder Verband getragen werden.

Experten-Urteil

Ablative Laser: Relativ sicher und effektiv bei allen erhabenen Hauterscheinungen wie Narben, Falten oder Warzen, außerdem bei sogenannten Alterswarzen (seborrhoische Keratose). Wer die Haut allerdings zu stark abträgt, provoziert Nebenwirkungen. Die fraktionierten Laser kommen vor allem zur Hauterneuerung bei Falten und im Rahmen der photodynamischen Therapie des oberflächlichen weißen Hautkrebses zum Einsatz, aber auch bei schwierigen Entfernungen von Tattoos.
Nicht-ablative Laser: Bei Pigmentflecken, Tätowierungen und Rötungen erzielen die Laser sehr gute Ergebnisse. Für Besenreiser an den Beinen sind sie dagegen nicht besonders geeignet – eine Verödung ist viel effektiver. Gegen Haare ist die Methode jedoch ebenfalls hochwirksam. Allerdings kann es in seltenen Fällen passieren, dass sie nicht anschlägt. Daher sollten Interessenten immer eine Probebehandlung vereinbaren.

Kosten

Ablative Laser: Faltenbehandlung im gesamten Gesicht bis zu 2000 Euro.
Nicht-ablative Laser: Behandlung von Äderchen und Pigmentflecken ab 80 Euro. Haarbeseitigung ab 100 Euro pro Sitzung. Die Entfernung eines Muttermals kostet ab 350 Euro, die eines handflächengroßen Tattoos zwischen 100 und 200 Euro pro Sitzung – für die vollständige Beseitigung sind nicht selten zehn oder mehr Termine nötig.

Mikrodermabrasion

Die Zellerneuerung anregen

Mikrokristalle schleifen die Haut ab

Das Prinzip

Hautunebenheiten werden mittels Partikelstrahler weggeraspelt.

Das Versprechen

Abflachen oberflächlicher Narben; Entfernen von Falten, Lichtschäden, Verhornungen; Verfeinern großer Poren.

Die Methode

Bei der Mikrodermabrasion bläst ein Gerät Mikrokristalle auf die Haut (alternativ kann ein diamentbesetzter Stift eingesetzt werden). Die Körnchen tragen die oberste Schicht der Epidermis ab und sollen so die Zellerneuerung anregen, die Durchblutung erhöhen und die Bildung von Kollagen stimulieren. Zudem soll die gesamte Epidermis durchlässiger und somit empfänglicher für Wirkstoffe oder Peeling-Substanzen werden. Vor allem in der Akne-Therapie wird die Mikrodermabrasion häufig mit anderen Methoden, etwa chemischen Peelings, kombiniert. Viele Kosmetikstudios bieten die Behandlung an, es gibt aber auch Geräte für den Hausgebrauch. Die Mikrodermabrasion wird mitunter mit der älteren Dermabrasion verwechselt. Bei diesem Verfahren werden die oberen Hautschichten meist mit einem Schleifgerät abgetragen. Früher auch zur Faltenbehandlung eingesetzt, wurde die Dermabrasion auf diesem Feld jedoch von der Lasertechnik abgelöst (weil die einen besseren Effekt zeigt und deutlich weniger Nebenwirkungen hat). Bis heute wird die Dermabrasion jedoch sehr effektiv zur Behandlung eines Rhinophyms genutzt – jener typischen knollenartigen Wucherungen an der Nase, die oft bei Rosazea auftreten.

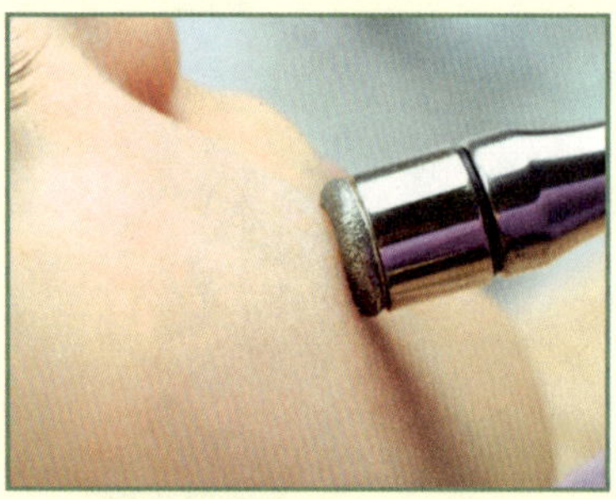

Beim »Diamond Peel« wird die Haut mit einem diamantbesetzten Stift abgetragen

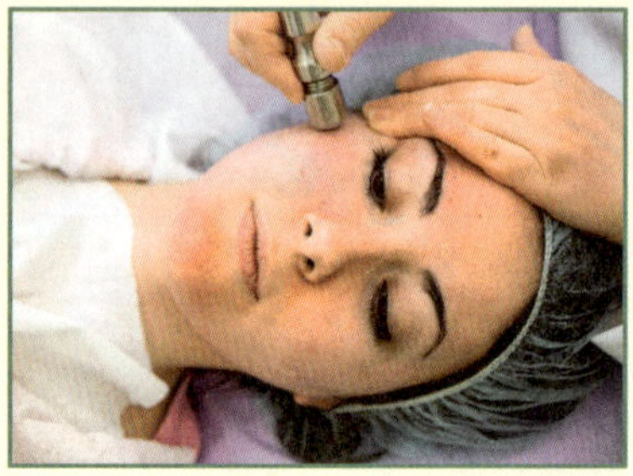

Um den Teint sichtbar zu verbessern, sind regelmäßige Behandlungen nötig

Die Risiken

Das Verfahren ist unkompliziert und schmerzfrei, eine Behandlung in einem Kosmetikstudio daher unbedenklich.

Haltbarkeit

Um das Erscheinungsbild der Haut sichtbar zu verbessern, sind regelmäßige Behandlungen notwendig. Starke, anhaltende Effekte lassen sich mit dieser nur oberflächlich wirkenden Methode allerdings nicht erzielen.

Regeneration

Sofort, eventuell ist die Haut zunächst leicht gerötet.

Experten-Urteil

Eine rein kosmetische Methode mit geringem Risiko, aber auch nur wenig Wirkung.

Kosten

Ab 50 Euro im Kosmetikstudio oder bei Hautärzten.

Winzige Verletzungen

Hunderte Nadeln für die Hautverjüngung

Das Prinzip
Mit einem Nadelroller wird die Haut eingestochen, zur Erneuerung angeregt.

Das Versprechen
Falten- und Narbenentfernung (vor allem bei Akne); Hautverjüngung und Hauterneuerung.

Die Methode
Die Haut wird mit einem Roller voller kleiner Nadeln bearbeitet. Die dringen bis zu zwei Millimeter ein und verursachen winzige Verletzungen, die auch kurz bluten können. Die Prozedur stimuliert das Hautwachstum und regt die Kollagenproduktion an. So soll die Haut fester und glatter wirken. Bis sich erste Effekte zeigen, kann es bis zu sechs Wochen dauern, meist sind mehrere Anwendungen nötig. Vor allem in der Behandlung von Narben kommt Needling häufiger zum Einsatz.

Die Risiken
Da die Methode nur oberflächlich wirkt und keine Hautschichten zerstört werden, sind die Risiken eher gering. Auch ist die Haut nach der Behandlung nicht stärker sonnenempfindlich. Das Risiko für Entzündungen und andere Komplikationen ist wesentlich geringer als bei einem tiefer wirkenden chemischen Peeling. Bei einer bereits bestehenden Entzündung, nach einer Filler-Injektion oder bei Einnahme von Gerinnungshemmern sollte die Methode jedoch nicht angewendet werden.

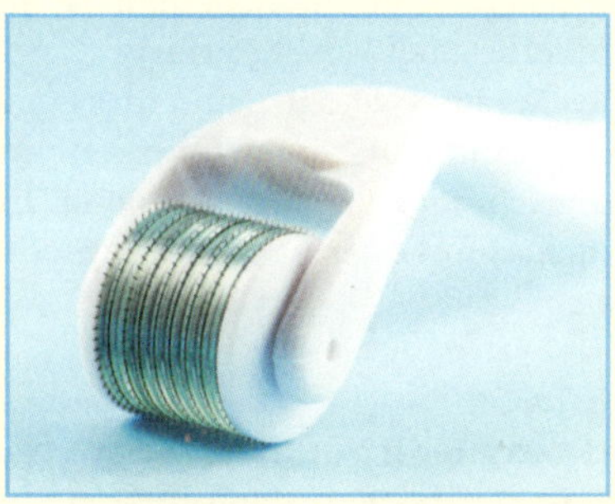

Die kleinen Nadeln dringen beim Mikro-Needling bis zu zwei Millimeter tief in die Haut ein

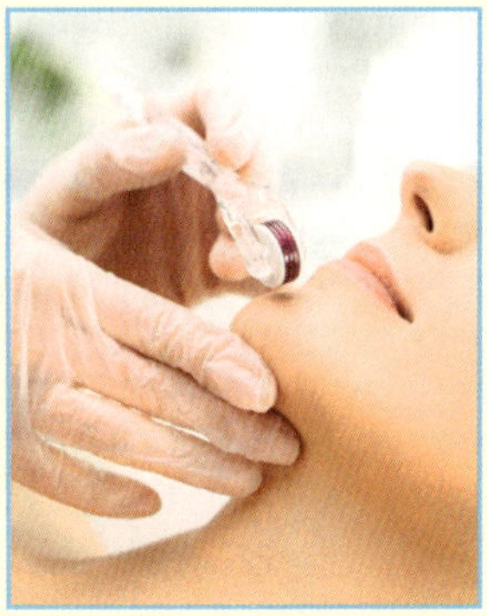

Needling soll die Kollagenproduktion anregen, die Haut fester wirken lassen

Haltbarkeit
Die Reduktion von Narben kann mehrere Jahre anhalten, die Wirkdauer verkürzt sich durch Rauchen oder intensive Sonnenstrahlung. Gegen Falten wirkt die Methode – wenn überhaupt – nur kurzzeitig und oberflächlich.

Regeneration
Sofort; eventuell ist die Haut für ein bis zwei Tage leicht gerötet.

Experten-Urteil
Eine vergleichsweise neue Methode, die nach einem ähnlichen Prinzip funktioniert wie der fraktionierte Laser, mit der man aber weniger kontrolliert arbeiten kann. Von Heimgeräten sollten Interessierte ohnehin die Finger lassen. Studien zufolge ist Needling zwar eine sichere Methode für die Behandlung von Akne-Narben, aber noch nicht gut genug erforscht, um sie auch für andere Zwecke zu empfehlen, wie etwa das Entfernen von Falten.

Kosten
Ab 80 Euro, je nach Indikation und Aufwand.

Glättende Säure

Mitunter kann es schmerzen

Das Prinzip
Die obersten Hautschichten werden weggeätzt – und mit ihnen störende Veränderungen.

Das Versprechen
Glattere, ebenmäßige Haut, weniger Falten; Entfernung von Narben; Aufhellung von Pigmentflecken.

Die Methoden
Chemische Peelings tragen Hautschichten mittels Säure ab. Die wirkt auf Epidermis und Dermis ein und soll Unebenheiten, Flecken, Narben oder Falten entfernen. Je tiefer ein Peeling eindringt, desto stärker wirkt es, doch das gilt auch für die Begleitreaktionen.
AHA-Peelings: Alpha Hydroxy Acids sind Fruchtsäuren, die in Zitrusfrüchten oder Mandeln vorkommen. Neben reinen Fruchtsäurepeelings gibt es welche, die auch Salicylsäure enthalten. Ein solches Peeling wirkt an der Oberfläche der äußersten Hautschicht und soll leichte Fehlpigmentierungen und Fältchen entfernen und die Erneuerung der Haut stimulieren.
TCA-Peelings: Trichloressigsäure in einer Konzentration zwischen 20 und 50 Prozent greift die Epidermis sowie

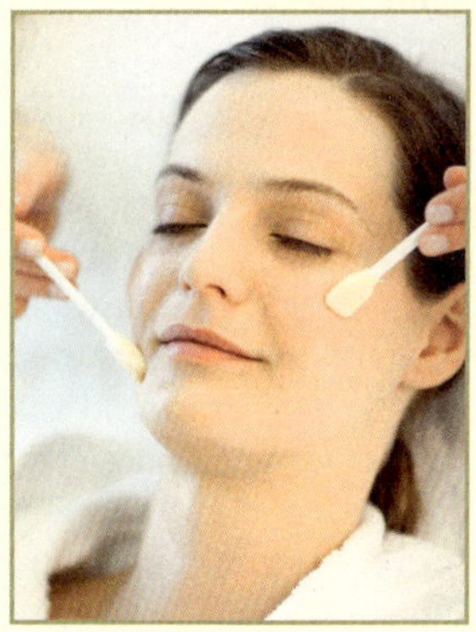

Beim chemischen Peeling werden die Substanzen häufig mit Spateln aufgebracht

Peeling und Bleaching

die Dermis an. Die darunterliegenden Schichten sorgen anschließend für eine Erneuerung der Oberhaut. Für bleibende Effekte wird die Behandlung mehrmals wiederholt, zuweilen wird dabei die Säurekonzentration (und damit die Tiefe des Peelings) langsam gesteigert. Um Akne-Narben zu glätten, werden chemische Peelings auch mit der Mikrodermabrasion kombiniert.

Bleichcremes: Überpigmentierungen oder Altersflecken entstehen, wenn die Haut zu viel vom körpereigenen Farbstoff Melanin produziert. An der Bildung von Melanin ist das Enzym Tyrosinase beteiligt. Die Bleichcremes enthalten sogenannte Tyrosinase-Hemmer (zum Beispiel Vitamin C, Azelainsäure, Vitamin-A-Säure), um die Melaninbildung zu stoppen und die Haut aufzuhellen. Ein Fruchtsäurepeeling kann die Wirkung der Bleichcreme noch verstärken.

Die Risiken

AHA-Peelings: Die Methode ist unkompliziert und fast schmerzfrei. Die Haut brennt allenfalls ein wenig beim Auftragen. Danach kann sie einige Tage lang gerötet sein und schuppen. Sehr helle Hauttypen reagieren zuweilen mit Krüstchen auf der Haut. Neurodermitiker vertragen mitunter die Säure nicht, sodass die Behandlung vorsichtig begonnen werden muss. Die Produkte für den Hausgebrauch (erhältlich etwa in der Apotheke oder im Drogeriemarkt) sind sanfter als die Präparate beim Hautarzt, dafür sind die Effekte jedoch deutlich schwächer.

TCA-Peelings: Bei dunklen Hauttypen kann sich die behandelte Haut im Vergleich zum restlichen Körper zu stark

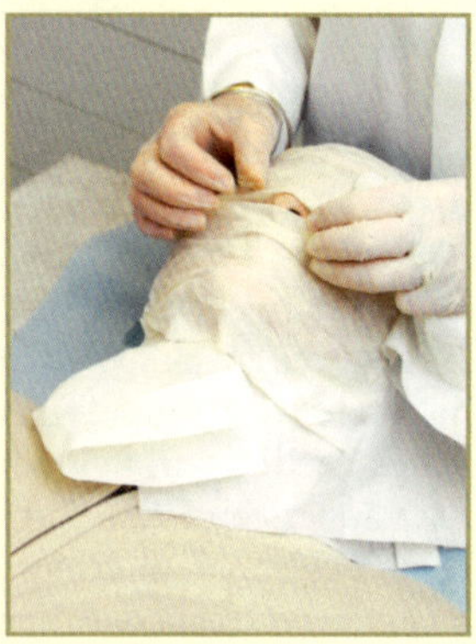

Nach einem Peeling mit stärkerer Säure braucht die Haut Kühlung mit feuchten Tüchern

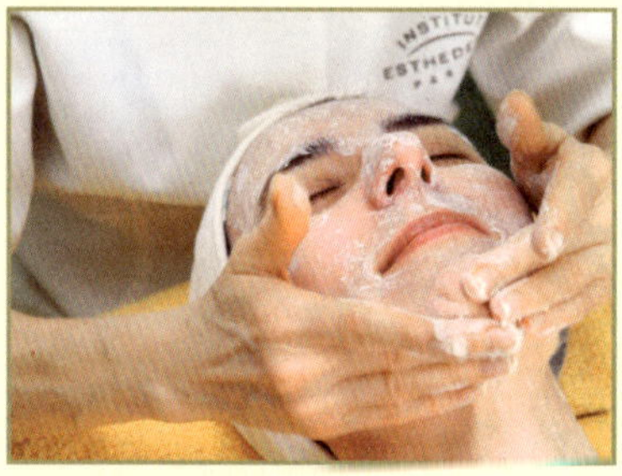

Chemische Peelings mit Fruchtsäuren lassen den Teint zeitweise frischer erscheinen

aufhellen (Hypopigmentierung). Wer unter erweiterten Äderchen (Rosazea) leidet, sollte auf ein Tiefenpeeling verzichten. Zudem schmerzt die Behandlung mit der ätzenden Säure, die Haut schwillt stark an und nässt. Damit sich keine Krusten bilden, muss sie gut gekühlt und mit Pflegesalben behandelt werden. In seltenen Fällen können dauerhafte Pigmentverluste oder auch Narben zurückbleiben.

Bleichcremes: Weil bei erfolgreicher Anwendung der hauteigene Schutz durch das Melanin wegfällt, ist die Haut sehr UV-empfindlich und muss durch eine Creme mit hohem Lichtschutzfaktor geschützt werden.

Haltbarkeit

AHA-Peelings: Der Teint wirkt nach der Behandlung frischer und gleichmäßiger, Falten oder Narben erreichen diese Peelings aber nicht. Wenn das Peeling beim Hautarzt gemacht wird, hält es einige Monate, danach lässt es sich problemlos wiederholen.

TCA-Peelings: Der Glättungs- und Verjüngungseffekt bleibt bis zu fünf Jahre bestehen – zu starke Sonneneinstrahlung (auch Solarium) und Rauchen verkürzen die Haltbarkeit.

Bleichcremes: Solange man die Creme benutzt, bleibt die Haut leicht aufgehellt. Es sei denn, sie wird starker Sonne ausgesetzt, dann können die Pigmentstörungen wieder auftreten.

Regeneration

AHA-Peelings: in der Regel sofort, in manchen Fällen leichte Hautrötung und Schuppungen.

TCA-Peelings: nach zwei bis drei Wochen. Durch die Behandlung ist die Haut sehr stark gereizt, nach einigen Tagen schält sie sich ab und beginnt sich zu erneuern. In dieser Phase darf das Gesicht nur mit Wasser und einem leichten Essigzusatz gewaschen werden. Hoher Sonnenschutz (Lichtschutzfaktor 50) ist nach der Behandlung für sechs Monate Pflicht.

Bleichcremes: sofort.

Experten-Urteil

AHA-Peelings: unkompliziert; man kann die Peelings in einem guten Kosmetikstudio oder in einer Hautarztpraxis durchführen lassen.

TCA-Peelings: äußerst schmerzvoll, sowohl während der Prozedur als auch danach. Eine Laserbehandlung ist kontrollierter und weniger invasiv.

Bleichcremes: Die meisten im Handel erhältlichen Cremes wirken nur schwach, manche auch gar nicht. Ein Fruchtsäure- oder Salicylsäurepeeling ist effektiver.

Kosten

AHA-Peelings: 80 bis 150 Euro; Produkte für die Selbstanwendung sind günstiger.

TCA-Peelings: 500 bis 1000 Euro pro Sitzung.

Bleichcremes: ab 20 Euro.

Eine Schminke, die bleibt

Für Augenbrauen, Lippen und künstliche Sommersprossen

Das Prinzip
Farbpigmente in der Haut sollen den Schminkaufwand reduzieren.

Das Versprechen
Alternative zum Schminken; permanente Lippenkonturen oder Lidstrich, dichtere, wohlgeformte Augenbrauen; künstliche Sommersprossen.

Die Methode
Wie bei einer Tätowierung (jedoch nicht ganz so tief) werden Farbstoffe in die Haut gestochen, um Augenbrauen oder Lippen nachzumodellieren oder Lidstriche aufzubringen. Auch Brustwarzen lassen sich nach einem chirurgischen Eingriff so nachgestalten. Ein neuer Trend ist das Stechen von künstlichen Sommersprossen (Freckling).

Die Risiken
Konturen im Gesicht können verrutschen, das Permanent Make-up kann verlaufen oder der Farbton nicht passen. Auch allergische Reaktionen sind nicht selten, etwa wenn die Farben Chrom oder Nickel enthalten. Da es nur unregelmäßig zu Kontrollen der Produkte kommt, enthalten vor allem importierte Waren mitunter Giftstoffe. Permanent Make-up lässt sich mit einem Rubin-, KTP-, Alexandrit- oder Nd:YAG-Laser wieder entfernen, dafür sind allerdings viele Sitzungen nötig.

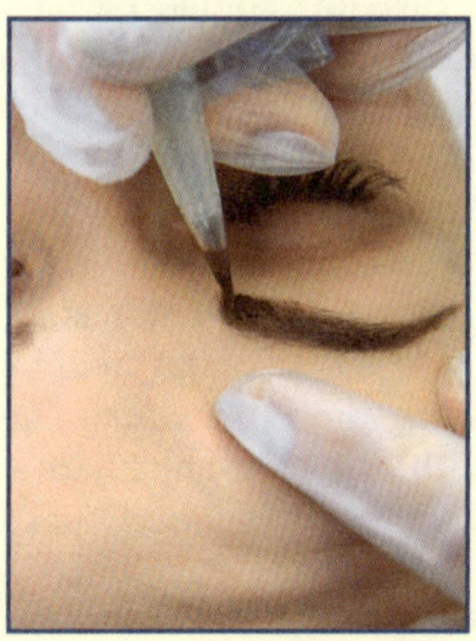

Schminken überflüssig: Dauerhaft nachgezogene Augenbrauen halten bis zu fünf Jahre

Haltbarkeit
Drei bis fünf Jahre, dann muss meist nachgearbeitet werden. Oft verblasst das Make-up bei junger Haut durch Sonneneinstrahlung schneller.

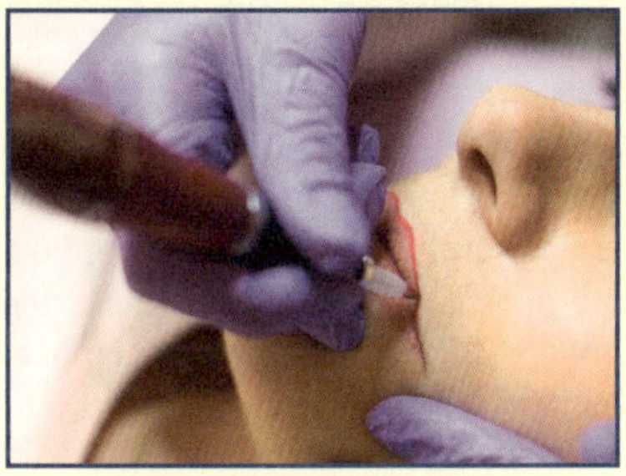

Wie beim Tätowieren werden Farbstoffe in die Haut gestochen – etwa in die Lippenränder

Regeneration
Einige Tage leichte Hautrötung.

Experten-Urteil
Permanent Make-up (auch Freckling) funktioniert so ähnlich wie ein Tattoo, allerdings kann es mit der Zeit verblassen und muss dann nachgestochen werden. Beim Entfernen mit dem Laser kann es zu Farbumschlägen kommen, das heißt, aus dem Rot der Lippenkontur wird vorübergehend Grün oder Schwarz. Insbesondere bei Rottönen treten häufig allergische Hautreaktionen auf, die sich dann nur durch eine chirurgische Entfernung der betreffenden Stelle beheben lassen. Man sollte sich ein Permanent Make-up gut überlegen – und unbedingt einen erfahrenen Fachmann aufsuchen.

Kosten
Ab 200 Euro für eine einfache Lippenkontur, andere Gesichtsbereiche werden je nach Aufwand berechnet.

Heiße Ströme

Die Lederhaut erhitzen

Das Prinzip
Mit Elektroden wird die Dermis so stark erhitzt, dass sich das Kollagengewebe neu strukturiert oder krankhafte Anteile gezielt zerstört werden.

Das Versprechen
Linderung von Schwangerschafts- und Dehnungsstreifen, teilweise auch Hautstraffung gegen Falten.

Die Methode
Die Reizstrombehandlung (auch Radiofrequenztherapie oder Radiofrequenz-Obliteration genannt) beeinflusst die Dermis, die mittlere Hautschicht. Elektroden, die als Nadeln direkt in die Haut gestochen oder auf die Haut aufgelegt werden, erwärmen sie in kurzen Intervallen auf bis zu 60 Grad Celsius. Durch die Hitze sollen sich straffende und elastische Fasern (Kollagen und Elastin) zusammenziehen und die Haut glatter wirken lassen. Darüber hinaus bleiben winzige Narben im Bindegewebe, die noch Monate nach der Behandlung die Neubildung von Kollagen anregen sollen.

Die Risiken
Neben den tieferen Schichten kann auch die Oberhaut (Epidermis) durch die Hitze Schaden nehmen oder Pigmentstörungen entwickeln, daher muss sie während der Behandlung gekühlt werden. In der Dermis kann der Reiz-

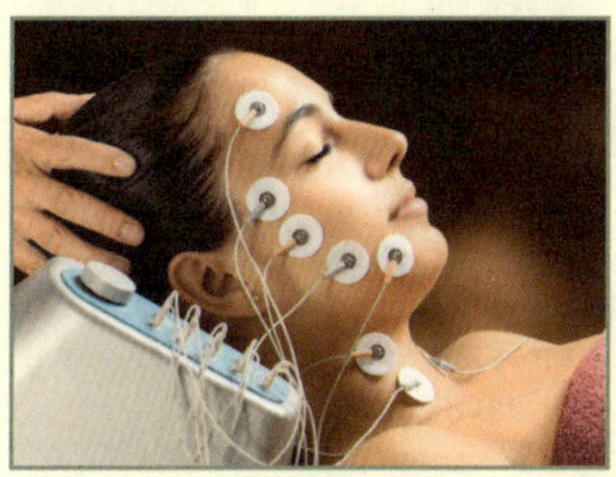

Strom aus den Elektroden erhitzt die Haut – das soll zu einer Glättung führen

Reizstrom

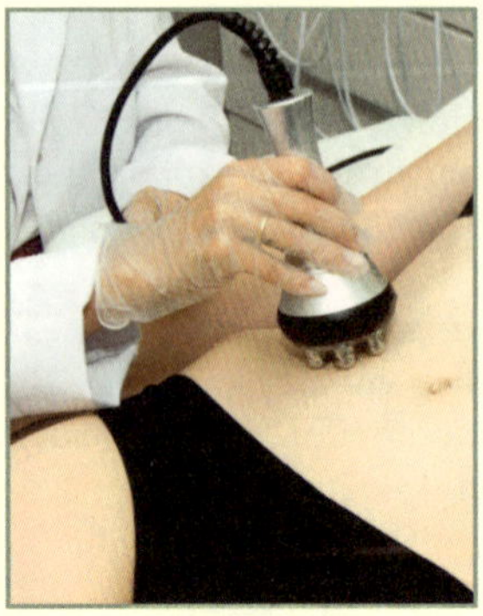

Auch Dehnungsstreifen und Cellulite werden mit Reizstrom behandelt

strom Verbrennungen auslösen und auf diese Weise in seltenen Fällen die Haut nachhaltig schädigen. Unter anderem deshalb raten Experten von Geräten für den Heimgebrauch ab.

Haltbarkeit
Je nach Intensität der Behandlung sollen die Effekte laut Anbietern mehrere Monate oder gar Jahre anhalten.

Regeneration
In der Regel sofort; die Behandlung erfolgt ambulant und zumeist ohne Betäubung.

Experten-Urteil
Die Reizstrombehandlung ist für eine Therapie bei Dehnungsstreifen kaum geeignet, ihr Effekt bei Falten ist nicht ausreichend wissenschaftlich belegt. Es gibt bislang nur wenige unabhängige, aussagekräftige Studien, und die haben oftmals methodische Mängel oder zeigen keine deutlichen Hautverbesserungen. Daher sollten Interessenten skeptisch bleiben und genau nachfragen.

Kosten
Ab 50 Euro für den Heimgebrauch zur Faltenstraffung, bis zu mehr als 1000 Euro in einer Praxis.

Spritzen

Die Falten aufpolstern

Was Botox, Filler und Co. können

Das Prinzip
Glattere Gesichtshaut durch Auffüllen von Falten oder Muskelentspannung.

Das Versprechen
Sichtbar weniger Krähenfüße, Stirn- und Zornesfalten; voluminösere Lippen, ein weniger eingefallenes Gesicht.

Die Methoden
Eigenfettunterspritzung: Während des Alterns verliert das Gesicht Fettgewebe, die Konturen wirken nicht mehr straff und prall, sondern erschlafft und dünn. Um das zu beheben, entnehmen Mediziner dem Betroffenen körpereigenes Fett, etwa aus dem Bauch oder den Oberschenkeln, bereiten es auf und spritzen es an gewünschter Stelle ein. Das Fett lässt die Haut praller erscheinen. Auch zur Narbenkorrektur und zum Lippenaufbau geeignet.

Filler: Hier verwendet der Arzt zum Aufpolstern synthetische Materialien, die der menschliche Organismus gut verträgt, oder Stoffe, die körpereigenen Substanzen entsprechen, etwa Hyaluronsäure. Alle modernen Filler baut der Organismus nach einiger Zeit wieder ab – was auch gut ist, da sich das Gesicht natürlicherweise verändert (und andernfalls womöglich deformiert aussähe). Am häufigsten nutzen Ärzte heute Varianten der Hyaluronsäure, die je nach Zusammensetzung unterschiedlich lange halten und zusätzlich die Neubildung von Kollagen stimulieren sollen. Im Gegensatz zu anderen Fillern gibt es bei Hyaluronsäure ein Gegenmittel, das die Substanz wieder auflöst, wenn das Ergebnis nicht gefällt oder Nebenwirkungen auftreten.

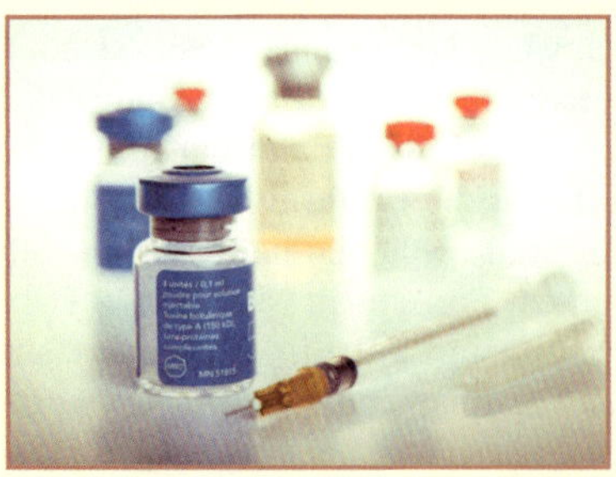

Botulinumtoxin wird schon seit den 1980er Jahren in der ästhetischen Medizin eingesetzt

Botulinumtoxin: Falten entstehen nicht nur, weil die Haut schlaffer wird – die Anspannung der Gesichtsmuskeln erzeugt auch sogenannte Mimikfalten, etwa die Zornesfalte zwischen den Augenbrauen. Um Muskeln zu entspannen und auf diese Weise Falten zu glätten, wird Botulinumtoxin gespritzt – ein von Bakterien produziertes Gift, das unter dem Handelsnamen „Botox" bekannt ist. Es hemmt die Übertragung von Nervensignalen, die Muskeln kontrahieren lassen. Eine Behandlung dauert zehn bis 20 Minuten.

Die Risiken
Eigenfettunterspritzung: geringe Risiken; Schwellungen und Blutergüsse an der Einstichstelle sind normal. Sehr selten treten Gefühlsstörungen, Wundinfektionen oder Zystenbildung auf.

Filler: Hyaluronsäure ist relativ unbedenklich. Sollte der Arzt danebenspritzen oder der Patient die Substanz nicht vertragen, lässt sie sich durch ein Gegenmittel leicht auflösen. Während und nach der Injektion kann es vorübergehend zu Schmerzen, Rötungen, Juckreiz, Schwellungen und Blutergüssen kommen. Schwere Nebenwirkungen wie dauerhafte Schwellungen, allergische Reaktionen, Infektionen oder Knötchenbildung sind sehr selten. Weil Filler weder als Medikament gelten noch zulassungspflichtig sind, darf auch ein Kosmetiker mit Heilpraktikerausbildung die Behandlung anbieten. Man sollte sie aber unbedingt von einem erfahrenen Hautarzt oder Plastischen Chirurgen vornehmen lassen. Von permanenten Fillern raten Ärzte dringend ab. Sie lösen häufig – oft erst einige Jahre nach der Injektion – starke Entzündungen, Verhärtungen, Knoten oder Fisteln aus und sitzen zudem,

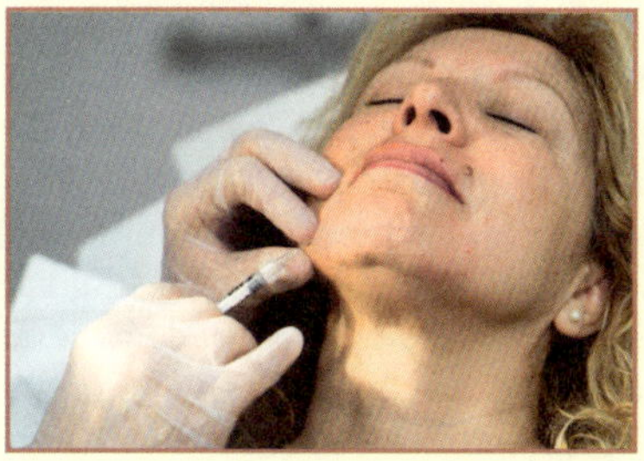

Hyaluronsäure kann als Filler gespritzt werden und bis zu drei Jahre vorhalten

wenn sich das Gesicht im Lauf der Zeit verändert hat, an den falschen Stellen.
Botulinumtoxin: In etwa fünf Prozent der Fälle treten blaue Flecken auf, selten auch Kopfschmerzen. Diese Begleitreaktionen klingen schnell wieder ab. Schwere Komplikationen sind sehr selten. Je nach Intensität der Behandlung kann die Mimik vorübergehend eingeschränkt sein; mitunter kommt es zu permanent angehobenen Augenbrauen, oder die Lider erscheinen schwer oder sogar etwas abgesenkt.

Haltbarkeit

Eigenfettunterspritzung: schwankt stark; bis zu zehn oder mehr Jahre hält die Wirkung bei eingesunkenen Narben oder Gesichtspartien mit wenig Mimik an (etwa unter den Augen).
Filler: Die Wirkung abbaubarer Substanzen wie Hyaluronsäure hält in der Regel für zwei bis drei Jahre an.
Botulinumtoxin: Binnen vier bis fünf Monaten hat der Körper den Wirkstoff verarbeitet, er kann dann problemlos nachgespritzt werden. Ein langfristiger Effekt von Botulinumtoxin ist, dass es der Entstehung von tieferen Mimikfalten vorbeugt.

Regeneration

Eigenfettunterspritzung: nach ein bis drei Tagen; noch vorhandene Rötungen oder blaue Flecken lassen sich leicht überschminken.
Filler: sofort; das Gesicht ist zuweilen aber noch einen Tag lang leicht geschwollen.
Botulinumtoxin: sofort; gegebenenfalls sollte der Patient die betroffenen Hautpartien kühlen. Die Wirkung setzt nach zwei bis drei Tagen ein, nach sieben bis zehn Tagen ist das eigentliche Ergebnis erreicht.

Experten-Urteil

Eigenfettunterspritzung: nur dann sinnvoll, wenn der Patient sich gleichzeitig Fett absaugen lässt – denn das kann der Arzt aufbereiten und anschließend injizieren. Das ist allerdings teuer und aufwendig. Ein unterschätztes Risiko sind zudem Dellen oder ein unansehnliches Ergebnis am Ort der Entnahme, wenn die von ungeübtem Personal durchgeführt wird. Besser als andere Methoden ist die Eigenfettunterspritzung bei Augenringen, zudem ist sie gut geeignet für Volumenaufbau im Gesicht.
Filler: Je tiefer abbaubare Filler eingespritzt werden, desto länger sind sie haltbar. In der Kombination mit Fillern oder Botulinumtoxin hat sich die sogenannte Injektionslipolyse bewährt, mit der sich kleine Areale an den Wangen oder am Kinn straffen lassen.
Botulinumtoxin: wirksame Methode für das Gesicht und den Augenbereich, weniger für den Hals und das Dekolleté. Dringend abzuraten ist von Behandlungen in Kosmetikstudios und Hotels. Botulinumtoxin sollte man sich ausschließlich von zertifizierten Fachärzten der Deutschen Gesellschaft für Ästhetische Botulinumtoxin-Therapie (DGBT) spritzen lassen.

Kosten

Eigenfettunterspritzung: 1500 bis 4000 Euro, Nachbehandlungen sind häufig nötig.
Filler: 200 bis 500 Euro je nach Material und Menge.
Botulinumtoxin: Zwischen 200 bis 600 Euro je nach Gesichtspartie.

Schönere Beine

Krampfadern entfernen

Das Prinzip

Verödung oder Entfernung krankhafter oder unschöner Blutgefäße.

Das Versprechen

Krampfadern und Besenreiser verschwinden; Linderung bei geschwollenen oder schmerzenden Beinen.

Die Methoden

Krampfadern sind oberflächliche Venen vor allem an den Beinen, in denen sich das abfließende Blut staut. Die erweiterten und verkrümmten Gefäße treten unschön hervor, zudem verursachen sie geschwollene Beine, mitunter auch schmerzhafte Entzündungen. Bei Besenreisern handelt es sich um kleine Venen, die durch die Haut schimmern, aber fast nie Beschwerden bereiten.
Sklerosierung: Sowohl Krampfadern als auch Besenreiser lassen sich mit dieser Methode veröden. Dabei spritzt der Arzt eine Flüssigkeit in die betroffene Ader, die das Gefäß verkleben und vernarben lässt. Zurück bleibt ein dünner, von außen nicht sichtbarer Strang, durch den kein Blut mehr fließt.
Stripping: Die Krampfadern werden meist unter Vollnarkose komplett oder in den betroffenen Abschnitten herausgezogen. Bei neueren Methoden werden nur krankhaft veränderte Seiten-

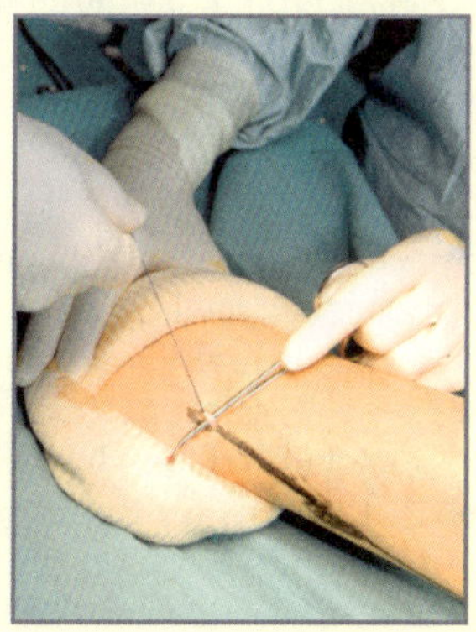

Krampfadern lassen sich veröden, verschließen oder operativ herausziehen (o.)

Venenbehandlung

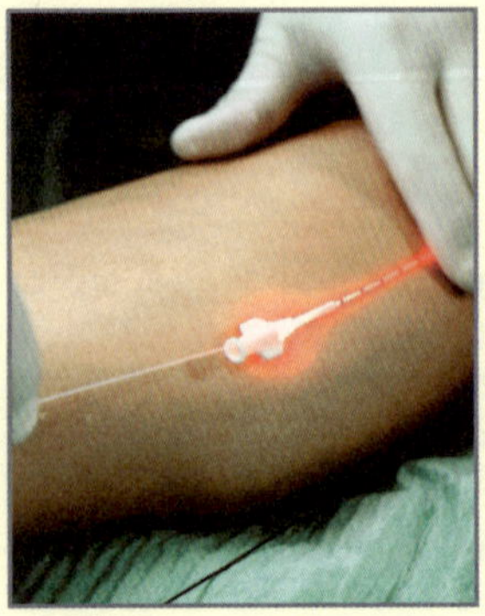

Eine Laserfaser erhitzt die Gefäßwand und verschließt die Krampfader

arme entfernt (CHIVA), um die Hauptader zu entlasten, oder die betroffene Vene wird durch Kunststoffbänder stabilisiert (EVT).
Radiofrequenztherapie: In die Ader wird eine dünne Metallsonde eingeführt, die die Gefäßwand auf bis zu 120 Grad Celsius erhitzt, die Vene zusammenschrumpfen lässt und so auf ganzer Länge verschließt.
Endoluminale Lasertherapie: Das minimalinvasive Verfahren verschließt Krampfadern nach dem gleichen Prinzip wie die Radiofrequenztherapie, wobei der Arzt jedoch eine Laserfaser in das kranke Gefäß einführt. Beim Herausziehen erhitzt das durch die Faser übertragene Laserlicht die Gefäßwand und verschließt die Ader.

Die Risiken

Sklerosierung: grundsätzlich nebenwirkungsarm. Seltene Komplikationen sind Pigmentstörungen, migräneartige Symptome, allergische Reaktionen, Thrombosen und Nervenschädigungen.
Stripping: kleiner chirurgischer Eingriff, mögliche Nebenwirkungen: Nachblutungen, Hämatome, Verletzungen von Nerven und großen Gefäßen, Pigmentstörungen, Infektionen.
Radiofrequenztherapie: gut erforscht und sicher. Zu den extrem seltenen schweren Nebenwirkungen zählen Nervenverletzungen, Verbrennungen, tiefe Beinvenenthrombose, Lungenembolie.
Endoluminale Lasertherapie: extrem seltene Nebenwirkungen – etwa Gefäßverletzungen, Venenentzündung, Bluterguss, Infektion, Taubheitsgefühl oder Kribbeln. Die Behandlung ist weitgehend schmerzfrei.

Haltbarkeit

Sklerosierung: In 90 Prozent der Fälle verschwinden Besenreiser und netzartige Venengeflechte; bei Krampfadern führt die wiederholte Behandlung ebenfalls zu guten Ergebnissen.
Stripping: in der Regel dauerhaft.
Radiofrequenztherapie/Endoluminale Lasertherapie: in der Regel dauerhaft. Die Wahrscheinlichkeit, dass Krampfadern wieder auftreten, liegt bei beiden Verfahren bei etwa fünf Prozent nach fünf Jahren.

Regeneration

Sklerosierung: sofort, an den Beinen muss muss einige Tage lang ein Kompressionsverband getragen werden.
Stripping: Die Betroffenen müssen zwei bis drei Tage stationär im Krankenhaus bleiben. Danach werden sie für mindestens eine Woche krankgeschrieben. Anfangs sind die Beine bandagiert, der Verband ist regelmäßig zu wechseln. Kompressionsstrümpfe sollten bis zu sechs Wochen nach dem Eingriff getragen werden.

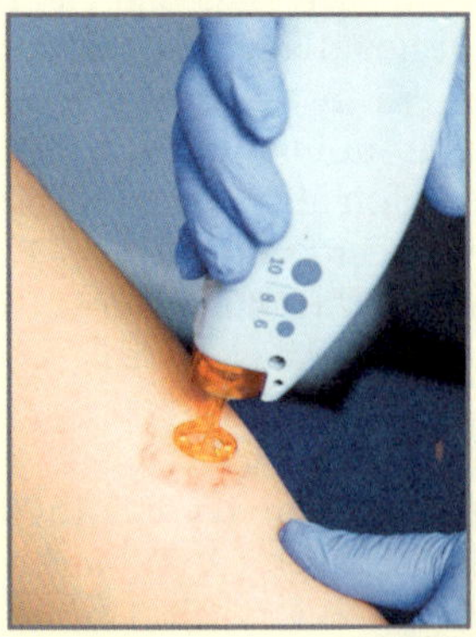

Auch gegen Besenreiser kommen häufig Lasergeräte zum Einsatz

Radiofrequenztherapie/Endoluminale Lasertherapie: spätestens am Tag nach dem jeweiligen Eingriff. Da die Behandlung bei lokaler Betäubung erfolgt, kann der Patient sofort danach aufstehen und sich gewohnt bewegen. Für einige Tage sollte er jedoch Kompressionsstrümpfe tragen.

Experten-Urteil

Sklerosierung: sehr gut erprobt und die Therapie der ersten Wahl bei Besenreisern.
Stripping: gilt zum Entfernen von Krampfadern hierzulande immer noch als der Goldstandard, weil die Methode gut und sicher ist. Sie wird aber wohl in den nächsten Jahren mehr und mehr von Radiofrequenz- und Lasertherapie abgelöst werden.
Radiofrequenztherapie/Endoluminale Lasertherapie: Die Verfahren werden in den Behandlungsleitlinien vieler Länder bereits als beste Therapie bei Krampfadern geführt. Die geringen Nebenwirkungen und der unkomplizierte Eingriff sprechen für diese Methoden; sie sind kostengünstiger und schonender als eine Operation, die Patienten erholen sich im Durchschnitt schneller. Darüber hinaus ist die Behandlung auch bei Patienten möglich, die Blutverdünner einnehmen.

Kosten

Sklerosierung: ab 100 Euro pro Sitzung.
Stripping: Liegt eine medizinische Indikation vor, werden die Kosten von den Krankenkassen übernommen, sonst betragen sie zwischen 700 und 1400 Euro (CHIVA allerdings wird nicht erstattet).
Radiofrequenztherapie/Endoluminale Lasertherapie: Viele Krankenkassen zahlen den Eingriff, der andernfalls etwa 1500 Euro kostet.

Neue Verfahren

Botoxcreme

Gemeint sind damit meist Cremes, die kein Botulinumtoxin enthalten, sondern Substanzen mit einer ähnlichen Wirkung, etwa synthetische Peptide (zum Beispiel Argireline). Die Produkte haben mit dem eigentlichen Wirkstoff in der Regel nichts zu tun und reichen daher nicht an die Wirkung einer Botulinumtoxin-Injektion heran.

Mesotherapie

Bei dieser Anwendung bringt der Arzt mit dünnen Nadeln oder einer speziellen Injektionspistole eine Mischung verschiedener Substanzen direkt in die Haut ein. Das Verfahren wird häufig für ästhetische Zwecke eingesetzt, um etwa den Zellstoffwechsel in der Dermis anzuregen, Falten zu mindern und die Haut zu straffen. Injiziert wird dazu ein Cocktail aus Vitaminen, Mineralstoffen oder Pflanzenextrakten, der zumeist auch pharmazeutische Wirkstoffe in niedriger Dosierung enthält. Allerdings sind die Behandlungen, die Ärzte und Heilpraktiker als Mesotherapie anbieten, weder standardisiert noch durch ernsthafte wissenschaftliche Forschungen fundiert. Zweifelhaft ist insbesondere die Grundannahme, dass die verwendeten Substanzen in der Haut positive Wirkungen entfachen.

Eine seriöse Beurteilung von Wirkung und Risiken der Mesotherapie ist nach Ansicht von Fachleuten schon deshalb kaum möglich, da jeder Therapeut einen eigenen Cocktail anbietet. Ob sich damit der gewünschte Effekt erzielen lässt, ist äußerst fraglich.

Photodynamische Therapie

Diese Therapie ist ein relativ neues Verfahren zur Behandlung von weißem Hautkrebs (vor allem oberflächlichen Basalzellkarzinomen) oder seinen Vorstufen (aktinische Keratosen). Dabei trägt der Arzt eine säurehaltige Creme auf die Haut auf, die sie selektiv für Blau- und Rotlicht empfindlich macht. Anschließend wird die Haut

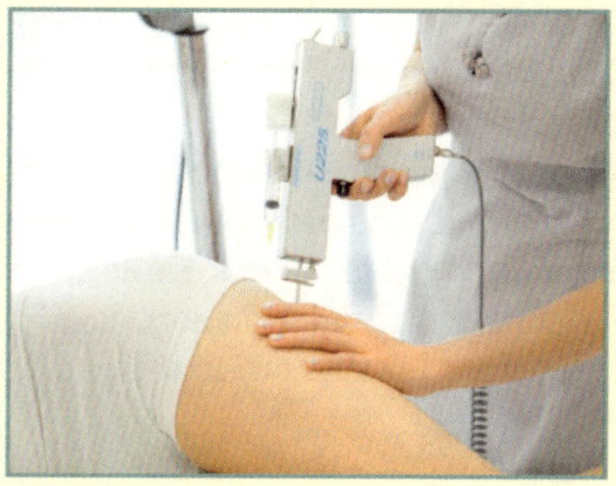

Bei der Mesotherapie werden etwa Vitamine oder Pflanzenstoffe direkt in die Haut gespritzt

mit einer Lichtquelle bestrahlt oder natürlichem Sonnenlicht ausgesetzt, um das krankhafte Gewebe zu zerstören. Neuere Studien haben gezeigt, dass die photodynamische Therapie als Nebeneffekt auch eine hautverjüngende Wirkung hat, feine Fältchen glättet und die Neubildung von Kollagen ankurbelt.

Die Methode gehört nach Expertenmeinung mittlerweile zur Standardtherapie der aktinischen Keratosen und verbessert auch Faltenstrukturen, vor allem wenn die Haut Sonnenschäden aufweist. Sie hat großes Potenzial, ist für ein abschließendes Urteil jedoch noch zu wenig erforscht.

Plasmabehandlung

Aufbereitetes Blutplasma, das aus dem Eigenblut des Patienten gewonnen und in die Haut injiziert wird, nutzen Mediziner schon seit Längerem zur Behandlung schlecht heilender Wunden und anderer Hautkrankheiten. Zudem kommt es bei Muskel-, Sehnen- und Gelenkleiden zum Einsatz, etwa zur Regeneration nach Sportverletzungen. In Kombination mit einem fraktionierten ablativen Laser könnte die Plasmabehandlung auch gegen Falten oder Narben wirken, weil das Blutplasma die Hauterneuerung zusätzlich fördert. Ob dies Wirkung zeigt, müssen künftige Studien zeigen. Seit einigen Jahren wird auch ein „Vampir-Lifting" oder „Dracula-Therapie" genanntes Verfahren angeboten, bei dem der Behandler Eigenblutplasma mit Nadeln (ähnlich wie bei der Mesotherapie) in die Haut von Gesicht, Hals oder Dekolleté einbringt. Die soll nach der Prozedur jünger und straffer aussehen.

Nach Einschätzung von Fachleuten ist die Plasmabehandlung in Verbindung mit einer Laserbehandlung eine interessante Idee, die Anwendung in der ästhetischen Medizin aber noch nicht ausgereift.

Beim Vampir-Lifting handelt es sich dagegen um eine höchst unseriöse

INFO

Die Deutsche Gesellschaft für Ästhetisch-Plastische Chirurgie stellt auf ihrer Website **dgaepc.de** zu den meisten Behandlungen Patienteninformationen und Checklisten für das Gespräch mit dem Arzt zum Download bereit.

Die Website der Deutschen Dermatologischen Lasergesellschaft (**ddl.de**) liefert umfassende Informationen zu den Richtlinien und Qualitätsmerkmalen von Laserbehandlungen.

Auch eine Auswahl von Ärzten mit Angaben zu deren Laser-Ausstattung ist in dem Portal zu finden.

Auf **dgbt.de** erklären Mediziner ausführlich und fundiert, wie Botulinumtoxin und Filler angewendet werden, für wen sie sich eignen und mit welchen Nebenwirkungen zu rechnen ist.

In der Erprobung

Methode, die erst durch die Boulevardpresse bekannt geworden ist. Von einer Behandlung nach diesem Verfahren ist energisch abzuraten.

Ultraschall-Stimulation

Sogenannter mikrofokussierter Ultraschall wird als neues, nicht invasives Verfahren zur Hautverjüngung und Hautstraffung beworben. Tiefere Hautschichten (bis zu fünf Millimeter) werden von außen mit Ultraschallwellen erhitzt und sollen auf diese Weise angeregt werden, neues Kollagen zu bilden. Die Stimulation soll dazu dienen, Falten im Gesicht und Dekolleté zu straffen – für tiefe Falten und sehr schlaffe Haut ist sie nicht geeignet.

Schnelle Effekte darf man nach dem Urteil von Experten nicht erwarten. Weil die Methode nicht invasiv wirkt, ist sie auch nicht sehr effektiv, allerdings ist sie kostspielig. Unabhängige wissenschaftliche Studien fehlen. ○

IMPRESSUM

Gruner + Jahr GmbH & Co KG
Am Baumwall 11, 20459 Hamburg. Postanschrift der Redaktion: Brieffach 24, 20444 Hamburg, Telefon 040/37 03-0, Telefax 040/37 03 56 48, Internet: www.geo-wissen.de

CHEFREDAKTEUR
Michael Schaper

STELLVERTRETENDE CHEFREDAKTEURE
Claus Peter Simon, Rainer Harf

ART DIRECTION
Torsten Laaker

TEXTREDAKTION
Maria Kirady (Konzept dieser Ausgabe); Patrick Blume, Tilman Botzenhardt, Bertram Weiß, Sebastian Witte

BILDREDAKTION
Carla Rosorius (Leitung)
Dorit Eichmann; Ulrike Jürgens, Katrin Trautner

VERIFIKATION
Stefan Sedlmair; Regina Franke, Dr. Götz Froeschke, Susanne Gilges, Bettina Süssemilch

LAYOUT
Lena Uphoff

SCHLUSSREDAKTION
Ralf Schulte; Olaf Stefanus

GESCHÄFTSFÜHRENDE REDAKTEURIN
Maike Köhler

TECHNISCHER CHEF VOM DIENST
Rainer Droste

REDAKTIONSASSISTENZ
Ümmük Arslan, Angelika Fuchs, Anastasia Mattern, Helen Oqueka, Thomas Rost

HONORARE/SPESEN
Angelika Györffy, Andreas Koseck

VERANTWORTLICH FÜR DEN REDAKTIONELLEN INHALT
Michael Schaper

PUBLISHER
Dr. Gerd Brüne

PUBLISHING MANAGER
Toni Willkommen

EXECUTIVE DIRECTOR DIRECT SALES
Heiko Hager/G + J Media Sales

VERANTWORTLICH FÜR DEN ANZEIGENTEIL
Daniela Krebs, Director Brand Solutions, G + J e|MS, Am Baumwall 11, 20459 Hamburg. Es gilt die jeweils aktuelle Preisliste. Infos hierzu unter: www.gujmedia.de

DIRECTOR DISTRIBUTION & SALES
Torsten Koopmann, DPV Deutscher Pressevertrieb

MARKETING
Kristin Niggl

HERSTELLUNG
G + J Herstellung, Heiko Belitz (Ltg.), Oliver Fehling

Der Export der Zeitschrift GEO WISSEN GESUNDHEIT und deren Vertrieb im Ausland sind nur mit Genehmigung des Verlages statthaft. GEO WISSEN GESUNDHEIT darf nur mit Genehmigung des Verlages in Lesezirkeln geführt werden.

BANKVERBINDUNG:
Deutsche Bank AG Hamburg, BLZ 200 700 00, IBAN DE30200700000032280000, BIC DEUTDEHH.
Heft-Preis: 11,50 Euro (mit DVD: 16,50 Euro);
ISBN 978-3-652-00698-9 (978-3-652-00700-9).

Litho: Peter Becker GmbH, Würzburg
Druck: Neef + Stumme premium printing, Wittingen
Printed in Germany

GEO-LESERSERVICE
Fragen an die Redaktion
Tel.: 040/37 03 20 84 Fax: 040/37 03 56 48
E-Mail: briefe@geo.de

EINZELHEFT-BESTELLUNG
Kundenservice und Bestellungen
Anschrift: GEO-Kundenservice, 20080 Hamburg
E-Mail: geo-service@guj.de
Tel. innerhalb Deutschlands: 040/55 55 89 90
Tel. außerhalb Deutschlands: +49/40/55 55 89 90
Telefax: +49/1805/861 80 02*

* 14 Cent/Min. aus dem deutschen Festnetz, Mobilfunkpreis max. 42 Cent/Min.

BILDNACHWEIS/COPYRIGHT-VERMERKE

Anordnung im Layout: l. = links, r. = rechts, o. = oben, m. = Mitte, u. = unten

TITEL
Hero Images Inc./gallery stock

EDITORIAL
Benne Ochs: 3 o.; privat: 3 m. l.; Jenny Sieboldt: 3 m. r.; IVDP/UKE: 3 m. u.

INHALT
siehe entsprechende Seiten

DER SPIEGEL UNSERER SEELE
Paula Markert für GEO WISSEN: 6/7, 14/15, 24/25; Henning Ross für GEO WISSEN: 8/9; Gordon Welters für GEO WISSEN: 10–13; Daniel Auf der Mauer für GEO WISSEN: 16–23

UNSERE WUNDERBARE HÜLLE
Angélica Dass: 28–32, 34–38; Illustration: Axel Kock: 33; Cook Biotech: 39

DIE ACHT WICHTIGSTEN FRAGEN ZUR SONNE
Brea Souders: 40/41; Ferdinando Scianna/Magnum Photos/Agentur Focus: 42; Illustrationen: Evan Oto/Science Photo Library: 43

AB IN DEN SCHATTEN!
Tadao Cern: 44, 46; Grafik: KNMI/ESA, http://www.temis.nl/: 47 o.; Tabelle: GEO WISSEN: 47 u.

VON EKEL UND EROTIK: SCHWEISS
Lucie Wicker/Aurora Open/Getty Images: 48; Richard Wehr/Custom Medical Stock Photo/Science Photo Library: 49; Thomas Peter/Reuters/ullstein bild: 50 o.; Steve Gschmeissner/Science Photo Library: 50 u.

ALLES ÜBER DIE PERFEKTE HAUTPFLEGE
John Greim/LightRocket/Getty Images: 51; Gloria Salgado/RooM/Getty Images: 52; Karin Smeds/Folio Images/Getty Images: 53; Urbanlip/F1online: 54 u.; Voisin/Phanie/your photo today: 54 o.; Madeleine Steinbach/AdobeStock: 55 u.; Reinhard Hunger für GEO WISSEN: 55 o.; Aldo Sperber/Picturetank/Agentur Focus: 56 o.; AdobeStock: 56 u.; Barbara Ködel/plainpicture: 57; Andrea Warnecke/dpa Picture-Alliance: 58 o.; Madame Figaro/laif: 58 u.; Brigitte Sporrer/Cultura/Getty Images: 59 l.; living4media: 59 m.; Kostas Maros/13 Photo: 59 r.; Fred Leveugle/plainpicture: 60 o., Slater King/Dorling Kindersley/Getty Images: 60 u.; Perboge/iStockphoto/Getty Images: 61 o.; Rob u. Julia Campbell/stocksy: 61 u.; André Schuster/plainpicture: 62 o.; Sabine Mirlesse/Picturetank/Agentur Focus: 62 u.; Ruslan Olinchuk/PM/your photo today: 63 l.; Phanie/your photo today: 63 r.; Stock4B/ Getty Images: 64 u.; Dylan Beckshölt/Alamy/mauritius images: 64 o.; Christoph Gerigk/Agentur Focus: 65; Africa Studio/AdobeStock: 66 u.; iStockphoto/Getty Images: 66 o.

MIT SONNENCREME INS BÜRO?
Herbert Piel: 67

MIT SCHLAMM, SCHLEIM UND SCHNECKEN
Steffen Roth für GEO WISSEN: 68–73

DAS RICHTIGE ESSEN FÜR GESUNDE HAUT
Jenny Sieboldt: 74; Adam Voorhes/gallery stock: 74/75, 78; Ted Cavanaugh: 76/77; Paul Kooiman/gallery stock: 79; René Riis: 80; Federico Naef/plainpicture: 82

DIE ZEICHEN DER ZEIT
Robert Harrison: 84–88, 89 o. r.; Jovana Tomasevic/Getty Images: 89 o. l

KAMPF DEN FALTEN
Hardy Müller für GEO WISSEN: 90–95

ZWISCHEN WERBUNG UND WIRKLICHKEIT
Bill Diodato/Getty Images: 96; Wiebke Peitz, Charité Berlin: 97

METHODEN FÜR EIN BESSERES AUSSEHEN
Jens Stuart/Trunk Archive: 99; BSIP/UIG/Getty Images: 100 l.; Science Photo Library/your photo today: 100 r.; Daniel Reinhardt/dpa Picture-Alliance: 101 l.; Pascal Goetgheluck/Science Photo Library: 101 r.; ullstein bild: 102; Stocked House Studio/AdobeStock: 103 u.; Samo Trebizan/iStockphoto/Getty Images: 103 o.; CasarsaGuru/Getty Images: 104 u.; Garo/Canopy/Getty Images: 104 o.; Olaf Doering/Alamy: 105 o. l; Phanie/Alamy: 105 u.; Alamy/[illegible] GmbH/mauritius images: 105 o. r.; AdobeStock: 106 u., 107 l.; Dr. Harout Tanielian/Science Photo Library: 106 o.; Robert Przybysz/PantherMedia: 107 m.; Phanie/your photo today: 107 r.; Hop Americain/Aj Photo/Science Photo Library: 108 u.; Cc Studio/Science Photo Library: 108 o.; Mykola Kovalchinsky/AdobeStock: 109 l.; AdobeStock: 109 m.; Karel Noppe/iStockphoto/Getty Images: 109 r.; Sasha Litt/iStockphoto/Getty Images: 110 o.; Voisin/Phanie/Science Photo Library: 110 u.; Albane Noor/BSIP/Science Photo Library: 111 o.; Aj Photo/Science Photo Library: 111 u.; Arno Massee/Science Photo Library: 112 o.; Michael Krause/AdobeStock: 112 u.; Phanie/Garo/Science Photo Library: 113

»NATÜRLICHE SCHÖNHEIT KANN MAN HERVORHEBEN, ABER NIEMALS KÜNSTLICH ERZEUGEN«
Annette Cardinale für GEO WISSEN: 116/117, 119

VON NATUR AUS GUT
Reinhard Hunger für GEO WISSEN: 122–129

WAS TUN BEI »ORANGENHAUT«?
Illustrationen: Sabine Israel: 130–131, 133; Karel Noppe/iStockphoto/Getty Images: 132

KLEINES LEXIKON ZUR HAUT
Brock Elbank: 134; Dr. P. Marazzi/Science Photo Library: 135 l., 135 r., 136 o. r., 136 m. l.; Astrid Gast/PantherMedia: 135 m.; Graham Dunn/Alamy/mauritius images: 136 o. l.; Photo Researchers/Science Photo Library: 136 o. m.; Depositphotos: 136 m. m.; Priscila Lima/ EyeEm/Getty Images: 136 m. r.; Arve Bettum/AdobeStock: 136 u. l.; Blend Images/F1online: 136 u. m.; AdobeStock: 136 u. r., 137 o. r.; Picture-Factory/AdobeStock: 137 o. l.; Nelemann/WIN-Initiative/Getty Images: 137 o. m.; colourbox: 137 m. l.; Marilyn Barbone/AdobeStock: 137 m. r.; Science Photo Library: 137 u. l.; Rolf Driesen/plainpicture: 137 u. m.; Mid Essex Hospital Services/Science Photo Library: 137 u. r.

DIE WICHTIGSTEN HAUTKRANKHEITEN
Studio Firma/Stocksy: 139, 156 r., 157 l.; Dr. P. Marazzi/Science Photo Library: 140; UIG/Getty Images: 141; Rachel K. Giles/iStockphoto/Getty Images: 142; MediDesign Frank Geisler: 143; Altmeyers Enzyklopädie, altmeyers-enzyklopaedie.de: 144; iStockphoto/Getty Images: 145 l., 154; Reinhard Hunger für GEO WISSEN: 145 r.; Getty Images: 147 l.; Scott Camazine/Science Photo Library: 147 r.; Voisin/Phanie/Science Photo Library: 149 l.; Biophoto Associates/Science Photo Library: 149 r.; Phanie/Garo/Science Photo Library: 151 l.; Chassenet/Science Photo Library: 151 r.; Maria Fuchs/Cultura/Getty Images: 152; Media for Medical/UIG/Getty Images: 153; Ian Hooton/Science Photo Library: 155 l.; Daisy Lewis/gallery stock: 155 r., 156 l.; Gabi Vogt/13 Photo: 157 r.; Ed Fox/Aurora Photos/gallery stock: 158

DAS WUNDER DER HEILUNG
Illustrationen: Tim Wehrmann: 160–163

WENN DER KÖRPER ZUR LEINWAND WIRD
Spencer Kovats, www.spencerkovats.com: 164, 166 o., 167 o.; Dina Litovsky/Polaris/laif: 165, 167 u., 169; Michael Amme: 166 u.; Marcus Simaitis/dpa Picture-Alliance: 168 u.; Fredrik von Erichsen/dpa Picture-Alliance: 168 o.

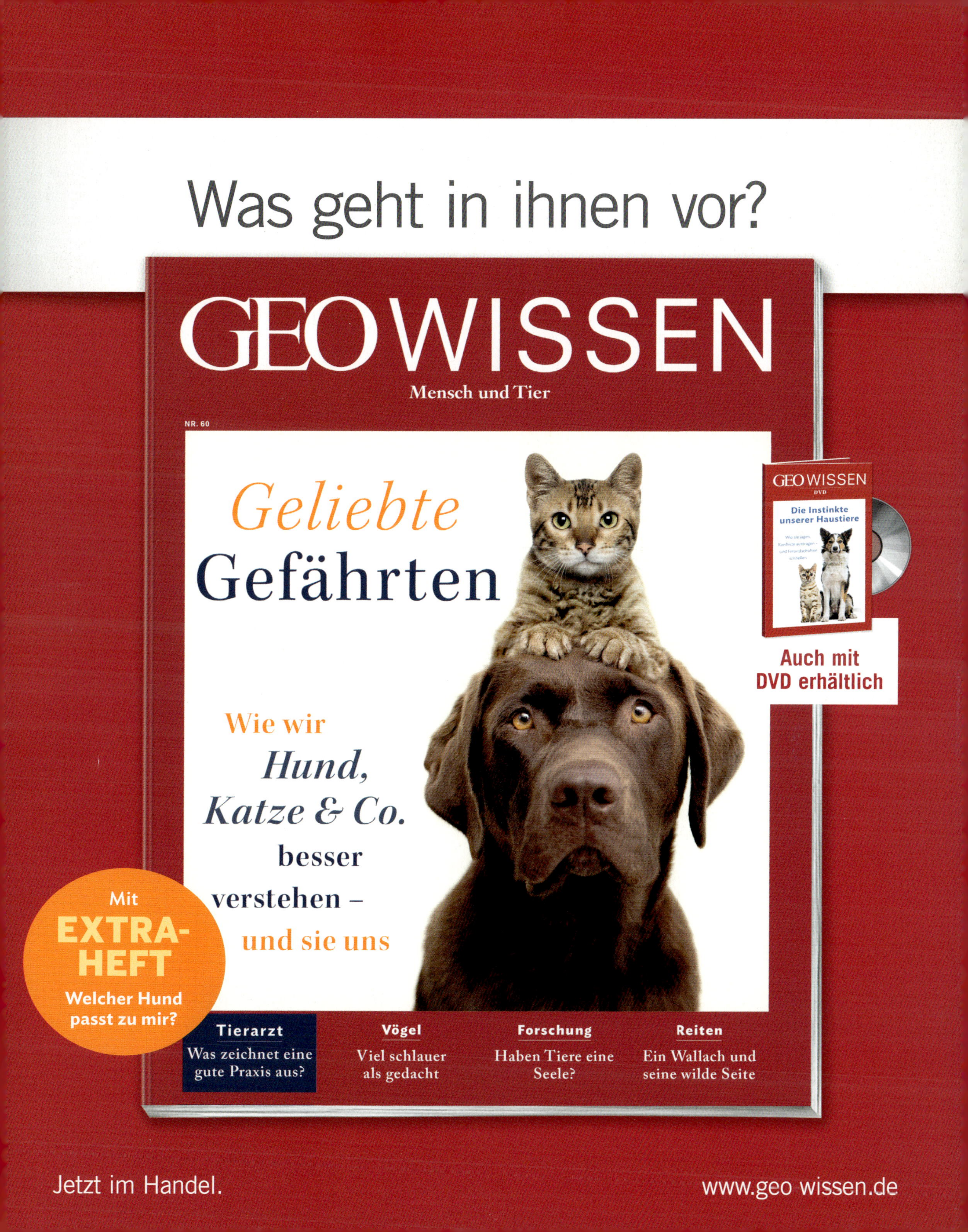
Was geht in ihnen vor?
GEO WISSEN
Mensch und Tier
NR. 60
Geliebte Gefährten
Wie wir Hund, Katze & Co. besser verstehen – und sie uns
GEO WISSEN
DVD
Die Instinkte unserer Haustiere
Auch mit DVD erhältlich
Mit EXTRA-HEFT
Welcher Hund passt zu mir?
Tierarzt
Was zeichnet eine gute Praxis aus?
Vögel
Viel schlauer als gedacht
Forschung
Haben Tiere eine Seele?
Reiten
Ein Wallach und seine wilde Seite
Jetzt im Handel.
www.geo wissen.de

»Natürliche Schönheit kann aber niemals

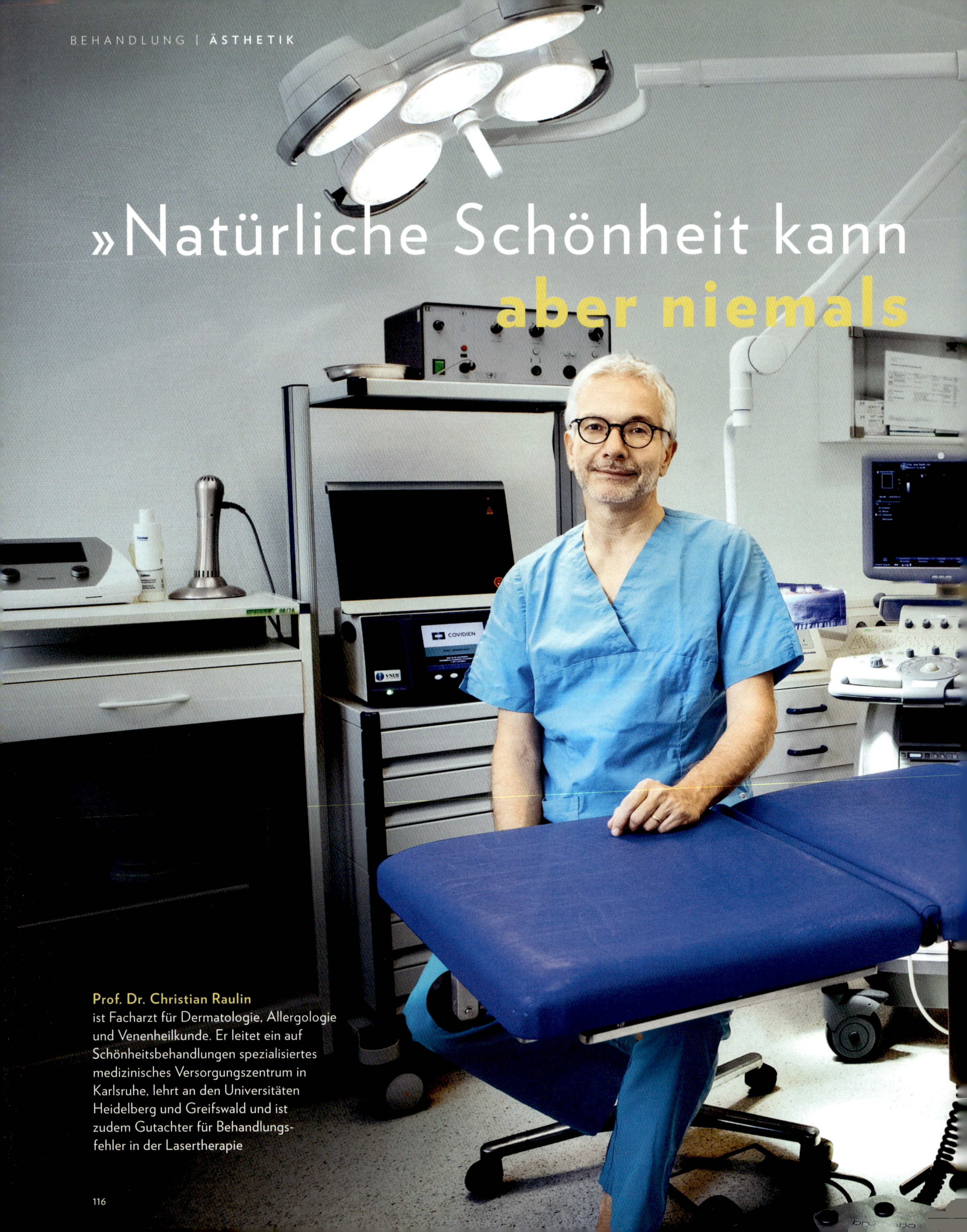

Prof. Dr. Christian Raulin
ist Facharzt für Dermatologie, Allergologie und Venenheilkunde. Er leitet ein auf Schönheitsbehandlungen spezialisiertes medizinisches Versorgungszentrum in Karlsruhe, lehrt an den Universitäten Heidelberg und Greifswald und ist zudem Gutachter für Behandlungsfehler in der Lasertherapie

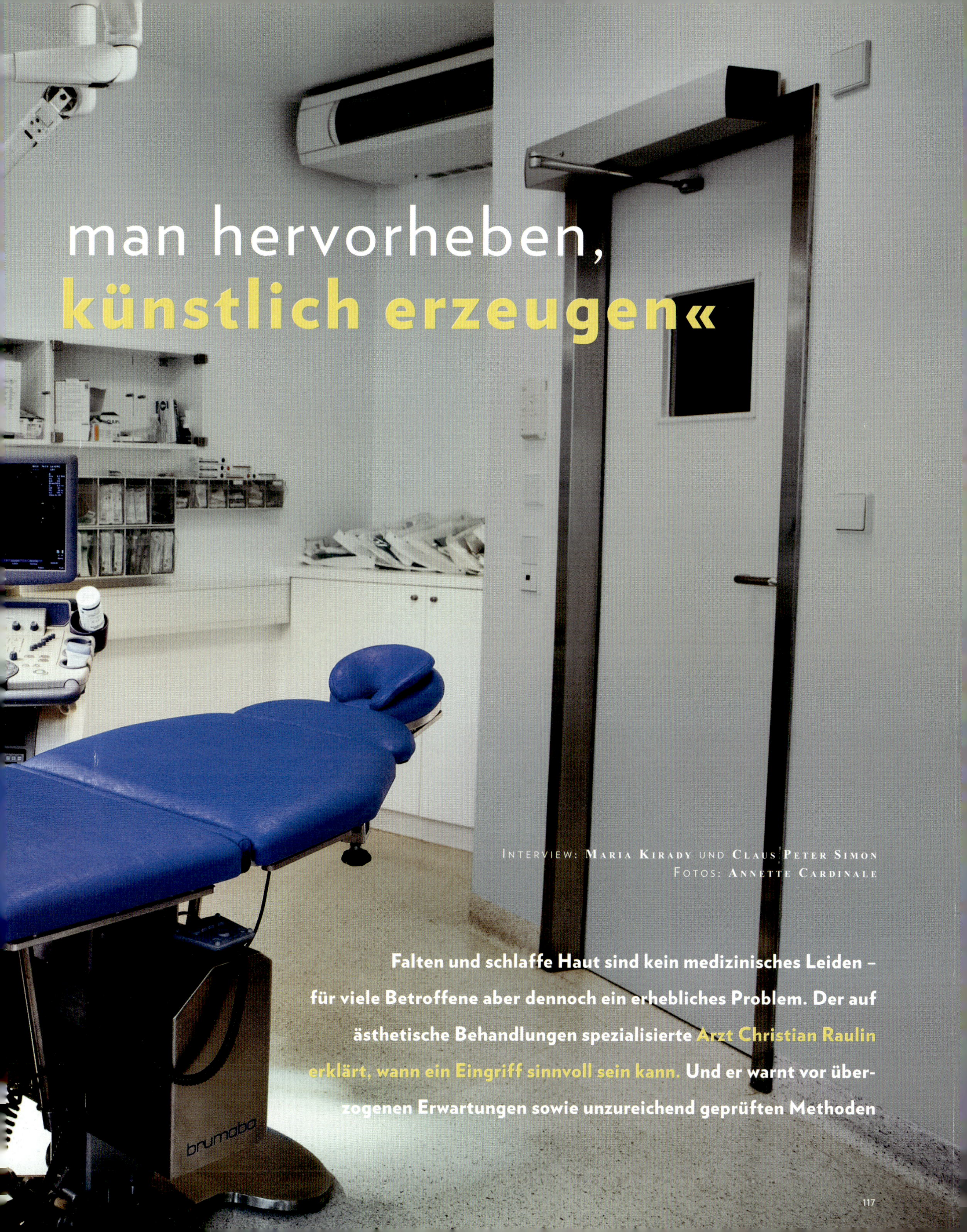

man hervorheben, künstlich erzeugen«

Interview: Maria Kirady und Claus-Peter Simon
Fotos: Annette Cardinale

Falten und schlaffe Haut sind kein medizinisches Leiden – für viele Betroffene aber dennoch ein erhebliches Problem. Der auf ästhetische Behandlungen spezialisierte Arzt Christian Raulin erklärt, wann ein Eingriff sinnvoll sein kann. Und er warnt vor überzogenen Erwartungen sowie unzureichend geprüften Methoden

GEO WISSEN: *Herr Professor Raulin, was darf ich mir von einer Schönheitsbehandlung erwarten? Kann ich mit 50 so aussehen wie mit 30?*

PROF. DR. CHRISTIAN RAULIN: Nein, eine so extreme Verjüngung ist nicht möglich. In Einzelfällen lässt sich die Zeit jedoch optisch durchaus bis zu zehn Jahre zurückdrehen. Alles darüber hinaus wird schwierig, weil die Haut und das Unterhautgewebe im Alter erschlaffen und dünner werden. Dieser Verlust lässt sich nicht unbegrenzt kompensieren.

Was lässt sich gegen störende Alterserscheinungen tun?

Gegen Mimikfalten, die entstehen, weil die Haut – etwa nach einem Stirnrunzeln – immer weniger in der Lage ist, in die glatte Ausgangsposition zurückzukehren, hilft Botulinumtoxin: umgangssprachlich Botox. Diese Substanz, eigentlich ein Nervengift, wird in extrem niedriger Dosis lokal in die Gesichtsmuskeln injiziert und entspannt sie für längere Zeit. Auf diese Weise wird das Runzeln unterbunden, und die Haut bleibt glatt.

Feine Knitterfalten wiederum bilden sich, weil die tieferen Hautschichten an Volumen verlieren. Dagegen werden sogenannte Filler gespritzt, etwa Hyaluronsäure. Das ist ein Stoff, der auch natürlicherweise in der Haut vorkommt. Die Präparate füllen das Volumen wieder auf und straffen so die Falten.

Erzeugen solche Eingriffe nicht eine maskenhafte Mimik?

Nein. Wenn es gut gemacht ist, bleibt die natürliche Mimik so weit erhalten, dass der Eingriff an sich kaum sichtbar ist. Dennoch gilt es von Fall zu Fall abzuwägen, ob eine Falte noch stimmig und natürlich wirkt oder ob sie das Aussehen stark beeinträchtigt. Denn ein natürliches und frisches Aussehen ist das Ziel.

Können Sie ein Beispiel nennen?

Manche Falten verleihen dem Gesicht einen grimmigen Ausdruck. Etwa die sogenannte Zornesfalte zwischen den Augenbrauen oder die Linien zwischen Mundwinkel und Kinn. Sind solche Falten stark ausgeprägt, kann eine Behandlung sinnvoll sein. Neulich kam aber eine 32 Jahre alte Frau zu mir, die ihre kaum sichtbaren Nasolabialfalten – die feinen Vertiefungen, die sich von den Nasenflügeln zu den Mundwinkeln ziehen – komplett wegspritzen lassen wollte. Dabei waren die Teil ihrer normalen Mimik, Ausdruck ihres Lachens.

Das ist so ein Fall, in dem eine Behandlung meiner Einschätzung nach unangebracht wäre.

Schicken Sie solche Patienten fort?

Ja. Das geht sogar einem Großteil meiner Patienten so. Meine Aufgabe ist es zu helfen, und das kann ich oft am besten, indem ich sage: „Ich würde bei Ihnen gar nichts machen. Das sieht wunderbar aus. Das passt zu Ihnen. Warten Sie noch fünf Jahre, und dann sprechen wir wieder." Vielfach reicht eine Creme mit Vitamin-A-Säure, die den Kollagenaufbau stimuliert, oder der Rat, vorsichtiger mit UV-Strahlung umzugehen. Wenn ich diese Menschen alle behandeln würde, wäre das sicher finanziell lukrativ. Aber ich würde meiner Verantwortung als Arzt nicht gerecht werden. Zumal auch einige Patienten mit einer körperdysmorphen Störung darunter sind, die eigentlich psychologische Hilfe bräuchten.

»Manche brauchen kein Botox – sondern psychologische Hilfe«

Was ist das für eine Störung?

Die Betroffenen nehmen ihren Körper nicht richtig wahr. Meist sind diese Menschen hochattraktiv, lehnen ihr Äußeres aber ab. Sie sehen zum Beispiel Falten, wo keine sind. Selbst wenn ich mir von Betroffenen mit gespitztem Bleistift zeigen lasse, wo genau die Problemzonen sind, ist dort nichts zu erkennen. Es ist objektiv nicht nachvollziehbar. Und weil sich derartige vermeintliche Makel nicht durch Spritzen oder andere Eingriffe beheben lassen, kann man den Patienten durch keine Maßnahme zufriedenstellen: Er wird immer wieder kommen. Ich schätze, dass 15 Prozent der Menschen, die uns konsultieren, von einer solchen Störung tangiert sind.

Welche Rolle spielt der psychologische Aspekt bei Ihrer Arbeit?

Eine sehr große. Ich gebe selbst Kurse in Psychosomatik für Ärzte und nehme unter anderem regelmäßig an Workshops mit engagierten Kollegen teil, in denen wir uns über unsere Erfahrungen austauschen, um mir das immer wieder bewusst zu machen. Man wird mitunter durch die Erwartungen der Patienten gefordert und muss lernen, im richtigen Moment Nein zu sagen. Dazu muss ich prüfen: Ist das Anliegen des Patienten nachvollziehbar? Kann ich ihm durch eine Behandlung wirklich helfen? Man sollte hier den hippokratischen Grundsätzen folgen: nützen, oder zumindest nicht schaden.

Verbessern Ihre Eingriffe das Leben der Patienten?

Das ist das Ziel. Studien zeigen zum Beispiel, dass Botulinumtoxin-Behandlungen Depressionen lindern können. Das liegt vor allem daran, dass man danach einfach besser, zufriedener aussieht – und einem das von anderen gespiegelt wird. Umgekehrt können ausgeprägte Falten Scham und Ablehnung hervorrufen. Viele Männer leiden darunter, dass sie irgendwann optisch nicht mehr mit ihrer Partnerin mithalten können. Mit moderaten Korrekturen kann ich diesen Menschen viel Lebensfreude zurückgeben. Neue Erkenntnisse haben gezeigt, dass Botulinumtoxin sogar Borderline-Symptome positiv beeinflussen kann.

Wie finde ich einen seriösen Arzt?

Bewertungsportale im Internet wie beispielsweise Jameda können sehr aufschlussreich sein. Am besten aber fragen Sie in Ihrem Bekanntenkreis, wer gute Erfahrungen gemacht hat. Der Arzt und der Patient müssen menschlich zueinander passen und auf einer Ebene schwingen.

Auch Fachgesellschaften wie die Deutsche Gesellschaft für Ästhetische Botulinumtoxin-Therapie, die Deutsche Gesellschaft für Ästhetisch-Plastische Chirurgie oder die Gesellschaft für Ästhetische Chirurgie Deutschland können bei der Arztsuche weiterhelfen.

Ein Qualitätsmerkmal bei Laserbehandlungen ist ein Abschluss in dem anerkannten universitären Postgraduierten-Studiengang „Diploma in Aesthetic Laser Medicine" der Universität Greifswald. Auch die Veröffentlichung wissenschaftlicher Publikationen spricht für Expertise und Seriosität.

Der Arzt sollte zudem Facharzt für Dermatologie oder Plastische Chirurgie sein. Also unter keinen Umständen ein Heilpraktiker oder Kosmetiker, der nach einem Wochenendkurs Filler spritzt, aber keinerlei Kenntnisse von der Gesichtsanatomie und von Krisenmanagement hat. So etwas birgt unkalkulierbare Risiken.

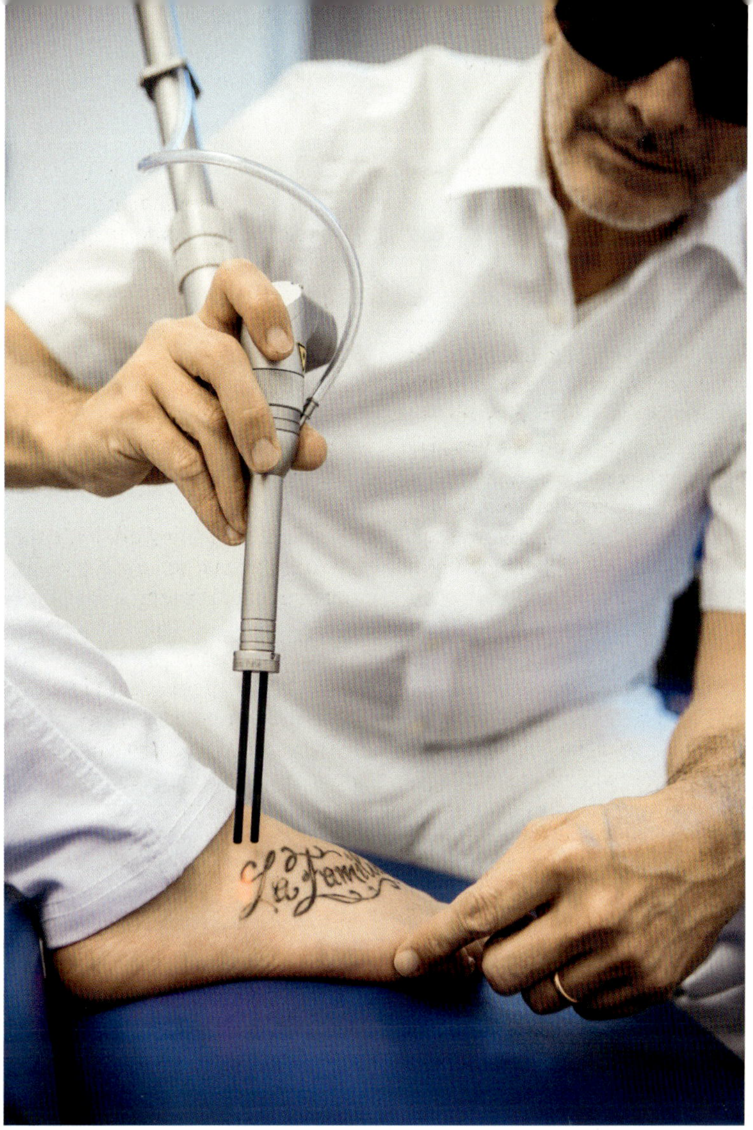

Behandlungen mit Lasern, etwa zur Tattoo-Entfernung, sollten nur erfahrene Ärzte vornehmen. Zu Unfällen kommt es zumeist, wenn medizinische Laien oder schlecht ausgebildete Heilpraktiker die Geräte verwenden

Sollte es mich misstrauisch machen, wenn ein Arzt alles an ästhetischen Operationen anbietet?

Keiner kann Spezialist für alles sein. Deshalb verweise ich viele meiner Patienten an Kollegen weiter, die eine bestimmte Behandlung besser beherrschen. Verdächtig finde ich auch, wenn Ärzte offensiv Werbung mit Hochglanzbroschüren machen. Das wird mittlerweile zwar gesetzlich recht locker gesehen, aber meine Erfahrung besagt: Wer Werbung im großen Stil macht, hat es auch nötig. Die richtig seriösen und erfolgreichen Ärzte brauchen das nicht. Ich kenne zum Beispiel einen hervorragenden Plastischen Chirurgen, der auf Nasenoperationen spezialisiert ist. Bei dem müssen Patienten über ein halbes Jahr warten, ehe sie überhaupt einen Beratungstermin bekommen. Ganz ohne Werbung.

Worauf gilt es in einem Beratungsgespräch zu achten?

Der Arzt sollte die Risiken eines Eingriffs offen ansprechen. Er sollte dem Patienten von sich aus keine „Verbesserungsvorschläge" machen, sondern immer nur auf dessen Sorgen und Wünsche eingehen. Schon gar nicht sollte er den Betreffenden zu einer Behandlung drängen. Gute Ärzte räumen immer eine Bedenkzeit ein und sagen: „Überlegen Sie sich das noch einmal." Und sie ermutigen die Patienten, noch eine zweite Meinung einzuholen.

Sie arbeiten auch als Gutachter. Was sind die häufigsten Behandlungsfehler?

Die meisten Unfälle entstehen, weil medizinische Laien die Behandlung anbieten – gerade bei Enthaarungen mit sogenannten IPL-Geräten, die durch energiereiche Strahlung die Haut verbrennen. Da die Geräte nicht reglementiert sind, kommt es bei falscher Anwendung oft zu Verbrennungen und dauerhaften Narben.

Ich habe einen Fall begutachtet, da kam der Firmenvertreter eines Laser-Herstellers – der keinerlei medizinische Ausbildung hatte – regelmäßig in eine Praxis, um dort verschiedene Anwendungen auszuführen. Der Arzt selbst hat lediglich die Patienten rekrutiert, aber nicht eigenhändig behandelt. So etwas verstößt natürlich gegen die Berufsordnung. Das Arrangement kam erst ans Tageslicht, als eine Patientin schwere Verbrennungen erlitt.

An wen kann ich mich wenden, wenn eine Behandlung schiefgelaufen ist?

Es gibt bei den Ärztekammern Gutachterstellen für Fragen ärztlicher Haftung, die jeder Patient kostenlos anrufen kann. Ein Fachgutachter prüft den Fall, und wenn er einen Behandlungsfehler feststellt, kann der Patient mit dem Befund auch vor Gericht gehen.

Aber so weit muss es nicht kommen. Wenn der Fehler leicht zu beheben ist, etwa weil an einer Stelle zu viel Filler gespritzt wurde, sollte der Patient seinen Arzt darauf ansprechen. Der korrigiert das in der Regel durch ein Gegenmittel, das den Filler auflöst.

Vorsicht ist allerdings generell bei neuen, wenig erprobten Behandlungsmethoden geboten.

Aus welchem Grund?

Für Schönheitsbehandlungen gibt es im Gegensatz zu medizinischen Anwendungen keine geregelten Zulassungsverfahren. Manche Hersteller setzen daher zweifelhafte Pseudostudien auf, um ein neues Verfahren, etwa zur Faltenglättung, als wirksam bewerben und an Ärzte oder Laientherapeuten verkaufen zu können.

Viele Hersteller versuchen es auch über die Medien. Wird erst einmal groß über eine neue Methode berichtet, kann sie noch so unerprobt sein: Die Leute wollen das haben. Deshalb sollte der Patient vor einer Behandlung genau nachfragen, wie risikoreich und wie etabliert die Methode ist. Es geht dabei nicht nur um die Gefahr von Nebenwirkungen. Sondern auch darum, ob eine kostspielige Behandlung überhaupt Wirkung zeigt.

Was ist Ihre wichtigste Erkenntnis nach mehr als 30 Jahren Praxis mit Schönheitsbehandlungen?

Ich habe immer wieder die Erfahrung gemacht: Wenn die Persönlichkeit stimmt, können Frauen und Männer bis ins hohe Alter attraktiv bleiben. Dafür gibt es genug Beispiele. Im Einzelfall lässt sich die natürliche Schönheit und Ausstrahlung mithilfe kleiner Korrekturen noch etwas hervorheben – aber niemals künstlich erzeugen. ○

PROF. DR. CHRISTIAN RAULIN, Jg. 1958, forscht vor allem zu Laserbehandlungen. Er hat an zahlreichen Studien und Lehrbüchern mitgearbeitet und ist für mehrere medizinische Fachzeitschriften tätig.

Welcher Arzt ist **der beste?**

Ob für ein medizinisches oder ein ästhetisches Problem: Den richtigen Dermatologen zu finden ist nicht immer leicht. Doch es gibt Hilfen

Fast 6000 Dermatologen sind in Deutschland tätig. Viele befassen sich vor allem mit Hautleiden, andere mit ästhetischen Behandlungen. Der Schwerpunkt lässt sich der Website entnehmen. Weitere Möglichkeiten:

I. Hausarzt

Der kann bei kleineren Problemen, etwa einer Warze, selbst die Behandlung vornehmen. Bei größeren Leiden überweist er an einen Dermatologen oder eine Klinik. Ohne Überweisung müssen Kassenpatienten oft lange auf Termine beim Hautarzt warten.

II. Bewertungsportale

Zu den bekanntesten medizinischen Such- und Bewertungsportalen zählen Jameda und die Weisse Liste. Anhand der Postleitzahl lassen sich in den Datenbanken Dermatologen finden. Besonders umfassend sind die Suchfunktionen auf der Seite des Berufsverbands der Deutschen Dermatologen.

Bei kommerziellen Portalen können Patienten zudem die Ärzte per Fragebogen oder Kommentar bewerten. Doch die Urteile sind nur begrenzt aussagekräftig, da sich vor allem jene Patienten zu Wort melden, die entweder begeistert sind oder aber enttäuscht. Zudem stehen manche Portale im Verdacht, negative Bewertungen gegen Bezahlung zu löschen.

Es empfiehlt sich daher, mehrere Portale miteinander zu vergleichen und auch nichtkommerzielle Angebote einzubeziehen wie die Weisse Liste oder den vdek-Arztlotsen, eine Kooperation des Verbands der Ersatzkassen mit der Stiftung Gesundheit.

Bei einigen Teilgebieten der Dermatologie, darunter etwa die Behandlung von Schuppenflechte, das Wundmanagement und die Lasertherapie, bieten auch die Zertifikate der Deutschen Dermatologischen Akademie eine Orientierung. Entsprechende Praxen lassen sich unter akademie-dda.de/experten.html finden.

III. Kliniken

In einem Universitätsklinikum werden eher komplizierte, seltene Fälle behandelt, in einem Krankenhaus für die regionale Versorgung vor allem die häufig auftretenden Leiden.

Die Weisse Liste gibt (neben allgemeinen Informationen, Bewertungen und Erfahrungsberichten von Patienten) auch für jeden Behandlungsanlass die Fallzahl an; ist die hoch, hat eine Klinik viel Erfahrung mit der Methode.

Manche Einrichtungen sind als Zentren mit besonderer Expertise für bestimmte Leiden ausgezeichnet, so die von der Deutschen Krebsgesellschaft zertifizierten Hautkrebszentren. Aber auch andere Kliniken bieten spezielle Sprechstunden etwa für Allergien, Neurodermitis oder Hautkrebs an.

Ein Sonderfall sind Reha-Kliniken. Dort lernen Patienten mit chronischen Hautleiden, wie sie ihre Krankheit durch eigenes Verhalten beeinflussen können, und erhalten zudem psychotherapeutische Hilfe.

Bei rein ästhetischen Behandlungen gibt es kaum objektive Anhaltspunkte, um die Kompetenz eines ästhetisch arbeitenden Dermatologen oder eines Facharztes für Plastische und Ästhetische Chirurgie einzuschätzen. Professor Peter Elsner von der Deutschen Dermatologischen Gesellschaft rät daher, vor einer ästhetischen Behandlung immer eine Zweitmeinung einzuholen, um die Erfolgsaussichten des beabsichtigten Eingriffs besser beurteilen zu können. Da es zudem auf die subjektive Zufriedenheit ankomme, könnten Erfahrungen anderer Patienten durchaus weiterhelfen.

Maria Kirady

Was bei trockener Haut und Neurodermitis **guttut**

Wie lässt sich die Hautschutzbarriere stärken? Wie schütze ich meine Haut vor dem Schub? Wie komme ich aus dem Kreislauf aus Juckreiz und Aufkratzen? Die Natur kennt die Antwort.

Unsere Haut umhüllt uns wie ein schützender Mantel und verhindert, dass uns äußere Einflüsse zu nahe kommen. Bei trockener Haut und Neurodermitis ist diese Schutzfunktion jedoch geschwächt. Es kommt zu einem vermehrten Wasserverlust über die Oberhaut: Die Haut trocknet aus, wird spröde und rau.

Viele Faktoren belasten die empfindliche Haut

Zu viel Arbeit, nahende Prüfungen, aber auch eine bevorstehende Hochzeit oder eine große Reise: Ganz gleich, ob wir Stress als beflügelnd oder belastend empfinden, er kann unsere Haut aus dem Gleichgewicht bringen. Auch eine für die trockene Haut belastende Körperhygiene durch z. B. ausgiebiges Baden oder heißes Duschen entzieht der Haut Fett und Feuchtigkeit.

> „*Heilpflanzen* spielen eine wichtige Rolle in der *Behandlung und Pflege* sehr trockener Haut."

Manche in Pflegeprodukten enthaltene Duft-, Farb- oder Konservierungsstoffe können die Haut zudem reizen und Entzündungsprozesse und damit Neurodermitisschübe fördern.

Den ganzen Menschen behandeln

Die Haut ist nicht nur Spiegel der Seele und der auf sie einwirkenden Umwelt, sondern auch der Vorgänge im Körper. Auf der Hautoberfläche enden zahlreiche Nerven, die mit dem Inneren des Körpers in Verbindung stehen. Deshalb ist es wichtig, den ganzen Menschen zu behandeln, wenn er an Neurodermitis erkrankt ist. Dabei ist der Einsatz von hautwirksamen Heilpflanzen vorteilhaft, da sie den Menschen in seiner Gesamtheit ansprechen können, anstatt nur einzelne Symptome zu lindern.

Die passende Pflege sorgt für Entspannung

Dr. Sabine Neff ist Dermatologin und betrachtet ihre Patienten ganzheitlich. Sie klärt sie auf: „Eine an den Hautzustand angepasste, medizinische Hautpflege kann die Schutzbarriere der Haut unterstützen und die Eigenregulation der Haut fördern. Regelmäßiges Eincremen entspannt die Haut und kann neuen Schüben vorbeugen."

Mittagsblume – Feuchtigkeit und Schutz für trockene Haut

„Heilpflanzen spielen eine wichtige Rolle in der Behandlung und Pflege sehr trockener Haut", erklärt Dr. Neff. In symptomfreien Intervallen und unterstützend zu Beginn eines Schubs ist eine Komposition von Mittagsblumenpresssaft und wertvollen Ölen sinnvoll. Die Mittagsblume, deren natürliche Feuchthaltefaktoren denen gesunder Haut ähneln, geben der trockenen Haut Impulse, wieder selbständig Feuchtigkeit zu bewahren und sich gegen widrige äußere Bedingungen zu schützen. Der Presssaft der Mittagsblume bildet z. B. das Herz der Basis- und Intensivpflegeprodukte der medizinischen Naturkosmetiklinie Dr. Hauschka Med. Die Wirksamkeit und Verträglichkeit dieser Systempflege für Menschen mit sehr trockener Haut und Neurodermitis wurde in klinischen Studien bestätigt.

Blutwurz: Hilfe in Akutsituationen

Gereizte Hautpartien benötigen eine besondere Pflege, die schnell beruhigt. Mit der Akut Creme Potentilla nutzt Dr. Hauschka Med erstmals die natürliche Kraft der Blutwurz in der Hautpflege. In umfangreichen Studien der Klinik für Dermatologie der Universität Freiburg wurde die entzündungshemmende Wirkung von Blutwurz (Potentilla officinalis) untersucht und bestätigt. Zudem unterstreichen die Studienergebnisse die sehr gute Pflegewirkung und Verträglichkeit der Akut Creme Potentilla: Sie unterstützt die zu Entzündungen neigende Haut kurz vor einer Akutphase wirkungsvoll und reduziert erste Rötungen und Juckreiz. Die Ergebnisse sind vor allem für

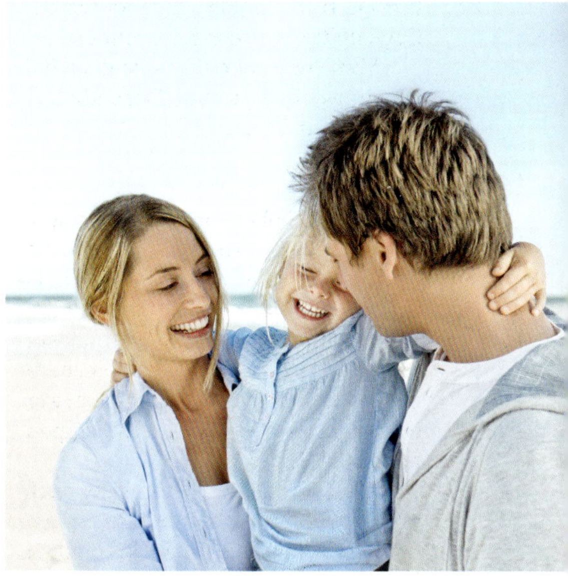

Eltern erfreulich, denn Kleinkinder profitieren ganz besonders von der schnellen Verbesserung des Hautbildes.

Medizinische Systempflege aus der Natur

Mit ihren Rezepturen aus Heilpflanzen und natürlichen Ölen unterstützt die Dr. Hauschka Med Systempflege die sehr trockene und neurodermitische Haut in jeder Phase und sorgt für ein ganz neues, befreites Hautgefühl.

www.dr.hauschka-med.de

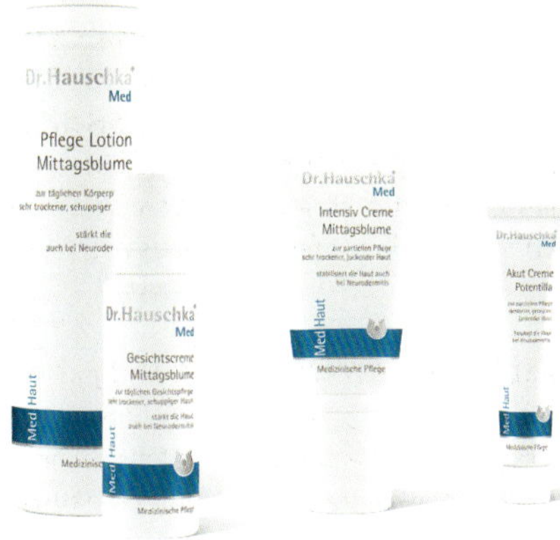

Honig

DAS GOLD AUS DEN WABEN

Aufgetragen wirkt die Bienensubstanz antibakteriell und zugleich osmotisch – das bedeutet, dass Wasser aus dem Inneren des Gewebes an die Oberfläche zieht und die Haut auf diese Weise befeuchtet. Das ist gerade bei den Lippen vorteilhaft, die sonst leicht austrocknen. Zudem ist Honig chemisch saurer als die Haut und stabilisiert so deren natürlichen Säureschutzmantel. Für die regelmäßige Pflege eignet sich – etwa zwischen Saunagängen – ein mit Meersalz angereichertes Honig-Peeling. Dadurch wird die Haut robuster und zugleich geschmeidiger. Normaler Imker-Honig ist für solche Anwendungen völlig ausreichend.

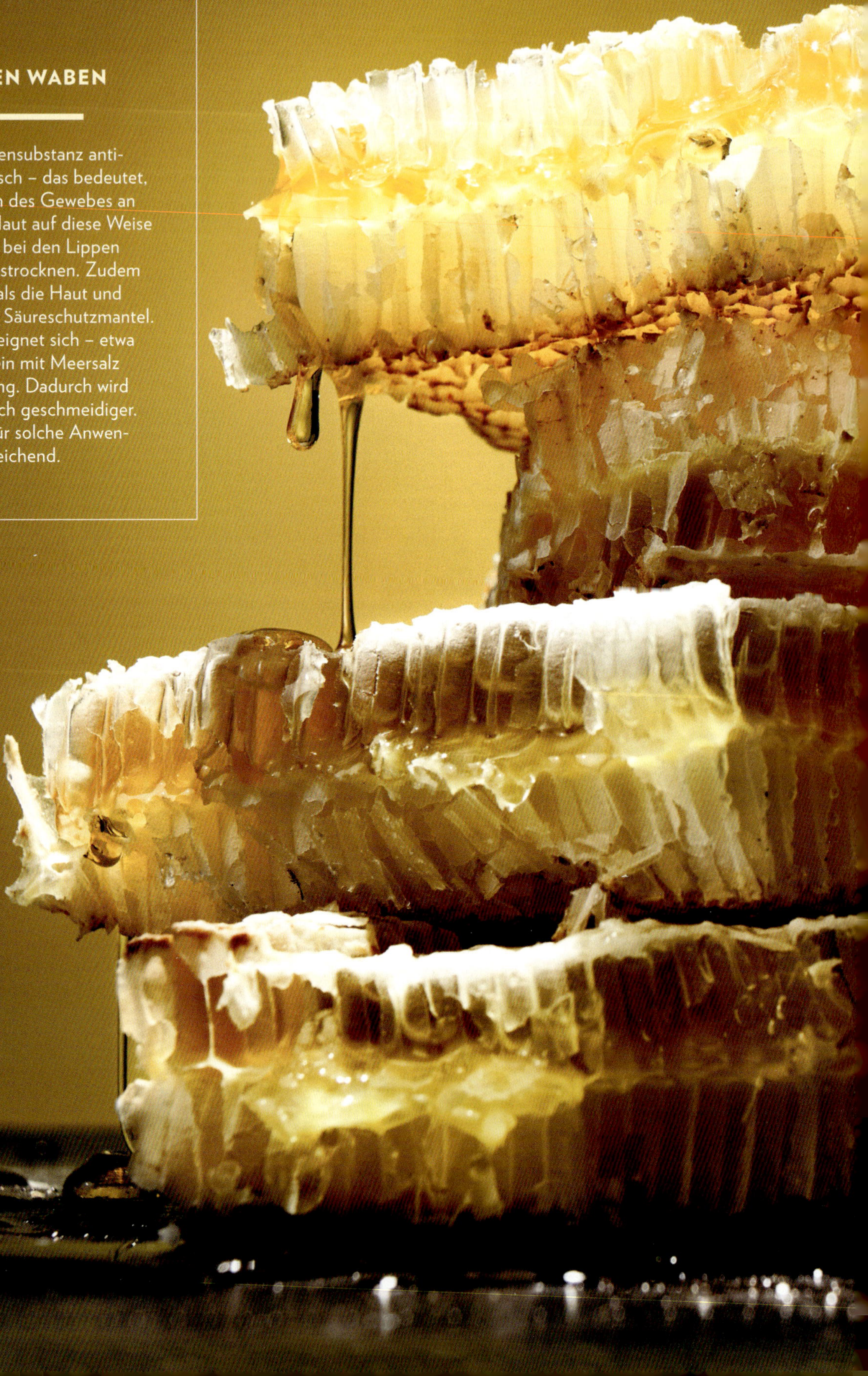

FOTOS: REINHARD HUNGER • WISSENSCHAFTLICHE BERATUNG: DR. YAEL ADLER

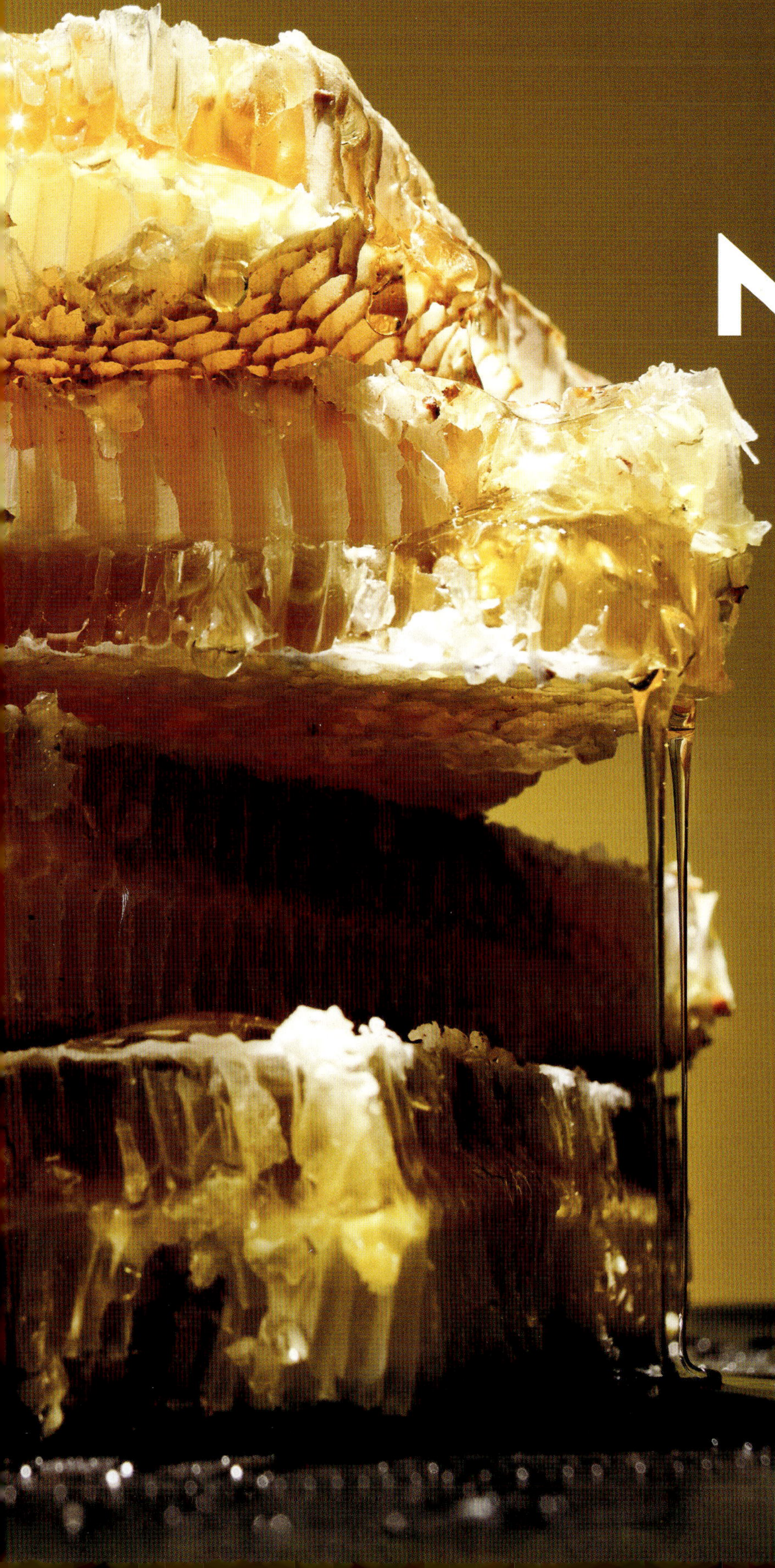

VON **NATUR** AUS **GUT**

Wer bei der Hautpflege auf künstlich erzeugte Substanzen verzichten will, kann auf bewährte Hausmittel zurückgreifen, die Industrieprodukten manchmal sogar überlegen sind

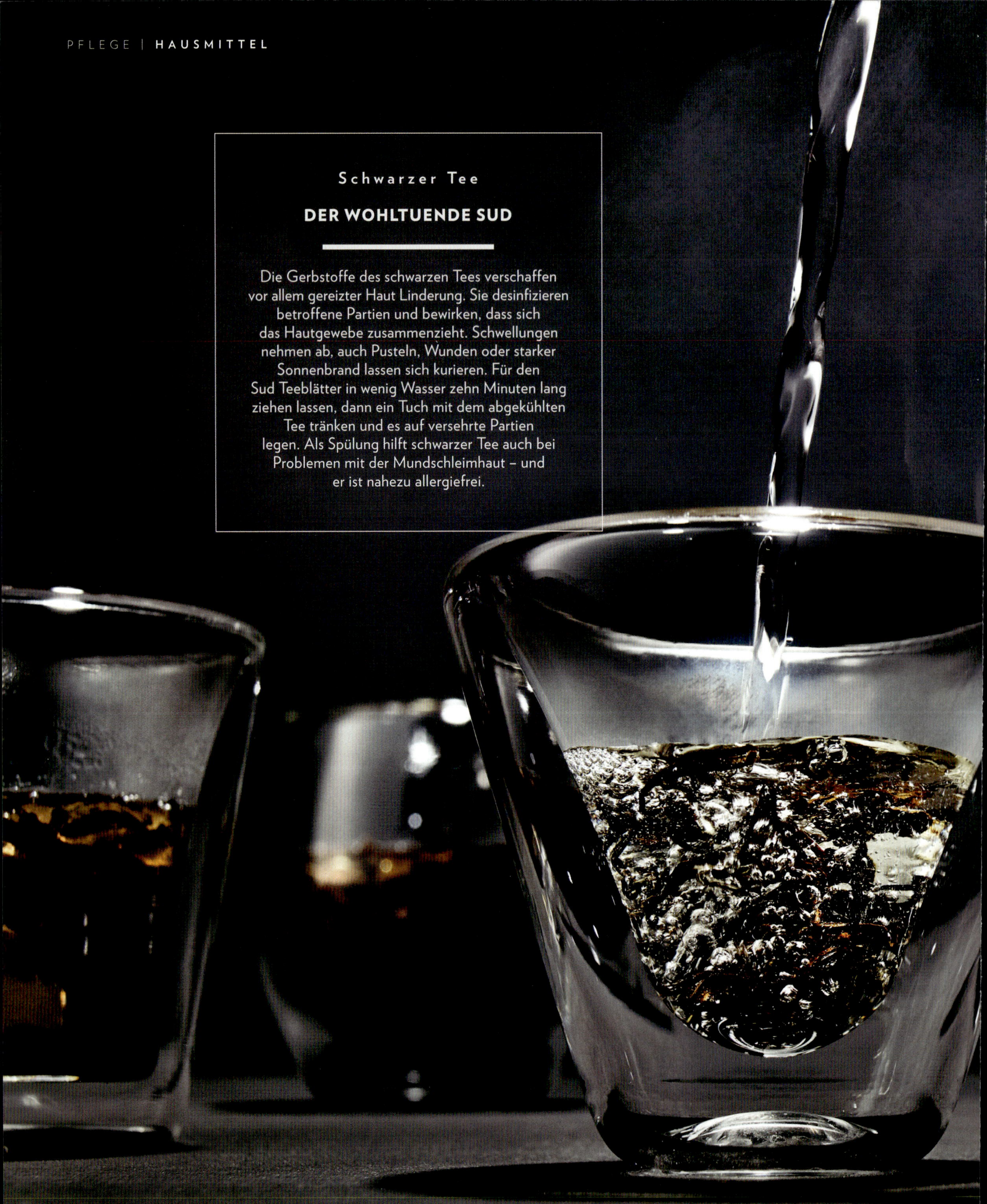

Schwarzer Tee

DER WOHLTUENDE SUD

Die Gerbstoffe des schwarzen Tees verschaffen vor allem gereizter Haut Linderung. Sie desinfizieren betroffene Partien und bewirken, dass sich das Hautgewebe zusammenzieht. Schwellungen nehmen ab, auch Pusteln, Wunden oder starker Sonnenbrand lassen sich kurieren. Für den Sud Teeblätter in wenig Wasser zehn Minuten lang ziehen lassen, dann ein Tuch mit dem abgekühlten Tee tränken und es auf versehrte Partien legen. Als Spülung hilft schwarzer Tee auch bei Problemen mit der Mundschleimhaut – und er ist nahezu allergiefrei.

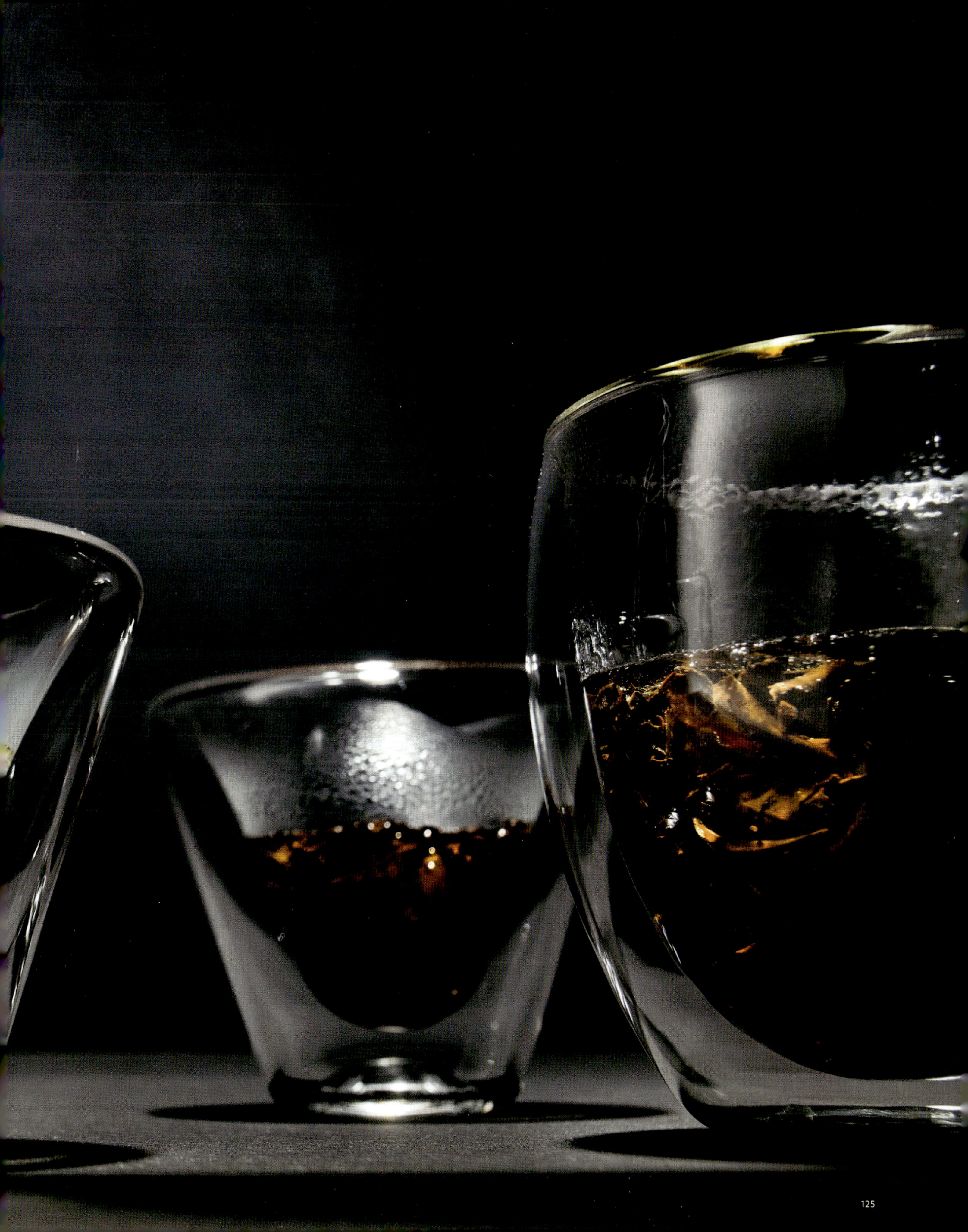

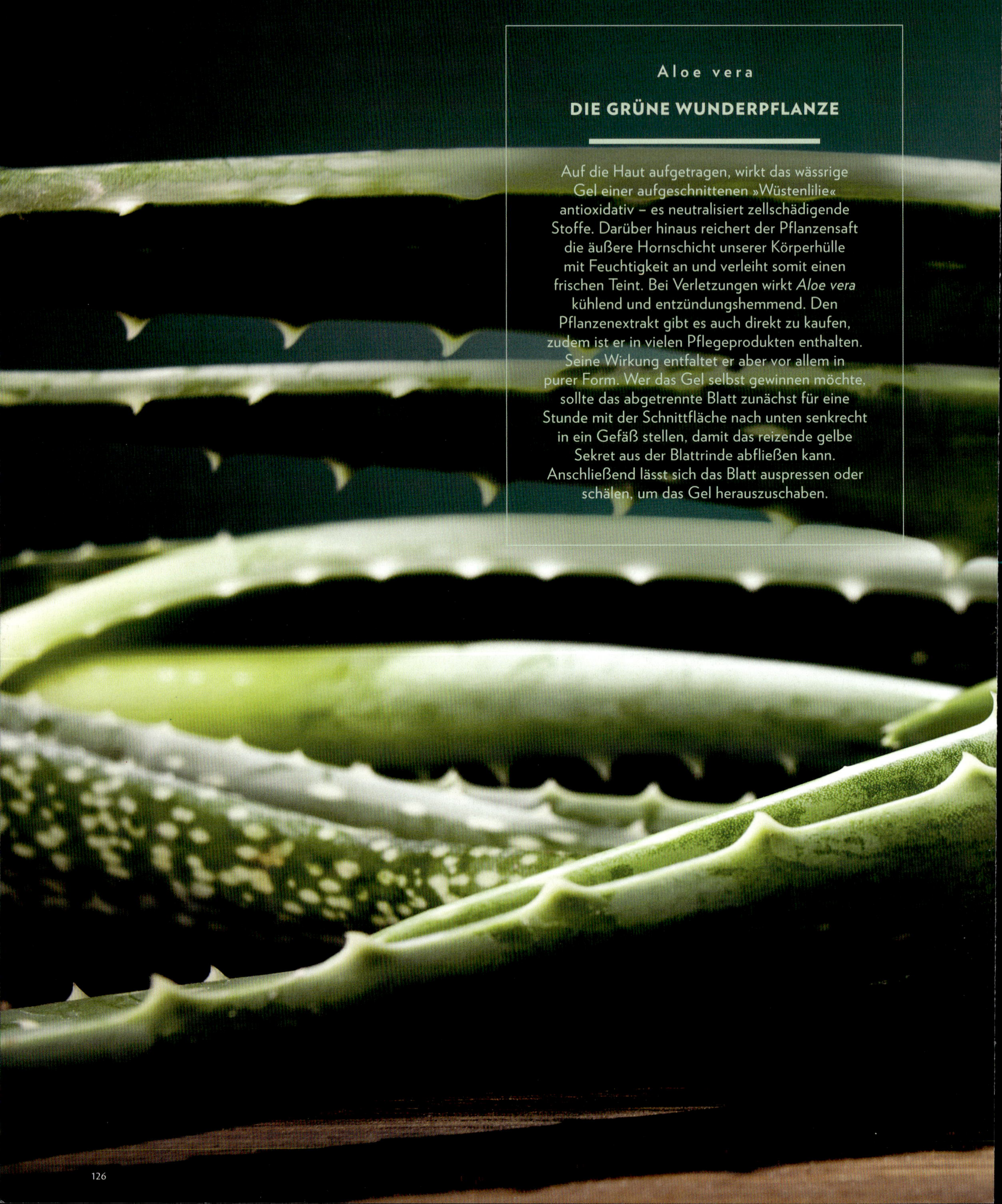

Aloe vera

DIE GRÜNE WUNDERPFLANZE

Auf die Haut aufgetragen, wirkt das wässrige Gel einer aufgeschnittenen »Wüstenlilie« antioxidativ – es neutralisiert zellschädigende Stoffe. Darüber hinaus reichert der Pflanzensaft die äußere Hornschicht unserer Körperhülle mit Feuchtigkeit an und verleiht somit einen frischen Teint. Bei Verletzungen wirkt *Aloe vera* kühlend und entzündungshemmend. Den Pflanzenextrakt gibt es auch direkt zu kaufen, zudem ist er in vielen Pflegeprodukten enthalten. Seine Wirkung entfaltet er aber vor allem in purer Form. Wer das Gel selbst gewinnen möchte, sollte das abgetrennte Blatt zunächst für eine Stunde mit der Schnittfläche nach unten senkrecht in ein Gefäß stellen, damit das reizende gelbe Sekret aus der Blattrinde abfließen kann. Anschließend lässt sich das Blatt auspressen oder schälen, um das Gel herauszuschaben.

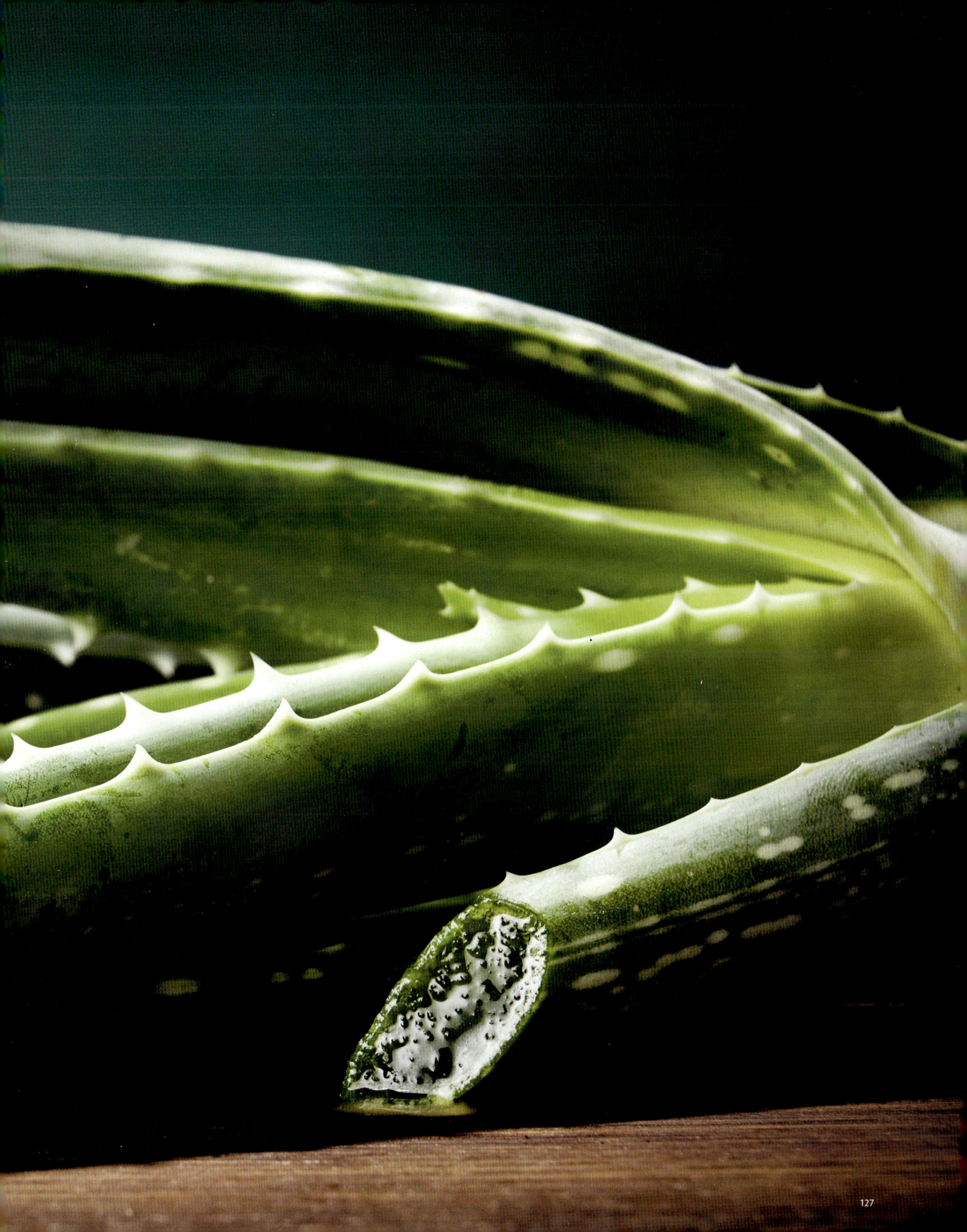

Zwiebel

DER SCHARFE HEILSAFT

Mag der frische Saft der Zwiebel auch unangenehm riechen: Aufgetragen auf die Haut, ist er ausgesprochen wohltuend. Die Flüssigkeit enthält schwefelhaltige Aminosäuren und ätherische Öle, die antibakteriell wirken und zudem das Wachstum wuchernder Bindegewebszellen bei der Wundheilung eindämmen. Gegen Narbenbildung hilft es daher, verletzte Stellen mit Zwiebelsaft einzureiben. Er wirkt auch gegen Frostbeulen sowie zur effektiven Linderung der Beschwerden bei Insektenstichen. ○

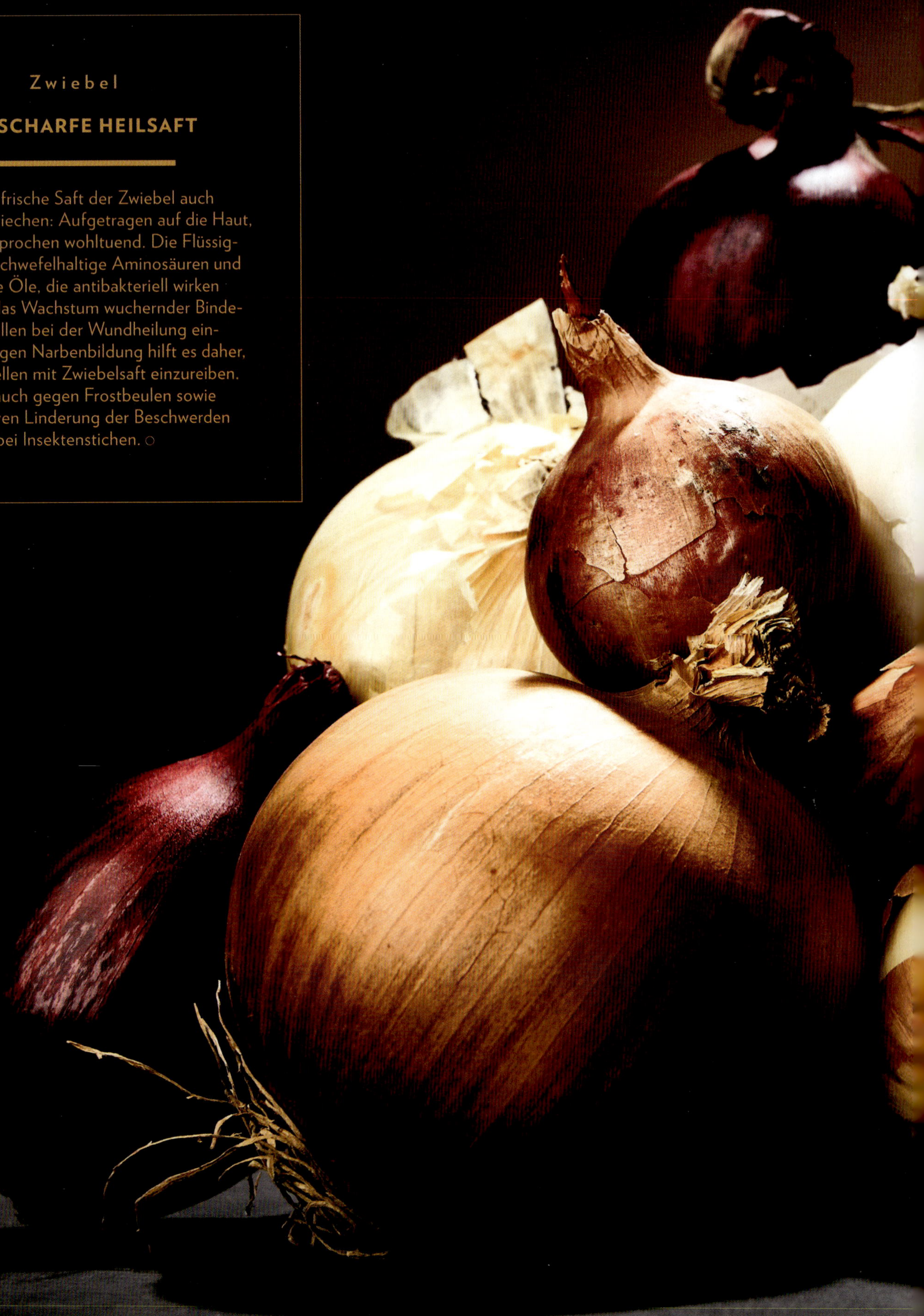

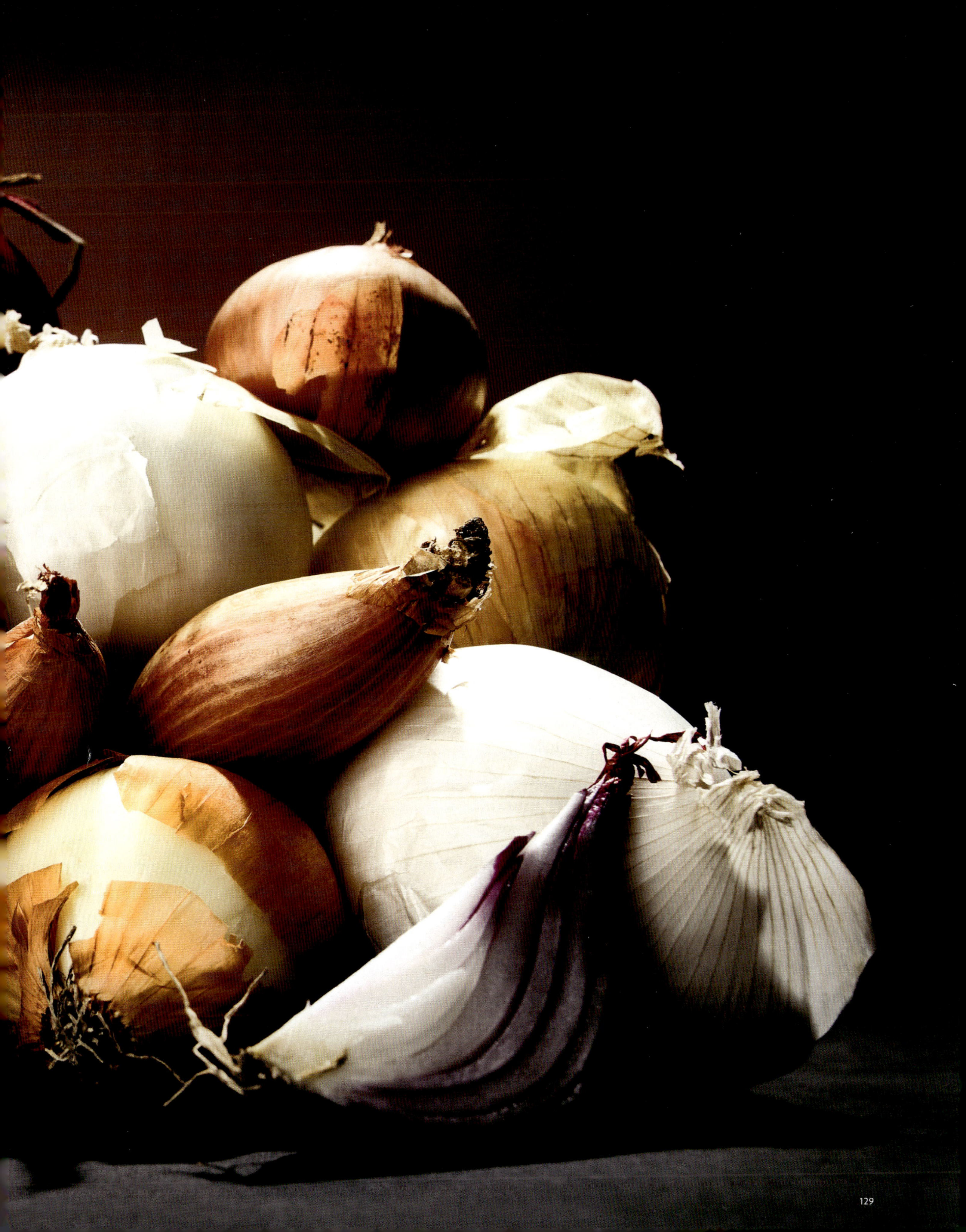

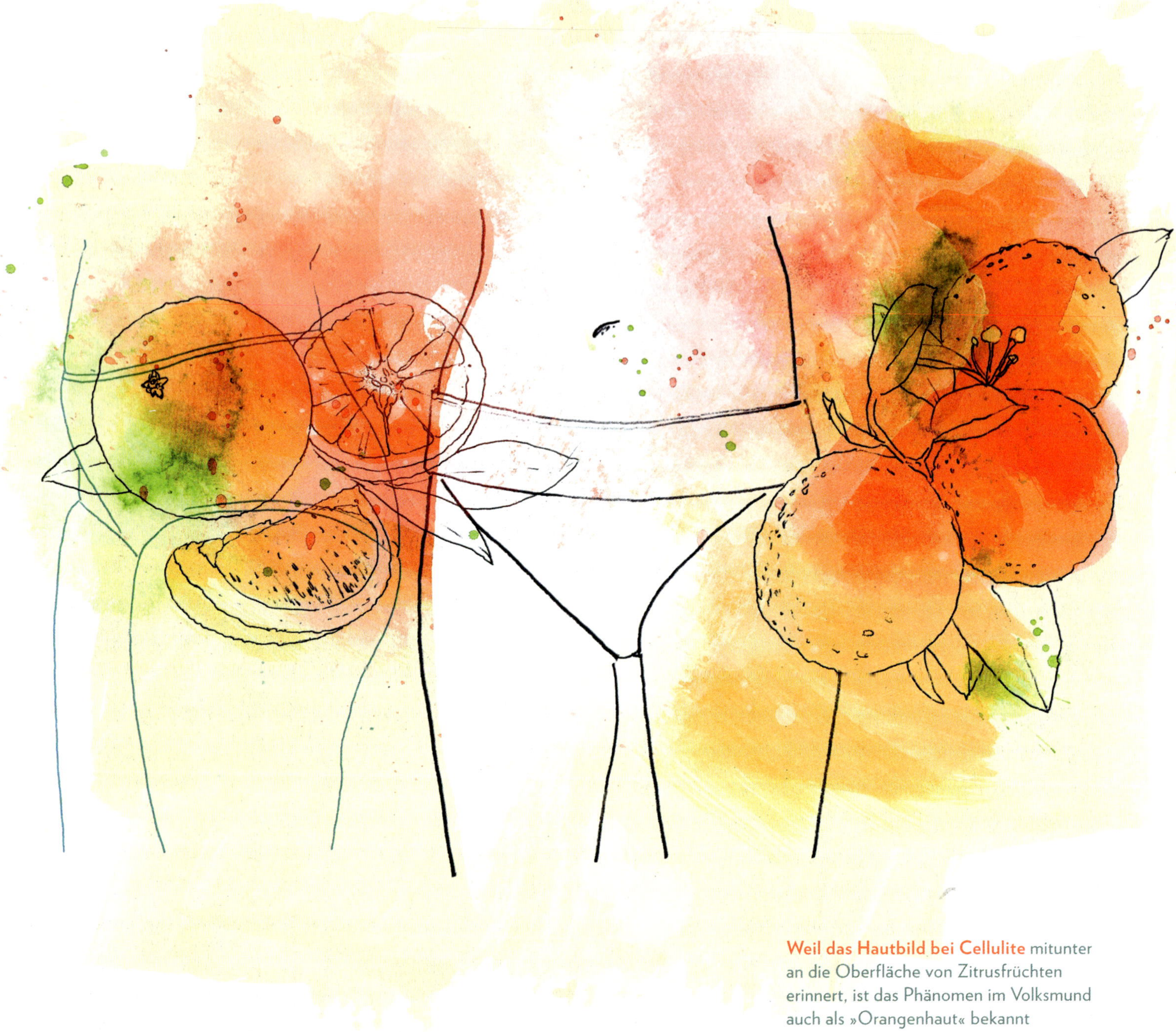

Weil das Hautbild bei Cellulite mitunter an die Oberfläche von Zitrusfrüchten erinnert, ist das Phänomen im Volksmund auch als »Orangenhaut« bekannt

Mit zunehmendem Alter bilden sich bei fast allen Frauen kleine Hügel und Täler an Oberschenkeln und Gesäß: **Cellulite.** Diese normale und medizinisch völlig unbedenkliche Hautveränderung wird häufig als **ästhetisches Problem** empfunden. Wer dagegen angehen will, sollte auch auf einen **aktiven, gesunden Lebensstil** achten

Was tun bei »Orangenhaut?«

TEXT: ANJA REUMSCHÜSSEL • ILLUSTRATIONEN: SABINE ISRAEL

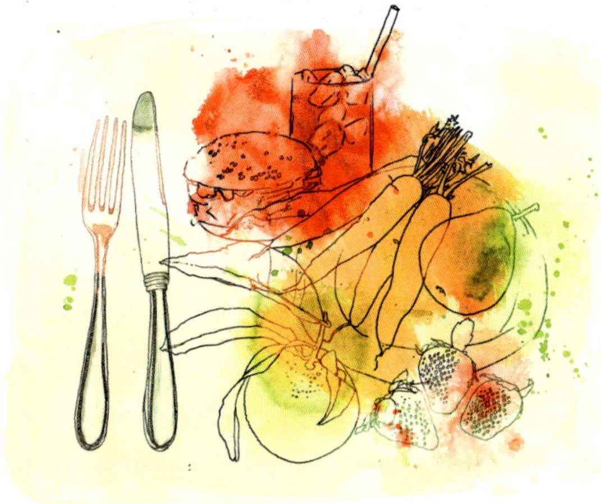

Wer sich ausgewogen ernährt und sich viel bewegt, kann die Ausprägung der Cellulite vermindern

Das Leiden schmerzt nicht, es zwingt niemanden ins Bett, greift weder Herz noch Hirn an. Es ist nicht einmal eine Krankheit im eigentlichen Sinne. Und doch greifen jeden Tag zahllose Frauen zu Cremes, suchen Ärzte, Masseure und andere Experten auf – nur um ein Hautphänomen zu lindern oder am besten ganz loszuwerden: die Cellulite.

Die Dellen und Erhebungen in der Haut erinnern manche an die Oberfläche einer Zitrusfrucht und sind daher auch als „Orangenhaut" bekannt: ein Begriff, der sich längst als Synonym für Cellulite selbst eingebürgert hat. Sie breitet sich auf den Oberschenkeln aus, im Gesäßbereich, bisweilen gar auf Bauch und Oberarmen.

Betroffen sind fast ausschließlich Frauen, nach unterschiedlichen Schätzungen 80 bis sogar 98 Prozent der weiblichen Weltbevölkerung. Demnach müsste Cellulite eigentlich als normal gelten, gleichsam als typisches Geschlechtsmerkmal der Frau.

Zudem ist Cellulite medizinisch unbedenklich (anders als die oft mit ihr verwechselte Zellulitis, eine bakterielle Entzündung unterer Hautschichten). Sie ist allein ein ästhetisches Problem. Und doch – oder gerade deswegen – sind sich die allermeisten Betroffenen einig: Die Orangenhaut muss weg.

Zwei Faktoren vor allem bringen sie hervor, und die erklären auch, weshalb Frauen stärker als Männer von dem Phänomen betroffen sind:

• Zum einen sind die beiden äußeren Hautschichten bei Frauen dünner als bei Männern, damit sie sich während einer Schwangerschaft leichter dehnen;

• zum anderen ist die darunterliegende Fettschicht bei Frauen vor allem an Oberschenkeln, Gesäß und Bauch dicker als bei Männern – und auch die einzelnen Fettzellen sind größer.

Die Fettschicht ist überdies von Bindegewebssträngen durchzogen, die Haut und Muskel miteinander verbinden. Bei Männern sind die Stränge wie ein dichtes Netz angeordnet, das parallel zur Hautoberfläche verläuft. Bei Frauen haben sie dagegen die Form von Säulen, die senkrecht zur Haut in Richtung des Körperinneren verlaufen. Die weibliche Neigung zu Cellulite ist demnach anatomisch vorgegeben, weshalb sogar dünne Frauen davon betroffen sein können.

Beim Mann werden die Fettzellen durch die dichte Struktur der Bindegewebsstränge an Ort und Stelle gehalten. Bei Frauen drücken sich die größeren Zellen der typisch weiblichen Fettgewebsstruktur jedoch nach außen und werden als kleine Hügel auf der Haut sichtbar. Dort, wo unter der Haut Bindegewebsstränge ansetzen, zeichnen sich dann die gefürchteten Dellen ab.

BEHANDLUNG

Die wichtigsten Verfahren bei **Cellulite**

Eine Vielzahl von Methoden verspricht straffere Haut. Doch viele wirken allenfalls kurzfristig – oder sind noch nicht hinreichend erforscht

Cremes: Das Angebot an Lotionen, Ölen, Salben und Gelen ist schier unüberschaubar. Doch sie wirken kaum, da sie nicht in ausreichender Konzentration bis in untere Hautschichten vordringen. Wenn Cremes dennoch subjektiv helfen, dann womöglich, weil das Einmassieren Durchblutung und Lymphfluss anregt.

Nahrungsergänzungsmittel: Extrakte und Mittelchen sollen das Bindegewebe stärken und Fettzellen verkleinern. Tatsächlich aber helfen die Kapseln, Ampullen oder Tabletten nach Expertenmeinung nicht gegen Cellulite.

Fettabsaugung: Der Arzt entfernt mit speziellen Kanülen unerwünschtes Fettgewebe. Ein nachhaltiger Erfolg der prinzipiell sinnvollen Methode ist aber umstritten. Und geschieht das Absaugen nicht sehr gleichmäßig oder in einem zu groß gewählten Areal, entstehen neue Dellen in der Haut, die Cellulite verschlimmert sich womöglich sogar.

Lipolyse: Mittels Elektrostimulation durch Schwachstrom (Cellulipolyse), Kälte (Kryolipolyse), Injektion fettlösender Substanzen (Injektionslipolyse) oder Laserbestrahlung (Niedrigenergie-Lasertherapie) sollen Fettzellen gezielt aufgelöst werden. Die Injektionslipolyse mit dem Wirkstoff Phosphatidylcholin – einem aus Sojabohnen stammenden Lezithin – ist allerdings gemäß deutschen Zulassungsrichtlinien bislang für eine Cellulite-Behandlung nicht zugelassen und darf daher ausschließlich auf ausdrücklichen Wunsch des Betroffenen erfolgen. Die Lasertherapie zeigte in mehreren Studien eine gewisse Verringerung der Dellentiefe; in einer Untersuchung war die Verbesserung noch nach zwei Jahren erkennbar. Alle anderen Methoden sind laut einer großen Studie nur mäßig wirksam.

Massagen: Die regelmäßige Behandlung betroffener Regionen soll den Lymphfluss verbessern und so Schwellungen durch Flüssigkeitsansammlung verringern. Doch sind Massagen, ob mit Geräten oder per Hand, nicht dauerhaft wirksam: Die Haut erscheint zwar glatter, der Effekt bleibt aber nur bis zum Ende der Massage erhalten. Auch die manuelle Lymphdrainage, bei der mit speziellen Handgriffen angeblich der Lymphfluss angeregt und geschwollenes Gewebe entstaut wird, hat sich nicht als wirksam erwiesen.

Energiebasierte Verfahren: Diese Methoden nutzen Hitze, um Fettgewebe zu minimieren. Durch Einwirken von Wechselstrom (Reizstromtherapie), akustischen Wellen (Akustische Wellentherapie), von Ultraschall (hochintensiver fokussierter Ultraschall) oder Stoßwellen (Stoßwellentherapie) werden die tieferen Hautschichten erhitzt. Dadurch soll das Gewebe besser durchblutet, Gewebsflüssigkeit abtransportiert, die Anzahl der Fettzellen verringert und das Bindegewebe gestärkt werden. In verschiedenen Studien konnten diese Behandlungen die Cellulite ein wenig reduzieren. Die Wirkung hält aber nur wenige Monate an.

Carboxytherapie: Dabei wird Kohlendioxid mit Nadeln kontrolliert unter die Haut injiziert. Durch einen chemischen Prozess lösen sich Fettzellen auf, neues Bindegewebe wird gebildet, die Durchblutung angeregt. Das Verfahren kann einigen Untersuchungen zufolge das Hautbild verbessern, doch weitere umfassende Studien sind nötig.

Subzision: Der Arzt sticht eine feine Kanüle oder einen Draht durch die Haut und löst mit vorsichtigen Bewegungen die Bindegewebsstränge. Durch den nun fehlenden Zug nach innen schnellt die Haut dort, wo sich Dellen gebildet haben, nach oben, das Hautbild wird glatter. Bei stark ausgeprägter Cellulite mit tiefen Dellen, in einem wenig ausgedehnten Areal, kann die Subzision die Hauterscheinungen mildern. Langzeitstudien stehen aber noch aus.

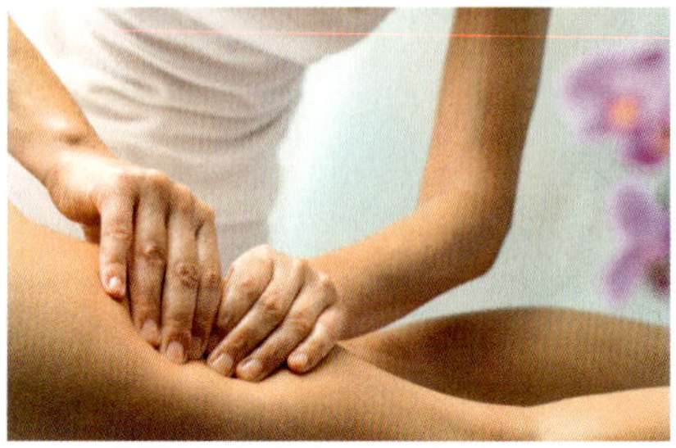

Massagen können das Hautbild verbessern, allerdings nicht dauerhaft

Cellfina: Dieses neu entwickelte Verfahren funktioniert ähnlich wie die Subzision, ist aber schonender: Unter örtlicher Betäubung werden die betroffenen Bereiche durch ein Vakuum zunächst stark angehoben, anschließend die Bindegewebsstränge unter der Haut mit einem nadelförmigen Skalpell durchtrennt. Auf diese Weise verschwinden jene Dellen, die durch verhärtete und verkürzte Bindegewebsstränge hervorgerufen werden. Die Wirkung ist auch drei Jahre nach der Behandlung noch sichtbar.

CCH: Diese dritte Behandlungsmöglichkeit nach dem Prinzip der Subzision wird derzeit noch erprobt: Dabei werden die Bindegewebsstränge nicht gekappt, sondern mithilfe eines unter die Haut gespritzten Enzyms (Clostridium-histolyticum-Kollagenase) aufgeweicht. Erste Versuche zeigen: Das Bindegewebe wird elastischer, die Dellen in der Haut nehmen ab.

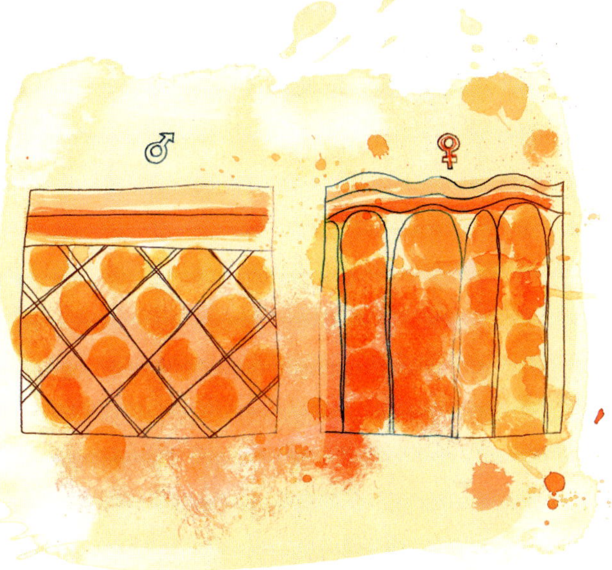

Bindegewebsstränge durchziehen die Fettschicht unter der Haut. Bei Männern (links) hält eine netzartige Struktur die Fettzellen am Ort, die Oberhaut bleibt glatt. Bei Frauen (rechts) verlaufen die Stränge senkrecht – große Fettzellen können gegen die Oberhaut drücken, es bilden sich Beulen und Dellen

Außerdem drücken die Fettzellen oft auch auf die feinen Blutgefäße im Gewebe und behindern so die Durchblutung; der entstehende Stau verstärkt nun noch den Druck auf die Haut.

Eine weitere Ursache für Cellulite ist der weibliche Hormonhaushalt: Unter dem Einfluss von Östrogen lagert der Körper regelmäßig Wasser ein, um sich auf eine mögliche Schwangerschaft vorzubereiten. Daher tritt Cellulite bei vielen Frauen abhängig vom Zyklus mal stärker, mal schwächer auf. Männer zeigen Cellulite-Symptome praktisch nur, wenn sie einen Mangel an männlichen Sexualhormonen (Androgenen) haben.

Einseitige Ernährung, wenig Bewegung sowie Alkohol und Rauchen können das Problem verstärken. Da das Bindegewebe mit den Jahren weniger elastisch wird, nimmt die Ausprägung einer Cellulite im Alter noch zu.

Abhilfe versprechen zahlreiche Behandlungsmethoden. Ihre Kosten reichen von wenigen Euro für manche Cremes bis zu mehreren Tausend Euro für Bestrahlungen und chirurgische Eingriffe.

Viele Studien scheinen die Wirksamkeit bestimmter Methoden zu bestätigen. Doch häufig ist die Zahl der Testpersonen sehr niedrig, selten wurde erhoben, ob die Wirkung längere Zeit anhält – und niemals verschwand die Cellulite vollständig und für immer.

Wer dennoch einen Versuch unternehmen möchte, seine Dellen zu mindern oder gar loszuwerden, sollte zunächst durch einen Hautarzt die individuelle Beschaffenheit seiner Haut klären lassen: Sind die Unebenheiten vor allem auf vergrößerte Fettzellen und schlaffe Haut zurückzuführen, oder ist die Cellulite hauptsächlich von einziehenden Bindegewebssträngen verursacht? Je nach Diagnose kommen verschiedene Behandlungsformen in Betracht (siehe Kasten links).

Manche Methode vermag im Einzelfall das Hautbild für einen gewissen Zeitraum deutlich zu verbessern, das eine Wundermittel, das die welligen Oberschenkel ohne Nebenwirkungen auf Dauer wieder glättet, gibt es allerdings nicht. Und womöglich wird es auch niemals eines geben. Aus heutiger Sicht kann jedoch ein gesunder Lebensstil – ausreichend Bewegung, gesunde Ernährung, Verzicht auf Zigaretten und Alkohol – immerhin in begrenztem Maße dazu beitragen, die Ausprägung der Orangenhaut zu vermindern. ○

ANJA REUMSCHÜSSEL, Jg. 1983, ist Wissenschaftsautorin in Hamburg. **SABINE ISRAEL** arbeitet als Illustratorin in Berlin. Wissenschaftliche Beratung: **DR. STEFANIE LÜBBERDING**, Rosenpark Klinik, Darmstadt.

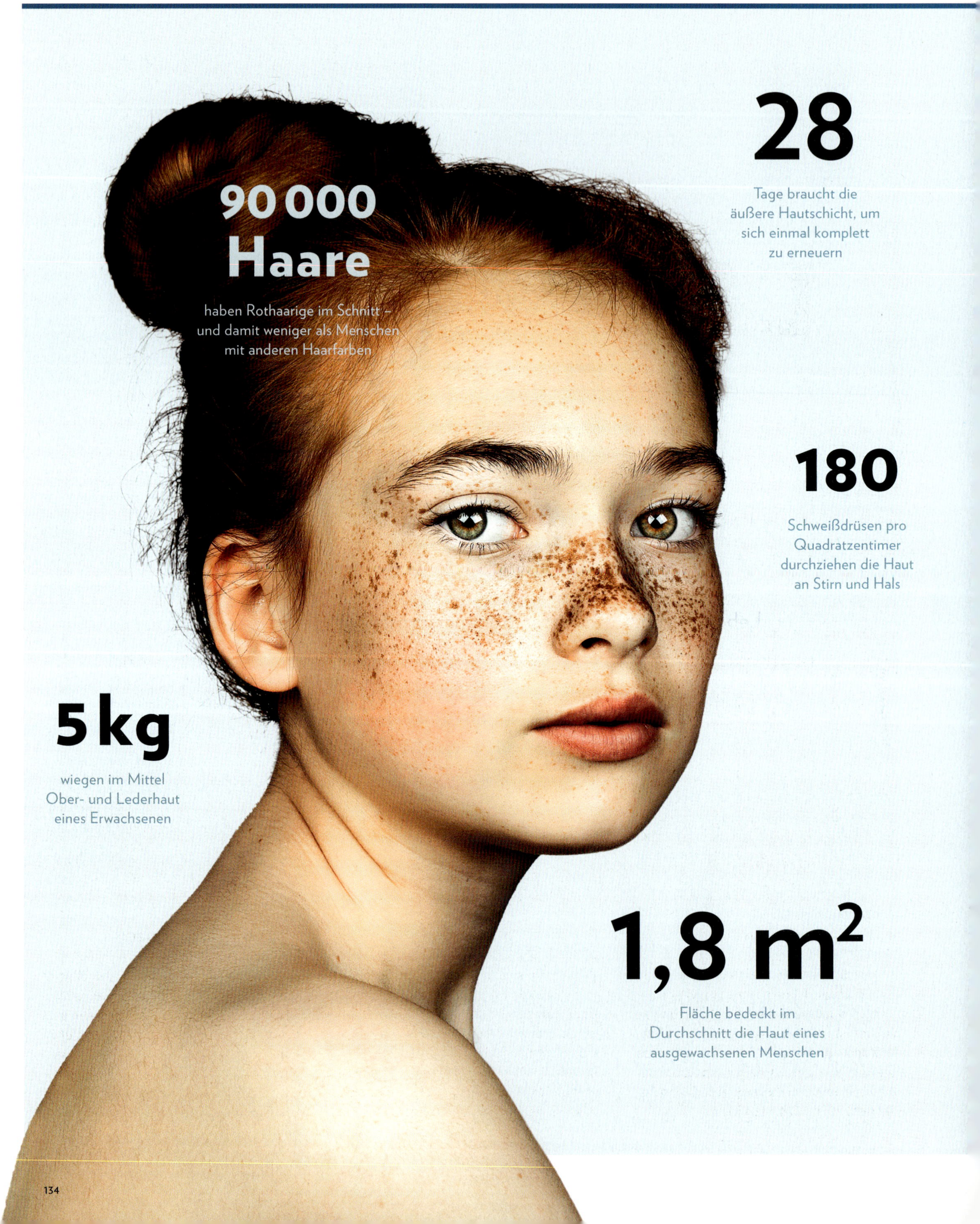

90 000 Haare

haben Rothaarige im Schnitt – und damit weniger als Menschen mit anderen Haarfarben

28

Tage braucht die äußere Hautschicht, um sich einmal komplett zu erneuern

180

Schweißdrüsen pro Quadratzentimer durchziehen die Haut an Stirn und Hals

5 kg

wiegen im Mittel Ober- und Lederhaut eines Erwachsenen

1,8 m²

Fläche bedeckt im Durchschnitt die Haut eines ausgewachsenen Menschen

Kleines **LEXIKON** zur Haut

TEXT: **Martin Pfaffenzeller**

Leberflecken, Besenreiser, Sommersprossen: Jeder entdeckt auf seiner Haut zuweilen **etwas Neues**, das ihm nicht ganz geheuer ist. Zumeist handelt es sich um **harmlose Phänomene**. Aber nicht immer

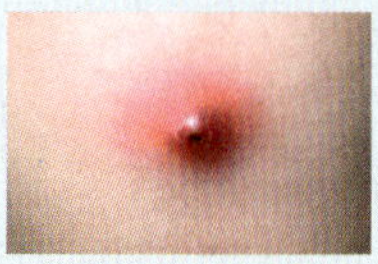

Abszess

Hierbei handelt es sich um eine meist bakteriell verursachte, abgekapselte Eiteransammlung, die oft sehr schmerzhaft ist und sich in einem geröteten Hautknötchen manifestiert. Ein Hautabszess sollte nicht ausgedrückt, sondern vom Arzt mit einem Schnitt geöffnet werden, damit der Eiter ablaufen kann.

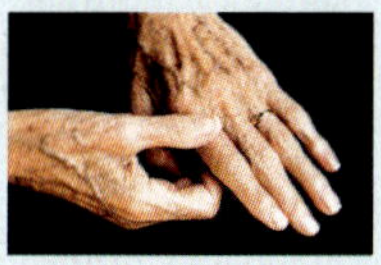

Altersflecken

Die typischen hell- bis dunkelbraunen Flecken bilden sich, wenn die Haut über Jahrzehnte hinweg UV-Strahlung ausgesetzt ist und sie Pigmenteinlagerungen nicht mehr abbauen kann. Ebenfalls bräunlich sind Alterswarzen; sie wirken wie auf die Haut aufgesteckt, es handelt sich um gutartige Wucherungen.

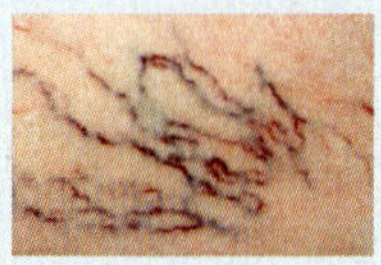

Besenreiser

Sie entstehen, wenn sich das Blut in kleinen Beinvenen staut: Die verbreitern sich, schwellen an und zeichnen sich blaurot unter der Haut ab. Die Ursachen von Besenreisern gleichen denen von Krampfadern, doch anders als diese machen sie meist keine Beschwerden und sind allenfalls ein kosmetisches Problem.

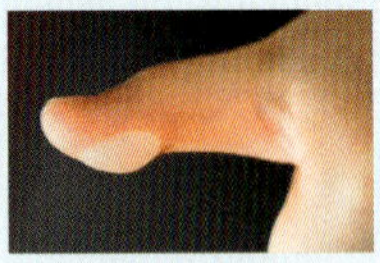

Blasen

Wölbt sich ein mit Flüssigkeit gefüllter Hautbereich nach außen und wird mindestens fünf Millimeter groß, entsteht eine Blase. Ursachen sind anhaltender Druck oder Reibung, Verbrennungen oder Erfrierungen. Blasen sollten möglichst lange geschlossen bleiben, damit keine Keime in die Haut gelangen.

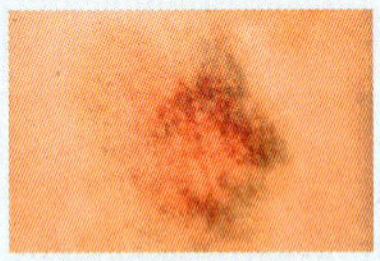

Bluterguss

Ein solcher „blauer Fleck“ entsteht, wenn aus Adern Blut austritt und sich unter der Haut sammelt. Das Blut wird nach und nach abgebaut, und die verschiedenen Abbaustufen haben unterschiedliche Farben, die durch die Haut scheinen: zunächst rot, dann blau-violett, braunschwarz, dunkelgrün und gelb-braun.

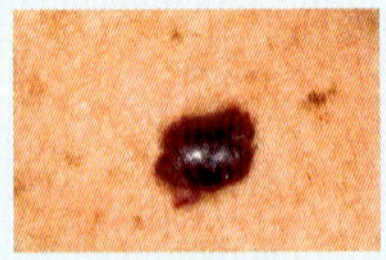

Blutschwämmchen

Die rubinroten Stellen treten häufig am Kopf oder im Halsbereich auf. Es sind gutartige Hautwucherungen mit einem Durchmesser bis zu wenigen Zentimetern. Ihre Farbe erhalten sie, weil sie gut durchblutet sind. Blutschwämmchen sind ungefährlich – nur wenn sie schnell wachsen, sollte ein Arzt sie begutachten.

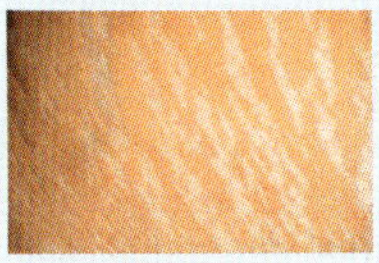

Dehnungsstreifen

Wird das Bindegewebe stark gedehnt, etwa in der Schwangerschaft, bei schneller Gewichtszunahme oder raschem Muskelaufbau, kann die Unterhaut reißen. Die Areale sind anfangs rötlich gefärbt, weil Blutgefäße durch die Risse scheinen. Sie verblassen wieder, bleiben aber als helle Narben sichtbar.

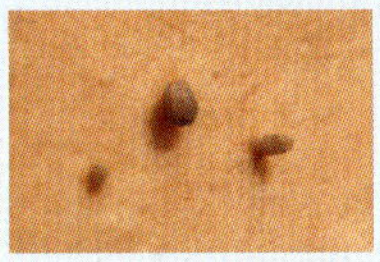

Fibrom

Wenn kleine Hautanhängsel nach außen wuchern, handelt es sich oft um Fibrome. Die Ausstülpungen bilden sich meistens an Augenlidern, am Hals, in der Leistengegend oder auch unter den Achseln. Fibrome sind gutartige Tumoren von Zellen des Bindegewebes – entfernt werden sie allein aus optischen Gründen.

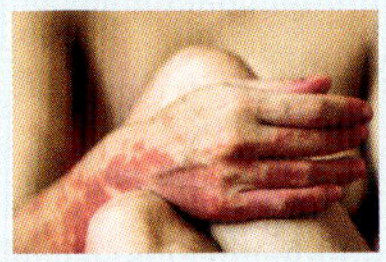

Feuermal

Die ungefährlichen roten Flecken entstehen, wenn feine, oberflächliche Blutgefäße erweitert sind, sodass der Körpersaft durch die Haut schimmert. Feuermale sind angeboren, werden manchmal aber erst im Lauf der frühen Kindheit sichtbar; auf ihnen können sich später Knötchen oder Verdickungen bilden.

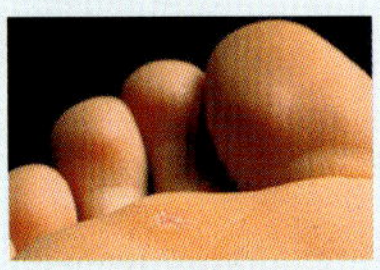

Hühnerauge

Reibt sich der Fuß dauerhaft an zu engen Schuhen, können tiefreichende Verhornungen entstehen, die Schmerzen verursachen – meist an den Zehenrücken oder an der Sohle. Diese Hornverdickungen treten häufig bei Menschen mit Fußfehlstellungen auf und können von Ärzten meist problemlos entfernt werden.

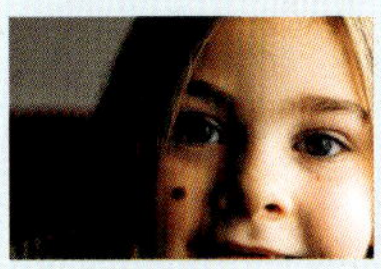

Leberfleck

Bei den Flecken handelt es sich um gutartige Wucherungen von pigmentbildenden Zellen. Leberflecke (auch „Muttermale“ genannt) können zu Hautkrebs entarten. Wenn sie asymmetrisch oder mehrfarbig sind, unscharfe Grenzen haben oder sich schnell verändern, sollte ein Hautarzt sie unbedingt begutachten.

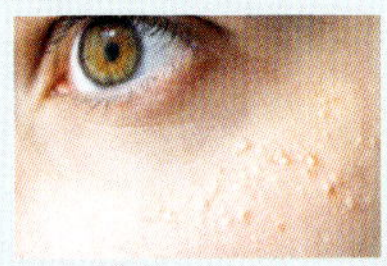

Milien

Sie sehen aus wie weiße Pickel, aber Milien sind meist hart und lassen sich nicht ohne Weiteres ausdrücken. Bei diesem Hautgrieß, wie Milien umgangssprachlich heißen, handelt es sich um Zysten aus Hornmaterial, die sich an den Talgdrüsenausgängen bilden, oft unter den Augenlidern.

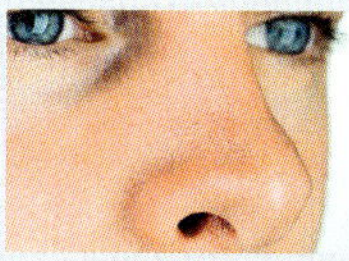

Mitesser

Bei überhöhter Talgproduktion der Haut bilden sich mitunter Komedonen (medizinisch für Mitesser). Die meist weißlichen Gebilde bestehen aus Talg und Hornzellen, zum Teil haben sie einen dunklen Kopf. Mitesser gelten als erste Stufe von Akne; ihr Ausdrücken fördert die Bildung von Pickeln.

Narben

Bei Wunden, die mindestens bis in die Lederhaut reichen, bildet sich oft ein Ersatzgewebe ohne Haarwurzeln, Talg- und Schweißdrüsen: Narben. Sie können bisweilen leicht hervorstehen oder auch absinken. Manchmal haben sie eine andere Farbe als die umgebende Haut, sind stärker oder schwächer pigmentiert.

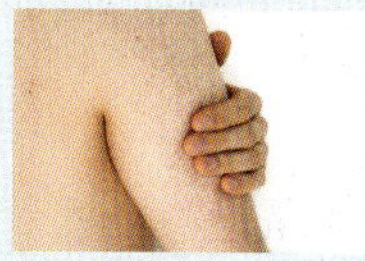

Reibeisenhaut

Wenn sich Arme und Beine durch kleine Pickelchen rau anfühlen, sind oft Öffnungen der Haarfollikel durch eine Überproduktion an Keratin verstopft; dadurch bilden sich kleine Hornpfröpfe. Die Hautstörung hat wahrscheinlich genetische Ursachen, tritt meist schon im Kindesalter auf und verstärkt sich dann.

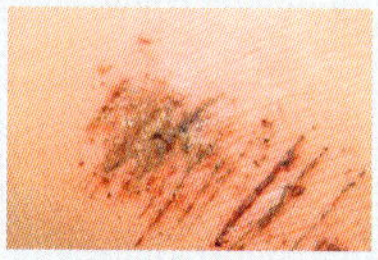

Schorf

Bei heilenden Wunden bildet sich eine Flüssigkeit aus Eiweiß, Glukose, Haut- und Blutzellen, die offene Stellen verschließen und Keime vernichten soll. Wenn die Nässe trocknet, formt sich eine braune Kruste: Schorf. Der verschwindet, sobald sich eine neue Hautschicht gebildet hat, mitunter schon nach wenigen Tagen.

550 Liter

Schweiß verliert
ein Mensch im Jahr, auch ganz
ohne Anstrengung

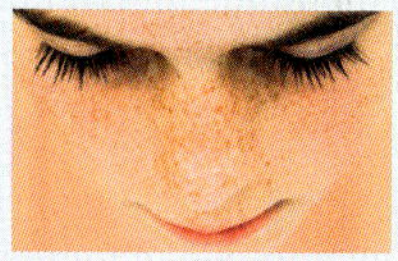

Sommersprossen

Vor allem sehr hellhäutige Menschen bekommen im Sommer oft kleine braune Flecken auf Nase und Händen: Sommersprossen. Die entstehen, wenn Pigmente in Zellen der Epidermis für einige Zeit gespeichert werden. Im Winter können sie verblassen oder auch ganz wieder verschwinden.

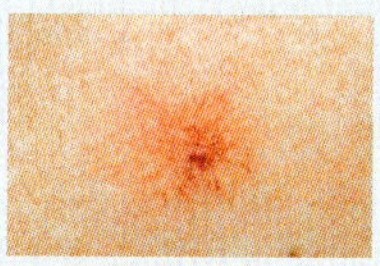

Spinnennävus

Wuchern in der Haut Gefäßzellen, durch die Blut an die Oberfläche gepumpt wird, entsteht ein Spinnennävus: ein stecknadelkopfgroßes Gefäßknötchen, von dem dünne Äderchen nach außen ziehen, meist im Gesicht oder am Rumpf. Aufgrund des Aussehens wird es auch als Sternchennävus bezeichnet.

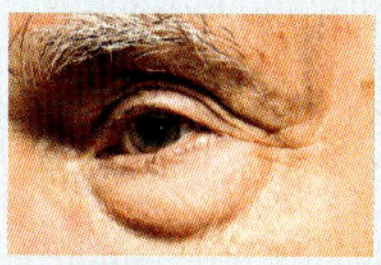

Tränensack

Umgangssprachlich hat sich dieser Begriff für Schwellungen oder Erschlaffungen im Bereich des Unterlids etabliert: Tränensäcke treten oft aufgrund einer Störung im Lymphfluss auf, sodass es zum Stau von Wasser- und Fettpartikeln kommt. Häufig entstehen sie auch infolge einer Bindegewebsschwäche.

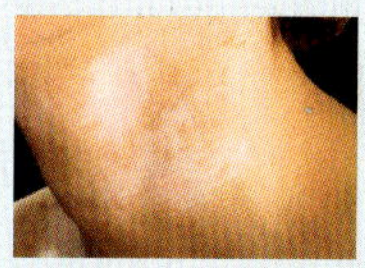

Vitiligo

Weiße Flecken entstehen, wenn die Haut an manchen Stellen keine Pigmentzellen mehr bildet; Grund dafür ist vermutlich eine genetische Veranlagung, aber auch Stress. Betroffen sind meist Bereiche auf Armen und Beinen. Die ungefährlichen, nicht ansteckenden Flecken können sich weiter ausbreiten. ○

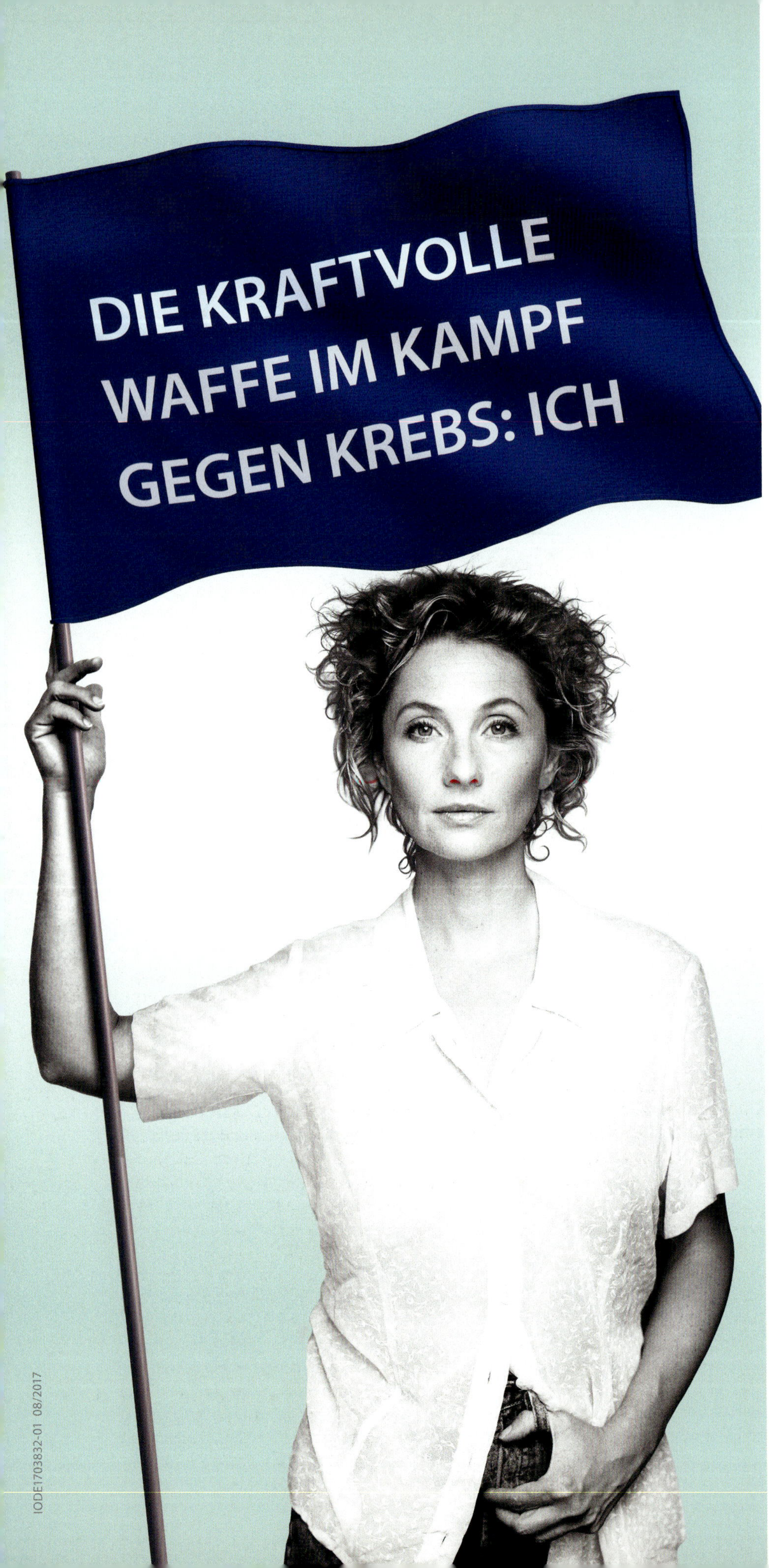
DIE KRAFTVOLLE
WAFFE IM KAMPF
GEGEN KREBS: ICH
IODE1703832-01 08/2017

Die wichtigsten **Hautkrankheiten**

Viele der Leiden machen den Alltag zur Qual, manche sind sogar lebensbedrohlich. Alles über die typischen Symptome, die Ursachen, die Möglichkeiten der Therapie – und neue Behandlungsansätze

WISSENSCHAFTLICHE BERATUNG: **Prof. Dr. Matthias Augustin, Universitätsklinikum Hamburg-Eppendorf, Prof. Dr. Axel Trautmann, Universitätsklinikum Würzburg (Allergien), Prof. Dr. Axel Hauschild, Universitäts-Hautklinik Kiel (Hautkrebs), Prof. Dr. Uwe Gieler/Dr. Christina Schut, Universität Gießen (Haut und Psyche)**

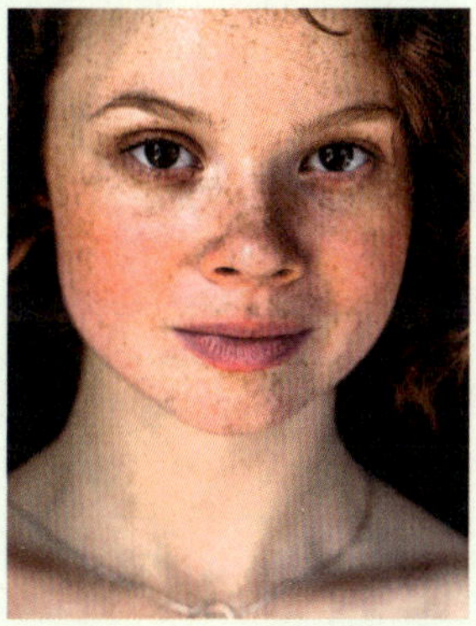

TEXTE: **Dr. Henning Engeln, Sebastian Kretz, Martin Pfaffenzeller, Christina Schneider, Stefan Sedlmair**

Akne

Wenn die Hormone verrückt spielen

Weshalb in der Pubertät die Pickel sprießen

Vier von fünf Jugendlichen erleben mit Beginn der Pubertät, dass Akne auf ihrer Haut im Gesicht und auf dem Rücken erscheint. Und obwohl die Erkrankung gut therapierbar ist, wird sie in vielen Fällen unzureichend behandelt.

Symptome

Bei der Akne kommt es zu Veränderungen der Haarfollikel und der Talgdrüsen, die ein fetthaltiges Sekret in den Follikelkanal entlang des Haarschafts absondern. Die häufigste Form, die Acne vulgaris, befällt einen speziellen Follikel-Typ mit eher kleinen Haaren, großen Talgdrüsen und relativ weiten Öffnungen zur Hautoberfläche. Diese sogenannten Talgdrüsenfollikel finden sich vor allem in der Haut von Gesicht, Schultern, Brust und oberem Rücken, weshalb sich die Akne in der Regel an diesen Stellen zeigt.

Erste Erscheinungsform sind Mitesser: Talgpfropfen in den Follikelkanälen, die sich bei offenen Poren an der Luft dunkel verfärben, bei geschlossenen Poren hingegen als weißliche Pünktchen auftreten. Vor allem geschlossene Mitesser entzünden sich leicht, es entstehen rote Pusteln, die sich zu eitrigen Knoten, Zysten oder Abszessen entwickeln können. In solchen schweren Fällen bleibt nach der Abheilung meist lebenslang eine deutlich sichtbare, eingefallene Narbe.

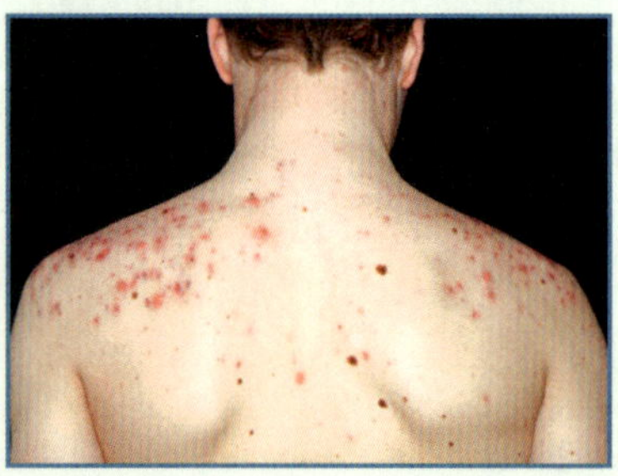

Die typischen Akne-Pusteln treten nicht nur im Gesicht auf, sondern häufig auch am Rücken

Betroffen sind rund 80 Prozent aller Mädchen und Jungen, beginnend mit Einsetzen der Pubertät. Die Krankheit verschwindet meist bis zum 25. Lebensjahr, selten dauert sie noch bis 40 an. Bei Männern ist die Akne tendenziell stärker ausgeprägt. Verschlimmert wird das Krankheitsbild dabei oft durch Kratzen oder den Versuch, Pickel auszudrücken.

Ursachen

Acne vulgaris entsteht durch das Aufeinandertreffen mehrerer Faktoren. Ausgangspunkt ist die hormonelle Umstellung in der Pubertät: Der Körper von Jungen schüttet vermehrt männliche Sexualhormone aus; ebenso der von Mädchen, wenn auch in geringerer Menge. Diese Hormone regen die Talgdrüsen zu stärkerer Produktion an.

Hinzu kommt eine Verhornungsstörung der oberen Hautschicht in den Haarfollikeln: Diese bildet übermäßig viele abgestorbene Zellen, die vermehrt als mikroskopisch kleine Hornplättchen in den Follikelkanal abgestoßen werden. Dort verklumpen sie mit dem Talg zu einem Pfropf: Ein Mitesser entsteht.

Zur Entzündung kommt es dann durch Bakterien, die die Haarfollikel bevölkern. Durch das erhöhte Nahrungsangebot an Talg vermehren sich die Mikroben sehr stark und lösen damit eine Reaktion des Immunsystems aus, die letztlich zur Bildung der Pusteln führt.

Muskelaufbauende Medikamente mit Hormonen, wie sie manche Kraftsportler nehmen, können schon in niedriger Menge die typischen Symptome auslösen („Doping-Akne“). Weitere Formen der Akne werden etwa durch Kontakt mit Chemikalien, durch die Einnahme bestimmter Medikamente oder mechanische Reizung verursacht; sie können auch an ansonsten untypischen Körperstellen auftreten sowie in höherem Lebensalter.

Die Anzeichen der sogenannten Mallorca-Akne ähneln zwar denen von Acne vulgaris, es handelt sich jedoch um eine besondere Form der „Sonnenallergie“, die möglicherweise im Zusammenhang mit Inhaltsstoffen von Sonnencremes oder Kosmetika steht.

Therapie

Frei verkäufliche Anti-Pickel-Mittel helfen oft nur ungenügend. Mit dermatologischen Methoden unter ärztlicher Aufsicht lässt sich Acne vulgaris jedoch meist wirkungsvoll bekämpfen. Unterschieden wird zwischen mehreren Behandlungsstufen: Bei der leichten Form reicht meist eine spezielle Hautpflege mit einer alkalifreien Seife und einer in der Apotheke erhältlichen Lösung aus Alkohol und Salicylsäure. Ergänzt werden kann dies durch eine Behandlung beim Hautarzt oder im Kosmetikstudio, bei der Hauttalg entfernt und Follikel freigemacht werden.

Mitunter ist Akne auch **auf die Ernährung** zurückzuführen

Kommt es zur entzündlichen Form, kann eine Schälkur mit Benzoylperoxid in geringer Konzentration helfen, die der Hautarzt oft in Kombination mit einem Antibiotikum (etwa Clindamycin) verordnet, das als Gel oder Lösung aufgetragen wird. Alternativ kommen auch Azelainsäure oder Retinoide (mit Vitamin A verwandte Substanzen) zur Anwendung. Manche dieser Medikamente reizen und röten allerdings die Haut.

Bei schwerer Akne mit tiefsitzenden Knoten, Abszessen und hoher Gefahr von Narbenbildung tritt zur äußerlichen Behandlung die innere Therapie mit Tabletten hinzu. Mittel der Wahl sind dabei Antibiotika wie Minocyclin oder Doxycyclin und – wenn diese nicht helfen – das Retinoid Isotretinoin, das aber das Risiko von Nebenwirkungen birgt (und das Frauen nur anwenden dürfen, wenn eine Schwangerschaft ausgeschlossen ist).

Eine Therapie, die den Einfluss der Hormone dämpft, steht für Männer nicht zur Verfügung. Genau dieser Effekt tritt jedoch oft bei Frauen ein, die die Antibabypille nehmen. Die Nutzung entsprechender Verhütungsmittel ausschließlich zur Verbesserung des Hautbilds wird jedoch nur in Ausnahmefällen empfohlen.

Forschung

US-Wissenschaftler untersuchen einen Wirkstoff, der eine Substanz neutralisiert, die von an der Akne-Entstehung beteiligten Bakterien produziert wird und für die Entzündung verantwortlich sein soll. Damit könnte die Krankheit effektiv bekämpft werden, ohne die nützliche Hautflora zu schädigen. Die bisherigen Tests an Mäusen und an menschlichen Gewebeproben sind vielversprechend, solche am Menschen stehen aber noch aus.

VORSORGE

Verzicht auf Rauchen und Vermeidung von Stress beugen effektiv der Verschlimmerung von Akne vor. Stark fettende oder abdeckende Cremes sollten eher gemieden werden. Als gesichert gilt ein Zusammenhang zwischen starkem Übergewicht und Akne. Spekulationen bestehen dagegen über die Rolle der Ernährung: Einiges spricht dafür, dass eine ausgewogene, zuckerarme Ernährung Akne zwar nicht verhindert, aber mitunter den Verlauf positiv beeinflusst. So könnten etwa Lebensmittel wie Weißbrot, gezuckerte Cerealien oder süße Limonaden die Talgproduktion erhöhen und Entzündungen fördern, ebenso Milch und Fleisch im Übermaß. In jedem Fall ist jedoch statt einer pauschalen Diät eine medizinische Abklärung angeraten.

Vermeiden ist die beste Hilfe

Ein Irrtum der Körperabwehr

Eine junge Frau lässt sich im Urlaub ein Henna-Tattoo aufmalen; Tage später beginnt ihr Oberarm zu kribbeln, rötet sich, Bläschen erscheinen. Ein Krankenpfleger streift Latexhandschuhe über; kurz darauf tauchen rote, juckende Quaddeln auf seiner Haut auf. Ein Patient nimmt ein Antibiotikum; einige Tage darauf ist sein ganzer Körper mit roten Flecken übersät.

Derartige Fälle treten immer wieder auf, und sie beruhen auf einem Irrtum des Körpers: Dessen Abwehrsystem glaubt einen Feind entdeckt zu haben und geht nun derart vehement dagegen vor, dass die Haut in Mitleidenschaft gezogen wird.

Das geschieht nicht selten: Allein unter Kontaktallergien – Reaktionen, die durch Berührung der Haut mit einem Fremdstoff ausgelöst werden – leiden in Deutschland rund acht Prozent aller Erwachsenen. Manche von ihnen können ihren Beruf nicht mehr ausüben.

Symptome

Mediziner kennen drei unterschiedliche Reaktionen der Haut auf die Allergene:

• **Ekzeme** – juckende, rötliche Entzündungsreaktion, manchmal mit Bläschen und Schuppen, oft unscharf begrenzt und meist über Tage bis Wochen andauernd. Auslöser sind unter anderem Metalle wie Nickel, Kobalt oder Chrom, aber auch Duftstoffe, Pflanzen, Konservierungs-, Sonnenschutz- und Desinfektionsmittel, Gummi-Zusätze, Farben und Klebstoffe.

• **Nesselsucht** – stark juckende Quaddeln und Rötung der Haut, die binnen weniger Stunden wieder verschwinden. Auslöser sind Kontakt mit latexhaltigen Gegenständen, Bienen- oder Wespenstiche, bestimmte Nahrungs- oder Arzneimittel.

• **Hautausschlag** – entzündlicher Ausschlag, der fast die gesamte Haut betrifft. Auslöser sind insbesondere Arzneimittel, etwa Antibiotika, seltener auch Schmerzmittel oder Psychopharmaka.

Meist reagiert die Haut, wenn der Fremdstoff mit ihr in Kontakt kommt, in sie eindringt und vom Immunsystem als schädlich bewertet wird.

Selten sind Hautsymptome bei Allergien, bei denen die Substanzen vor allem über die Atemwege mit unserem Körper in Kontakt kommen; dazu gehören die Pollen-, Hausstaub- und Tierhaarallergien.

Für andere Allergiekrankheiten sind Hautbeschwerden dagegen das Hauptsymptom: Bei Nahrungsmitteln sowie bei Medikamenten, die geschluckt werden, gelangen die allergieauslösenden Stoffe

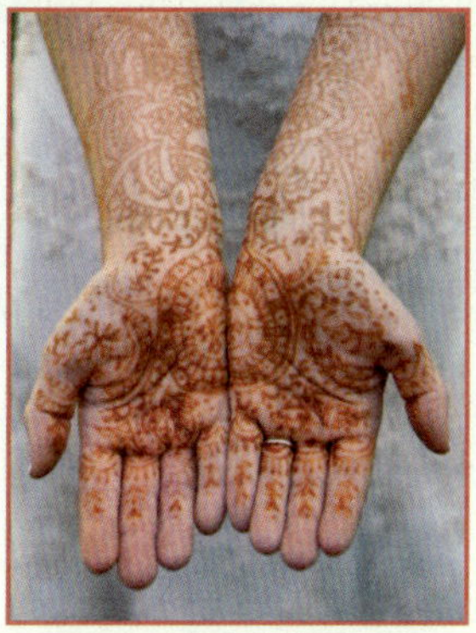

Farben, die bei Henna-Tattoos verwendet werden, können allergische Hautreaktionen auslösen

aus dem Verdauungstrakt über das Blut bis in die Haut und können dort eine Abwehrreaktion auslösen.

In wieder anderen Fällen sind zudem weitere Organe betroffen. Nach dem Stich einer Biene etwa schwellen bei einem Allergiker erst die Partien um die Einstichstelle, röten sich und jucken. Nach nur wenigen Minuten kommt es zur Nesselsucht, oft aber auch zu Atembeschwerden, Kreislaufproblemen und Magen-Darm-Störungen. Lebensbedrohlich kann der sogenannte anaphylaktische Schock werden, der im schlimmsten Fall zu Atem- und Herz-Kreislauf-Stillstand führt.

Eine besondere Form der Hautallergie ist die photoallergische Reaktion, bei der die auslösende Substanz (etwa Medikamente oder Kosmetikprodukte) erst durch Sonnenlicht oder künstliche UV-A-Strahlung aktiviert wird. Davon zu unter-

Allergien

scheiden ist die auch „Sonnenallergie" genannte polymorphe Lichtdermatose: Zwar zeichnet sie sich durch allergieähnliche Symptome aus, Ursache und Entstehung entsprechen aber nicht denen einer echten Allergie. Betroffen sind vor allem Frauen, typisch sind heftige Hauterscheinungen im Frühsommer, die mit Gewöhnung an starke Sonneneinstrahlung im Laufe des Jahres schwächer werden.

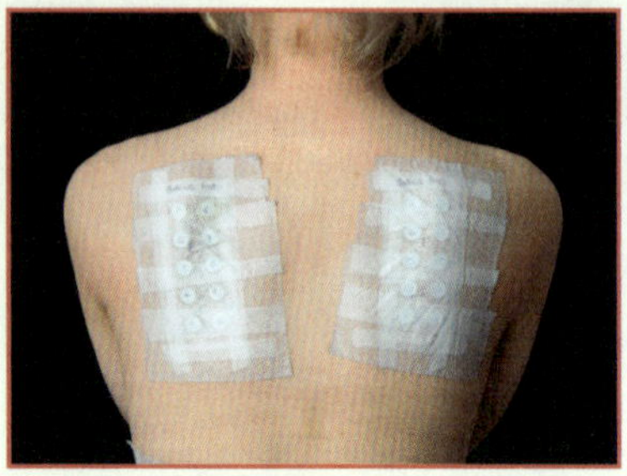

Ein Epikutantest dient dem Arzt dazu, die Verursacher von Kontaktallergien herauszufinden

Ursachen

Vereinfacht gesagt wird ein an sich harmloser Fremdstoff (das Allergen) von Zellen des Immunsystems als Bedrohung missverstanden und daher eine Abwehrreaktion in Gang gesetzt.

Kommt die Haut etwa mit nickelhaltigen Materialien in Berührung, können kleinste Nickelbausteine in die obersten Hautschichten eindringen. Immunzellen fangen sie dort ein und transportieren sie zu einem Lymphknoten, wo sie als harmlos oder gefährlich bewertet werden.

Im Prinzip wird Nickel vom Immunsystem der meisten Menschen als harmlos eingestuft. Doch zuweilen nimmt die Entwicklung einen anderen Verlauf. Das geschieht, wenn ein Betroffener – genetisch bedingt – eine bestimmte Art von Rezeptoren auf den Abwehrzellen besitzt, welche die Nickelteilchen irrtümlich als gefährlich einschätzen. Zudem ist bei solchen Menschen das Immunsystem voralarmiert worden. Das kann zum Beispiel geschehen, wenn sich jemand Löcher in Ohrläppchen stanzen lässt. Das Immunsystem reagiert auf die Verletzung mit einer leichten Hautentzündung. Wird nun ein Ring aus Nickel in das Ohrloch gesetzt, gelangen Metallteilchen zusammen mit dem Alarmsignal zu den Lymphknoten – und das Nickel wird ebenfalls als gefährlich bewertet.

Von diesem Vorgang bekommt der Betreffende jedoch nichts mit. Das ändert sich erst, wenn es später zu einem weiteren Kontakt mit Nickel kommt: Die Immunzellen halten spezifisch gegen dieses Metall gerichtete Abwehrzellen bereit. Registrieren die erneut Nickel auf der Haut, kommt es zu einer heftigen Reaktion der Körperabwehr – was zu den typischen Entzündungen und Ekzemen führt.

Nach diesem Prinzip entstehen auch alle anderen Kontaktallergien; derzeit sind mehr als 4000 Hautallergene bekannt.

Therapie

Dass ein einmal sensibilisiertes Immunsystem Allergene bekämpft, ist nicht zu verhindern. Wohl aber lässt sich die Heftigkeit mildern. Deshalb verschreiben Ärzte in der Regel lokal aufgetragene kortisonhaltige Cremes, Salben oder Lösungen, die das Immunsystem zügeln. Ähnlich wirken neuere Arzneistoffe, die weniger Nebenwirkungen haben.

Hat das Allergen dagegen Symptome einer Nesselsucht ausgelöst, empfehlen sich vor allem Antihistaminika – Medikamente, die den Botenstoff Histamin hemmen, der bei der Nesselsucht von bestimmten Immunzellen freigesetzt wird und die Hauterscheinungen auslöst.

Heilen lassen sich die meisten Allergien nicht; Hilfe verspricht dann allein, die Allergene konsequent zu meiden. Dazu muss allerdings die genaue Ursache identifiziert werden. Meist lässt sich ein Allergen mithilfe von Hauttests nachweisen.

Forschung

Für viele Allergie-Typen, die in der Regel kaum Hautsymptome hervorrufen (beispielsweise Heuschnupfen), gibt es mit der Hyposensibilisierung (oder spezifischen Immuntherapie) eine wirksame Behandlung, mit der Allergien gleichsam „gelöscht" werden. Ziel der Forschung ist es, dieses Wirkprinzip (das bei Bienen- und Wespengiftallergikern bereits angewendet wird) auch auf Reaktionen wie Nahrungsmittel- oder Kontaktallergien zu übertragen, die die Haut betreffen.

Heilbar sind Kontaktallergien bislang also nicht. Da sie aber gegebenenfalls zur Berufsunfähigkeit führen, wäre es hilfreich, schon vor Beginn einer Ausbildung zu wissen, ob eine Empfänglichkeit für Kontaktallergien besteht – und für welche. Herausfinden ließe sich das künftig womöglich durch Gentests, die allerdings noch in der Entwicklung sind.

VORSORGE

Auslöser von Kontaktallergien sind vor allem Nickel, einige Kleidungsfarbstoffe, Chromverbindungen (etwa in Leder), sowie Duft- und Konservierungsstoffe. Vorsicht ist zudem bei Naturprodukten wie Latex und bei einigen Pflanzen geboten (Kamille, Arnika und Ringelblume). Wer weiß, worauf der eigene Körper allergisch reagiert, sollte sorgfältig lesen, welche Inhaltsstoffe in Cremes, Salben oder Pflegeprodukten enthalten sind. Seit 2009 müssen gemäß einer EU-Verordnung alle Bestandteile kosmetischer Produkte auf der Packung ausgewiesen sein. Wer Genaueres zu einzelnen Stoffen wissen möchte, findet auf der Website www.haut.de unter der Rubrik „Inhaltsstoffe/INCI" eine Datenbank mit detaillierten Informationen.

Früherkennung rettet Leben

Maligne Melanome sind so gefährlich, weil sie rasch Tochtergeschwülste bilden

Die Zahl der Hautkrebsfälle nimmt in Deutschland stark zu, trotz aller Warnungen vor ungeschütztem Sonnenbaden. Unterschieden wird zwischen dem „weißen" und dem weitaus gefährlicheren „schwarzen" Hautkrebs. Zu spät entdeckt, ist das maligne Melanom eine der tödlichsten Krebsarten, da es sehr schnell Tochtergeschwülste bildet. Bei weißem Hautkrebs ist die Sterberate dagegen äußerst niedrig.

Symptome

Bösartige Hauttumoren sind fast immer Wucherungen, die von entarteten Zellen der außen liegenden Epidermis ausgehen und in tiefere Hautschichten einwachsen. Die Tumoren selbst verursachen nur selten Schmerzen, mitunter kommt es zu Juckreiz, leichter Blutung oder offenen Geschwüren. In der Regel machen sie sich jedoch vor allem als Fleck auf der Hautoberfläche bemerkbar.

Maligne Melanome können überall am Körper entstehen, aus noch ungeklärten Gründen treten sie bei Frauen häufig am Unterschenkel auf, bei Männern am Rücken. In der häufigsten Form zeigen sich die Tumoren als Flecken mit unregelmäßigen Rändern, meist erscheinen sie aus mehreren Teilen zusammengesetzt: Neben tiefschwarzen Bereichen finden sich Einsprengsel mit Farben wie Grau, Braun oder Rot. Zur Früherkennung werden oft gemäß der „ABCDE-Regel" Auffälligkeiten bei fünf Kriterien überprüft (**A**symmetrie, **B**egrenzung, **C**olorit, **D**urchmesser mehr als fünf Millimeter, **E**ntwicklung – also Veränderung in den letzten Monaten). Allerdings wirken so viele harmlose Leberflecke verdächtig.

Speziell für Menschen mit zahlreichen Pigmentflecken empfehlen Mediziner daher auch die Regel: Passt ein Hautmal in Form und Farbe nicht zu den anderen, sollte es untersucht werden.

Zwar sind Leberflecke in großer Zahl (mehr als 50) rein statistisch ein Risikofaktor für schwarzen Hautkrebs. Entgegen einer verbreiteten Annahme entstehen Melanome jedoch keineswegs ausschließlich aus vorhandenen, sich verändernden Pigmentflecken, vielmehr entwickeln sich zwei Drittel von ihnen auf normaler Haut.

Diese „De-novo-Melanome" sind meist relativ klein und werden leicht übersehen. Unter ihnen finden sich häufiger auch Vertreter eines speziellen Typs (noduläre Melanome): schwarzbraune, vorstehende Knoten, die kaum in die Breite, aber gleich in die Tiefe wachsen und als besonders gefährlich gelten, weil sie oft schnell Metastasen bilden.

Aber auch andere Melanome können über das Lymph- und Blutsystem Tochtergeschwülste setzen. Die entstehen zunächst in benachbarten Hautarealen und nahegelegenen Lymphknoten, später ist ihr Auftreten überall im Körper möglich.

Den sehr viel häufigeren weißen Hautkrebs machen zu 80 Prozent Basalzellkarzinome, den Rest überwiegend Plattenepithelkarzinome aus. Basalzellkarzinome entwickeln sich meist an Stellen, die häufig dem Sonnenlicht ausgesetzt sind: Gesicht (besonders die Nase), Hals, Nacken, Dekolleté, Ohrmuscheln. Basalzellkarzinome bilden zwar fast nie Metastasen, können aber zu großflächigen Hautschäden mit Geschwüren führen oder auch so tief einwachsen, dass sie darunterliegende Knochen, Knorpel oder andere Gewebe zerstören.

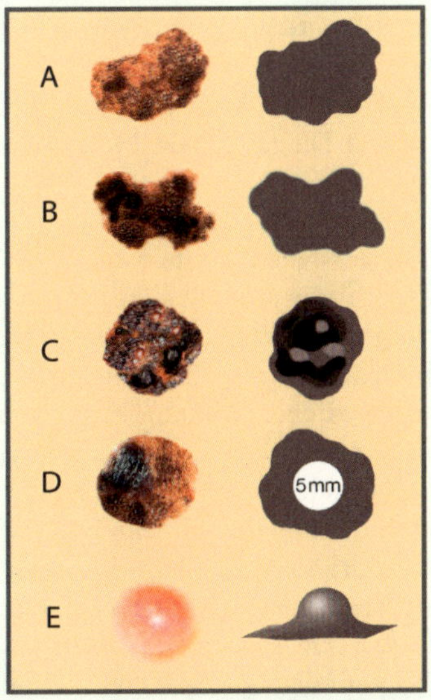

Die ABCDE-Regel fragt nach Auffälligkeiten in Bezug auf **A**symmetrie, **B**egrenzung, **C**olorit (Farbe), **D**urchmesser sowie **E**ntwicklung, also auf Veränderungen etwa der Erhabenheit oder anderer Merkmale

Der häufigste Typus erscheint zunächst als vorstehender, glasiger Knoten, der sich dann zu einem runden Gebilde mit erhabenem Rand verbreitert, oft mit wiederkehrenden, punktförmigen Blutungen. Andere Formen gleichen einer eingesunkenen Narbe oder treten als flache, rötliche und leicht schuppende Fläche mit kleinen Knötchen am Rand auf.

Plattenepithelkarzinome entstehen ebenfalls zumeist auf normalerweise nicht sonnengeschützter Haut: vor allem im Gesicht, aber auch an Handrücken, Unterarmen- und schenkeln, zudem manchmal auf der Unterlippe (speziell bei Rauchern). Typische Vorstufen sind die aktinischen Keratosen: kleine, derb verhornte Stellen mit rauer Oberfläche, aus denen zu etwa zehn Prozent Plattenepithelkarzinome hervorgehen.

In manchen Fällen entwickeln sich diese auch auf vorgeschädigter Haut, etwa auf Verbrennungsnarben oder chronisch entzündeten Bereichen. Oft sind es vorstehende, hautfarbene oder rötliche Gebilde mit krustiger oder stark verhornter Oberfläche, die sich schuppen und wie Sandpapier anfühlen. Die Tumoren bilden bisweilen Metastasen.

Ursachen

Maligne Melanome entstehen durch Mutationen der pigmentbildenden Zellen der Oberhaut, die sich in der Folge verändern und als Tumorzellen vermehren. Wichtigster auslösender Faktor ist die Schädigung des Erbguts durch UV-Strahlung, wobei wahrscheinlich vor allem übermäßige Sonnenexposition in den ersten 15 Lebensjahren die Gefährdung erhöht. Betroffen sind fast immer hellhäutige, lichtempfindliche Menschen. Zudem spielen wohl noch verschiedene erbliche

Hautkrebs

Genvarianten eine Rolle, die teilweise nicht mit dem Hauttyp zusammenhängen.

Bei Plattenepithelkarzinomen entarten jene Zellen in der Epidermis, die die Hornsubstanz Keratin produzieren. Bei Basalzellkarzinomen sind die genauen Zusammenhänge unklar, vermutlich gehen sie von Zellen der Haarfollikel aus.

Wichtigster Auslöser ist auch beim weißen Hautkrebs UV-Strahlung. In diesen Fällen sowie bei einem speziellen Melanom-Typ (Lentigo-maligna-Melanom)

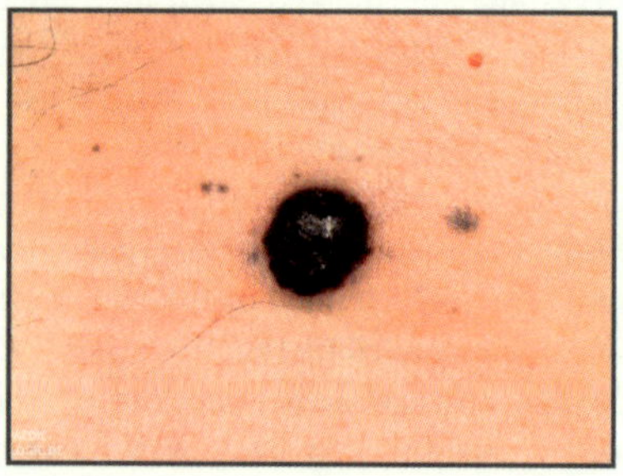

Leicht übersehen werden die gefährlichen nodulären Melanome: Sie wachsen kaum in die Breite

ist jedoch vor allem die lebenslange UV-Dosis entscheidend. Darüber hinaus kommen weitere Faktoren infrage, etwa Röntgenstrahlung, krebserregende Stoffe wie Arsen oder (bei Plattenepithelkarzinomen) humane Papillomviren (HPV); außerdem eine generelle Schwächung des Immunsystems, etwa durch Medikamente nach einer Organtransplantation.

Therapie

Jede Hauterscheinung, bei der Verdacht auf einen bösartigen Tumor besteht, wird chirurgisch entfernt. Bestätigt die Laboranalyse des entnommenen Zellmaterials die Diagnose, wird oft weiteres Gewebe herausgeschnitten. Gleiches gilt, wenn sich bei einer mikroskopischen Untersuchung des Schnittrandes Krebszellen finden.

Lässt sich der Tumor nicht herausschneiden, etwa wegen seiner Lage, kommt in der Regel eine Bestrahlung zum Einsatz. Manche Basalzellkarzinome können auch mit Lasertherapie, Vereisungsmethoden oder einer photodynamischen Therapie entfernt werden. Unter Umständen lassen sie sich narbenfrei mithilfe von Cremes bekämpfen, die den Wirkstoff Imiquimod enthalten. Die Substanz stimuliert die Abwehrzellen in der Haut.

Haben sich bereits Tochtergeschwülste gebildet, werden befallene Lymphknoten entfernt; Betroffene erhalten zudem, abhängig von Typ und Größe des Primärtumors sowie Lage und Zahl der Metastasen, Strahlentherapie (nur selten auch Chemotherapie). Zunehmend setzen Ärzte auch Wirkstoffe ein, die zielgerichtet Stoffwechselprozesse der Tumorzellen beeinflussen, um deren Wachstum zu unterbinden, oder die körpereigene Abwehr aktivieren (Immuntherapien).

Die Prognose hängt vor allem von der Tumordicke, etwaigen Geschwüren, der Zahl der befallenen Lymphknoten und der Tochtergeschwülste im Körper ab. Zwar sind Heilungen trotz fortgeschrittener Tumoren möglich. Gleichwohl gilt: Gibt es Tochtergeschwülste in nahegelegenen Lymphknoten, überleben 40 bis 70 Prozent der Betroffenen die nächsten zehn Jahre, bei Diagnose von Metastasen in anderen Bereichen nur etwa 30 Prozent die folgenden fünf Jahre.

Jeder Mensch sollte daher auf Hautveränderungen achten und regelmäßig zu Vorsorgeuntersuchungen gehen. Neben dem Standard-Screening empfehlen sich bei zusätzlichen Risikofaktoren (etwa große Zahl an Pigmentflecken, schwere Sonnenbrände in der Kindheit, Hautkrebsfälle in der Familie, allgemeine Immunschwäche) häufigere Untersuchungen mit genaueren Bildanalyse-Methoden (Video-Auflichtmikroskopie) – auch wenn diese nicht von den gesetzlichen Krankenkassen übernommen werden.

Forschung

Ein in den USA entwickelter Algorithmus könnte bald Früherkennung und Diagnostik von Hautkrebs revolutionieren: Der mit Tausenden Bildern gefütterte Algorithmus zeigte sich in einer Studie bei der Bewertung von Fotos und auflichtmikroskopischen Aufnahmen im Vergleich mit Dermatologen ebenbürtig. Denkbar ist etwa eine Nutzung per Smartphone-App, bei der Betroffene Bilder von verdächtigen Hautstellen prüfen lassen können.

Hoffnung auf Heilungschancen machen vor allem die zielgerichtete Krebstherapie und Immuntherapien, mit deren Hilfe körpereigene Abwehrkräfte Tumorzellen bekämpfen. Sie haben entscheidenden Anteil daran, dass die Überlebenszeit bei Patienten mit fortgeschrittenem Melanom in den letzten Jahren mehr als verdreifacht werden konnte.

VORSORGE

Weil die Haut von Kindern sich nicht gut gegen Erbgutschäden durch UV-Strahlung schützen kann, sollten Eltern auf ausreichende UV-Protektion ihrer Kinder durch Sonnencreme (LSF 30 bis 50) und geeignete Bekleidung achten – und sie während der Mittagssonne nur im Schatten spielen lassen.

Die Krankenkassen übernehmen bei Versicherten ab 35 Jahren (manche auch schon ab 20) alle zwei Jahre die Kosten für ein Hautkrebs-Screening. Sich verändernde, juckende, blutende oder neu auftretende Hautmale sollten sofort abgeklärt werden.

Über die Website selbsthilfe-hautkrebs.de können Betroffene Gruppen in ihrer Nähe finden. Das Diskussionsforum krebs-kompass.org bietet die Möglichkeit, sich online auszutauschen.

Viren, die in fast jedem Menschen schlummern

Stress, Kälte oder UV-Strahlung können die Krankheitserreger aktivieren

Mehr als acht von zehn Deutschen sind mit dem Herpes-simplex-Virus vom Typ 1 (HSV-1) infiziert, jenem Erreger, der vor allem Lippenherpes (Herpes labialis) auslöst. Die meisten Menschen kommen bereits vor ihrem fünften Lebensjahr damit in Kontakt. Etwa jeder Siebte ist mit der Herpes-simplex-Variante vom Typ 2 (HSV-2) infiziert, die hauptsächlich Genitalherpes verursacht.

Symptome

Die Ansteckung mit HSV-1 verläuft meist ohne auffällige Symptome. Bei Kindern macht sich der erste Kontakt oft durch Mundfäule bemerkbar, eine äußerst schmerzhafte Entzündung der Mundschleimhaut. Die Erstinfektion mit HSV-2

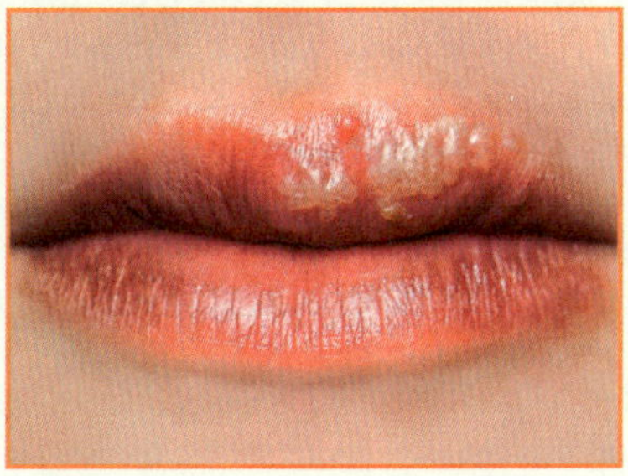

Bei einem Herpes-Ausbruch zeigen sich Bläschen an der Lippe oft schon nach wenigen Stunden

hingegen zeigt sich häufig in grippeähnlichen Symptomen wie Fieber, Lymphknotenschwellung oder Muskelschmerzen. Nach einigen Tagen bilden sich Bläschen an den Geschlechtsteilen, die bis zu etwa drei Wochen bestehen bleiben können.

Brechen die Viren später erneut aus, kündigt sich dies in der Regel durch ein leichtes, kribbelndes Spannungsgefühl und eine Rötung oder Schwellung der betreffenden Stelle an. Binnen Stunden bilden sich mit Flüssigkeit gefüllte Bläschen – bei HSV-1-Leiden meistens an der Lippe, selten an Nase, Wangen, Rumpf oder Genitalien; bei HSV-2-Erkrankungen an den Genitalien, bisweilen auch im Gesicht, an den Oberschenkeln, Zehen und Fingern. Nach einigen Tagen platzen die Bläschen auf und verkrusten. Die Stelle heilt in der Regel narbenfrei ab.

Lebensgefährlich kann die Ansteckung für Säuglinge und immungeschwächte Menschen sein: Es besteht das Risiko, an Herpes-simplex-Enzephalitis zu erkranken, einer Gehirnentzündung (weshalb Nahestehende mit einem akuten Herpes-simplex-Ausbruch ihre Hände häufig desinfizieren und im direkten Umgang einen Mundschutz tragen sollten).

Ursachen

Die Leiden werden von den Viren HSV-1 und HSV-2 verursacht, zur gleichen Familie (Herpesviridae) gehören auch noch weitere Krankheitserreger, etwa der Auslöser von Gürtelrose (Herpes zoster).

Es ist kaum möglich, Herpes-simplex-Viren vom Typ 1 zu entgehen. Auch symptomfreie Infizierte können sie übertragen, besonders ansteckend sind jedoch Menschen mit einem akuten Ausbruch, denn die Bläschenflüssigkeit enthält Abermillionen Viren. Durch Berühren der Bläschen geraten die Viren beispielsweise an Türklinken, Tassen oder Besteck – oder sie werden beim Küssen weitergegeben.

Genitalherpes ist aufgrund der Übertragung durch Sexualkontakt weniger verbreitet. Kondome schützen nur bedingt: Das Ansteckungsrisiko sinkt um etwa ein Drittel. Während der Herpes aktiv ist, sollte kein Geschlechtsverkehr stattfinden.

Nach der Erstinfektion ziehen sich die Herpes-Viren je nach Typ zunächst in bestimmte Nervenknoten innerhalb der Schädelhöhle beziehungsweise ins Rückenmark zurück. Kommt es zu einer Schwächung des Immunsystems – häufig durch Stress, Infekte oder Umweltreize wie Kälte oder UV-Strahlung – können sie wieder aktiv werden und über Nervenbahnen in die Zellen der Oberhaut wandern.

Dort vermehren sie sich, bis die Wirtszelle platzt und einen Virenschwarm freisetzt, der benachbarte Zellen befällt – oder über Hautkontakt weitergegeben wird. Je unkontrollierter sich die Viren reproduzieren, desto größer werden die Bläschen und desto länger halten die Symptome an. Etwa jeder dritte Infizierte leidet unter sich wiederholenden Ausbrüchen, die anderen spüren nie etwas von dem Virus. Über den Grund rätseln Forscher; möglicherweise ist es genetisch bedingt, ob die Abwehrkräfte die befallenen Zellen erkennen und kontrollieren.

> Es ist kaum **möglich,** Herpes-Viren **zu entgehen**

Therapie

Wiederkehrende Ausbrüche begleiten Betroffene oft über Jahrzehnte. Eine Heilung gibt es nicht, aber wer schon bei den ersten Anzeichen handelt, kann die Schwere der Symptome meist stark begrenzen.

Die Liste der Hausmittel, die gegen die Bläschen zum Einsatz kommen, ist lang: So wirken etwa Salben mit ätherischen Ölen wie Melissenextrakt oder Teebaumöl (was man allerdings nicht unverdünnt auftragen sollte, da es in hoher Konzentration Hautreizungen und allergische Hautreaktionen auslösen kann)

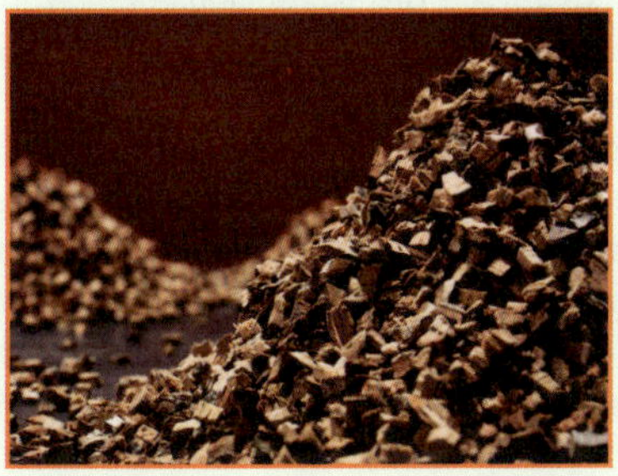

Hausmittel: Ein Sud aus Eichenrinde betäubt die Hautoberfläche und lindert den Juckreiz

Herpes

antiviral. Weil die Viren empfindlich auf Wärme reagieren, kann es in der Frühphase des Ausbruchs helfen, heiße Teebeutel oder einen speziellen Hitze-Stick aus der Apotheke auf die betroffene Stelle zu drücken. Mitunter wirkt Hitze aber als Verstärker; dann helfen oft Kühlpacks.

In Betracht kommen zudem rezeptfreie antivirale Cremes mit den Wirkstoffen Aciclovir oder dem neueren Penciclovir. Diese hemmen die Vermehrung der virusbefallenen Zellen. Einen Schub abwenden können sie allerdings bestenfalls beim ersten leichten Brennen, noch vor den sichtbaren Hautreaktionen. Auch kieselsäurehaltige Gels wirken ähnlich.

Sind die Bläschen erst einmal da, helfen solche Mittel jedoch kaum mehr, die Beschwerden zu lindern, und verkürzen allenfalls etwas die Dauer des Ausbruchs. Zinkhaltige Cremes können dann immerhin die Abheilung beschleunigen.

Ein Hautarzt hilft bei leichterer Ausprägung, die geeignete Behandlung zu finden. In unklaren oder schweren Fällen ist der Gang zum Dermatologen ohnehin dringend empfohlen. Das gilt ebenfalls für Menschen mit Neurodermitis, denn ihre angegriffene Haut kann Herpes schlechter abwehren: Bei manchen entwickelt sich ein schweres Herpes-Ekzem, das von Fieber begleitet wird und bei Kindern und immungeschwächten Menschen lebensbedrohlich werden kann.

Sind die Beschwerden sehr stark, verordnet der Arzt Tabletten mit Aciclovir. Sie reduzieren den Schmerz und beschleunigen die Heilung. Patienten mit geschwächtem Immunsystem, bei denen deshalb ein erhöhtes Risiko für schwere Komplikationen besteht, können auch vorbeugend damit behandelt werden. Dies ist ebenfalls empfehlenswert, wenn Ausbrüche häufig oder massiv auftreten.

Zuweilen raten Dermatologen zu psychologischer Unterstützung: Wird der Herpes-Ausbruch regelmäßig durch berufliche Belastung hervorgerufen, hilft es oft, einen verbesserten Umgang mit Stress zu erlernen; ist Ekel (etwa vor Spinnen) der Auslöser, kann eine Psychotherapie oder autogenes Training den Reizen ihren Schrecken nehmen. Wichtig ist es, an sich selbst zu beobachten, unter welchen Bedingungen die Ausbrüche auftreten.

Forschung

An Impfstoffen wird seit Langem gearbeitet, die Bemühungen scheiterten aber bislang daran, dass die Viren sehr anpassungsfähig sind und ihre Gestalt rasch verändern. Dennoch lernen Forscher das Herpes-simplex-Virus immer besser zu verstehen. So identifizierten Mediziner unlängst ein Protein, das daran beteiligt ist, die Herpes-Viren unter Stress zu reaktivieren. An Mäusen ist es bereits gelungen, dieses Protein auszuschalten. Dank solcher Entdeckungen könnten Mediziner in den kommenden Jahren möglicherweise neue Therapien entwickeln.

VORSORGE

Wer seine individuellen Auslöser kennt und einzuschätzen vermag, wann es zu Ausbrüchen kommt, kann diese gezielt vermeiden oder aber Cremes oder andere Mittel anwenden, bevor sich Symptome zeigen – etwa während eines Urlaubs in sonnigen Gegenden (wenn UV-Strahlung der Auslöser ist).

Gesunde Lebensweise und Stressvermeidung können Herpes in Schach halten: Der Verzicht auf Rauchen, ausreichend Schlaf, gesunde Ernährung und Sport sind oft bestens geeignet, einem Ausbruch vorzubeugen.

Fast alle Websites zu Herpes sind von Pharmafirmen gesponsert. Unabhängige Informationen gibt es beim Bundesverband Deutscher Internisten: www.internisten-im-netz.de/krankheiten/herpes.

Sie können nachts vor Juckreiz nicht schlafen, kratzen sich zuweilen am Körper blutig und fühlen sich wegen ihrer wunden Haut ausgegrenzt: Menschen, die an Neurodermitis leiden.

Etwa drei bis vier Millionen Deutsche, darunter rund 15 Prozent aller Kinder, sind von der Krankheit zumindest zeitweise betroffen. Etwa vier von fünf Menschen mit Neurodermitis juckt die Haut schon mindestens seit dem fünften, mehr als jeden zweiten sogar seit dem ersten Lebensjahr. Und wurde in den 1960er Jahren lediglich bei ein bis zwei Prozent der Kinder im Einschulungsalter Neurodermitis festgestellt, ist der Anteil heute zehnmal so groß.

Immerhin: Bei vielen lässt die Krankheit mit der Pubertät nach oder verschwindet wieder. Zwei bis drei Prozent der Deutschen aber werden auch noch als Erwachsene geplagt. Warum sich das Leiden bei manchen bessert und bei anderen nicht, ist eines von vielen Rätseln, die Mediziner zu entschlüsseln versuchen.

Symptome

Bereits vom vierten Lebensmonat an können die ersten Anzeichen auftreten. Häufig erscheinen dann vor allem an Kopfhaut, Stirn, Gesicht, Armen und Beinen trockene, juckende Rötungen, die manchmal auch nässen und Krusten bilden, die an angebrannte Milch erinnern – sogenannter „Milchschorf" (doch nicht immer handelt es sich dabei um Neurodermitis; mitunter sind auch andere Entzündungen der Haut die Ursache). Nach und nach manifestieren sich dann ab dem Kleinkindalter die typischen Krankheitsanzeichen, die oft in Schüben auftreten. Dermatologen unterscheiden drei Schweregrade:

- **Leichte Form** – trockene, reizbare Haut mit schwachen Rötungen und Schuppenbildung, sehr häufig Juckreiz; lässt sich durch geeignete Hautpflege eindämmen; flammt nur sporadisch auf.
- **Mittelschwere Form** – stärkere Entzündungen und Rötungen mit ausgeprägtem Juckreiz, auch Bläschen und rötliche

Pein oft schon in jungen Jahren

Wenn die Barrierefunktion der Haut gestört ist

Knötchen; in der Regel helfen Pflege und wirkstoffhaltige Cremes.

- **Schwere Form** – extrem gerötete, sehr stark gereizte, teils nässende Areale, die heftig jucken, oft blutig gekratzt werden und Betroffene am Schlaf hindern; wird meist zusätzlich mit Tabletten behandelt.

Häufig treten die Symptome an Kniekehlen und Armbeugen auf, oft auch an Hals, Gesicht, Hand- und Fußrücken. Bei lang anhaltendem Krankheitsverlauf können gerötete, juckende Stellen unterschiedlicher Größe aber überall am Körper erscheinen. Typische Veränderungen sind zudem auch außerhalb der Schübe zu bemerken, vor allem eine generell trockene, juckende Haut sowie oft eine zunehmende Verdickung und Vergröberung.

Ursachen

Die Ursachen der Krankheit sind in weiten Teilen noch nicht aufgeklärt, doch Forscher vermuten, dass ein komplexes Zusammenspiel genetischer, immunologischer und umweltbedingter Faktoren dahintersteckt. So ist schon länger bekannt,

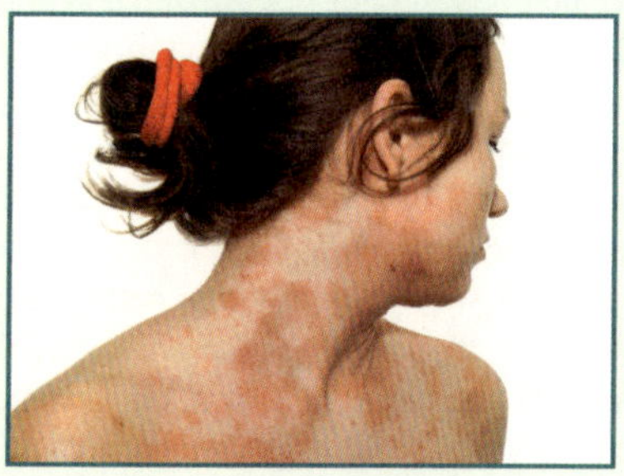

Die Spuren der Neurodermitis sind meist deutlich sichtbar – viele Betroffene leiden auch seelisch

dass sich Neurodermitis in manchen Familien häuft, also zu einem großen Teil erblich bedingt ist: Wenn schon Mutter oder Vater geplagt werden, beträgt für ein Kind die Wahrscheinlichkeit etwa 30 Prozent, das Leiden ebenfalls zu entwickeln. Sind beide Eltern betroffen, steigt das Risiko auf mindestens 60 Prozent.

Inzwischen haben Forscher mehr als 30 Gene identifiziert, die bei der Entstehung von Neurodermitis eine Rolle spielen. Diese Erbfaktoren haben vor allem eine Wirkung: Sie beeinflussen die natürliche Barrierefunktion der Haut.

Das bislang am besten untersuchte Gen etwa stellt ein Eiweiß her, das unerlässlich ist für die stabile Struktur der Hornschicht, der normalerweise nahezu undurchlässigen äußersten Lage der Oberhaut. Ist die betreffende Erbanlage mutiert, wird die Hornschicht durchlässig, sodass vermehrt Wasser verdunstet, umgekehrt aber Krankheitskeime, Schadstoffe und Allergene in die Haut gelangen.

Dort lösen die Fremdkörper Entzündungen aus: Immunzellen greifen die Eindringlinge an und setzen dabei spezielle Botenstoffe frei, die das umliegende Gewebe und die Nerven reizen – die Haut rötet sich, schwillt an und juckt.

Wenn die Betroffenen sich dann kratzen, reißen sie das Schutzorgan weiter auf. Durch die geschwächte Oberfläche können Erreger und Gifte umso leichter eindringen und die Entzündung immer weiter anheizen. Der Juckreiz steigert sich bis ins Unerträgliche.

Hinzu kommt, dass das Immunsystem vieler Neurodermitis-Patienten offenbar besonders heftig auf Fremdstoffe reagiert und sich auch gegen bestimmte Allergene richtet – also gegen an sich harmlose Substanzen. So stellten Forscher fest, dass bei rund 80 Prozent der Betroffenen die Menge spezieller Abwehrstoffe, sogenannter IgE-Antikörper, erhöht ist.

Genau diese Abwehrstoffe spielen auch bei Heuschnupfen sowie allergischem Asthma eine große Rolle. Im Lauf ihres Lebens entwickeln die meisten Menschen mit Neurodermitis zusätzlich auch derartige allergische Leiden.

Therapie

Aus dem engen Zusammenhang mit allergischen Erkrankungen ergeben sich Empfehlungen, die auch zur Prophylaxe der Neurodermitis sinnvoll sein können. Um das Immunsystem etwa schon früh an fremde Stoffe in der Nahrung zu gewöhnen, raten Ärzte, Säuglingen vom fünften Monat an nicht nur Muttermilch, sondern auch andere Lebensmittel zu geben. Auch sollten es Eltern tolerieren, wenn Kinder schon früh auf dem Boden krabbeln und

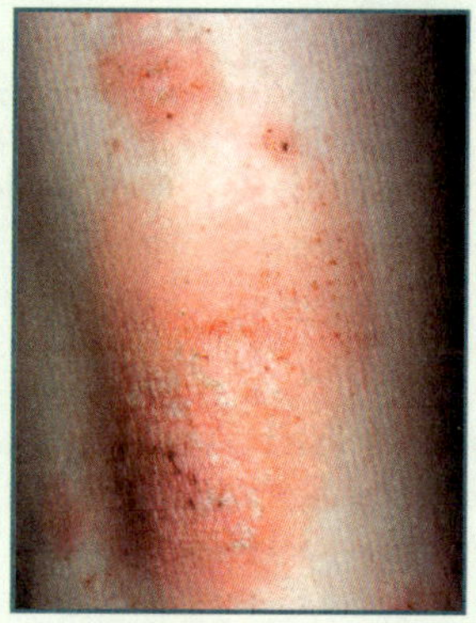

Stark entzündete, gerötete Flecken mit heftigem Juckreiz: Oft helfen dann kortisonhaltige Salben

Dinge in den Mund nehmen. Das früher übliche Abkochen von Milchfläschchen und der Gebrauch von Desinfektionsmitteln sind dagegen aus heutiger Sicht kontraproduktiv: Statt von potenziellen Krankheitserregern abgeschottet zu sein, sollte das Immunsystem des Säuglings bereits in den ersten Monaten lernen, ungefährliche Keime zu tolerieren.

Zur Vorbeugung bei Kindern mit hohem Risiko (meist aufgrund familiärer Veranlagung), bei ersten Anzeichen (allgemein trockene Haut, leichter Juckreiz) sowie als Grundpfeiler jeder Behandlung nach Ausbruch der eigentlichen Krankheit dient die sogenannte Basistherapie.

Dazu gehört zum einen, die trockene Haut regelmäßig mit fettenden Cremes oder Salben zu pflegen, die möglichst wenig Zusatz- und keinerlei Duftstoffe enthalten, weil die die Haut zusätzlich reizen und Allergien auslösen können. Gute Ergebnisse erzielen auch Pflegeprodukte mit arzneilich wirksamen Substanzen wie Dexpanthenol, Glyzerin oder Harnstoff

Neurodermitis

(Urea). Der verbindet sich mit Wasser und mindert so die Austrocknung der Haut. Zudem fördert er den Aufbau von Struktureiweißen und antimikrobiellen Stoffen. Allerdings ist Urea für Säuglinge nicht geeignet, auch bei Kleinkindern sowie bei akuten Entzündungen kommt es mitunter zu Irritationen.

Zudem ist alles zu meiden, was die Symptome auslöst oder verschlimmert. Neben verbreiteten Allergenen wie Pollen und Tierhaaren kann eine Vielzahl von Faktoren die Körperoberfläche reizen, etwa starkes Sonnenlicht, Hitze, Kälte, Austrocknung, chemische Substanzen wie Wasch- und Lösungsmittel, Säuren oder Laugen. Auch Wolle, starkes Schwitzen, Zitrusfrüchte und Alkohol oder Nikotin können individuell einen Ausbruch provozieren oder den Zustand verschlechtern.

Welche Faktoren bei einem Patienten bedeutsam sind, ist dabei individuell äußerst verschieden. Jeder Betroffene sollte daher sein Verhalten und die Reaktionen der Haut genauestens beobachten, um mögliche Zusammenhänge zu erkennen und potenzielle Trigger zu vermeiden.

Nicht zu unterschätzen ist zudem der Einfluss der Psyche: Emotionale Konflikte und Stress wirken sich auf das Immunsystem aus und können so die Symptome verstärken oder neue Schübe hervorrufen.

Bei einem Ausbruch geht es insbesondere darum, die Entzündung zu dämpfen, also das überaktive Abwehrsystem zu bremsen. Diese Aufgabe übernehmen vor allem kortisonhaltige Medikamente, die auf die juckenden Hautpartien aufgetragen werden und dort die Immunzellen in Schach halten. Bei längerer Anwendung drohen allerdings starke Nebenwirkungen. So kann etwa das Hautgewebe schwinden.

Diesen Nachteil hat eine neue Gruppe von ähnlich wirkenden Arzneistoffen – sogenannte Kalzineurin-Hemmer wie Tacrolimus und Pimecrolimus – nicht. Sie können unbedenklich über Monate oder sogar Jahre äußerlich angewendet werden, ihre Einführung gilt als Meilenstein in der Neurodermitis-Therapie. Allerdings sind sie teurer als Kortison-Präparate.

In schweren Fällen, vor allem bei Patienten mit nicht mehr nur schubweisen, sondern permanenten Beschwerden, reichen lokal aufgebrachte Wirkstoffe allerdings nicht mehr aus.

Dann müssen Betroffene Medikamente einnehmen, die das Immunsystem im gesamten Körper drosseln (systemische Therapie) – allerdings auch mit starken Beeinträchtigungen wie Müdigkeit oder Kopfschmerzen verbunden sind und in Einzelfällen zu schweren Schäden der Nieren oder anderer Organe führen können.

Kortisonhaltige Medikamente sind für die dauerhafte systemische Therapie nicht geeignet. In der Regel kommt daher der Kalzineurin-Hemmer Ciclosporin zum Einsatz, der jedoch Nebenwirkungen an den Nieren und bestimmten Blutzellen auslösen und auch das Krebsrisiko erhöhen kann. Er sollte deshalb so kurz wie nötig eingesetzt und so niedrig wie möglich dosiert werden. Antihistaminika, die den Juckreiz symptomatisch unterdrücken sollen, werden gemäß aktuellen Leitlinien nicht mehr als Standard empfohlen.

> Eine neue Gruppe **von Medikamenten** vermeidet starke **Nebenwirkungen**

Neben Medikamenten ist in vielen Fällen auch eine Behandlung mit wohldosierter UV-Strahlung sinnvoll. Wegen des Hautkrebsrisikos darf sie jedoch bei Kindern sowie in Kombination mit Kalzineurin-Hemmern nicht angewendet werden. Vorsicht gilt zudem bei direkter Sonne: Während manche Patienten von dieser „natürlichen" UV-Therapie profitieren, reizt sie bei anderen die Haut zusätzlich.

Besonders wichtig ist es für Betroffene, dass sie (oder ihre Eltern) sich über ihre Krankheit informieren. In Neurodermitis-Schulungen eignen sie sich Wissen über Pflegeprodukte und Therapiemöglichkeiten an und lernen, Auslöser zu erkennen und Triggerfaktoren zu meiden, um Schüben vorzubeugen oder sie selbstständig wieder in den Griff zu bekommen. Plätze vermitteln unter anderem die Krankenkassen, die auf Antrag oft auch große Teile der Kosten übernehmen (eine Übersicht gibt die Website neurodermitisschulung.de).

In Selbsthilfegruppen können Betroffene ihre Erfahrungen austauschen. Ansprechpartner finden sich beispielsweise unter neurodermitis.net/selbsthilfe.

Forschung

Eine Heilung ist bislang nicht möglich, doch suchen Ärzte nach neuen Wegen, die Symptome zu reduzieren – speziell bei schwer Erkrankten, denen die etablierten Therapienmöglichkeiten kaum helfen.

Ein Durchbruch in der Behandlung schwerer Neurodermitis ist der neue Wirkstoff Dupilumab. Dabei handelt es sich um einen speziellen, biotechnisch hergestellten Antikörper, der in die Unterhaut injiziert wird und gezielt die Aktivierung bestimmter Immunzellen hemmt. Tatsächlich verminderten sich in Studien nach vier bis sechs Wochen selbst starke Entzündungen und Juckreiz. Bei einem Drittel der Teilnehmer, die das Mittel über 16 Wochen erhielten, fanden sich danach nur noch wenige oder keine betroffenen Stellen. Erkenntnisse zu langfristigen Nebenwirkungen liegen aber noch nicht vor.

Bereits Anfang 2018 wird der vielversprechende Wirkstoff in Deutschland verfügbar sein – und auch schwer erkrankten Menschen die Aussicht auf ein normales Leben bieten. Weitere verwandte Wirkstoffe sind derzeit in Entwicklung.

Auch sogenannte „Small Molecules" geben Grund zur Hoffnung: Sie sind klein genug, um direkt über die Haut einzudringen und an ihren Wirkungsort zu gelangen. Dort hindern sie die Abwehrzellen daran, jene Botenstoffe abzusondern, die den Juckreiz auslösen. In zwei bis fünf Jahren, so glauben Mediziner, werden sie marktreif sein.

Eine Fehlregulation des Immunsystems

Die vererbte Veranlagung

Wenn sich Hautzellen im Übermaß vermehren, sich dadurch verdickte, gerötete und schuppende Stellen bilden, handelt es sich oft um Schuppenflechte (Psoriasis). An dieser chronischen Krankheit leiden in Deutschland rund zwei Millionen Menschen.

Symptome

Typische Anzeichen sind rote, scharf abgegrenzte und leicht vorstehende Hautareale unterschiedlicher Größe, auf denen sich silbrige oder weiße Schuppen bilden. Meist finden sich die auf der Kopfhaut, hinter den Ohren, an Ellenbogen und Knien, um Bauchnabel und After sowie über dem Steißbein, in manchen Fällen vor allem auf Handflächen oder Fußsohlen, in anderen am gesamten Körper. Die Stellen können jucken, stechen oder brennen. Bei vielen Betroffenen befällt die Krankheit auch oder ausschließlich die Nägel, die sogar ausfallen können.

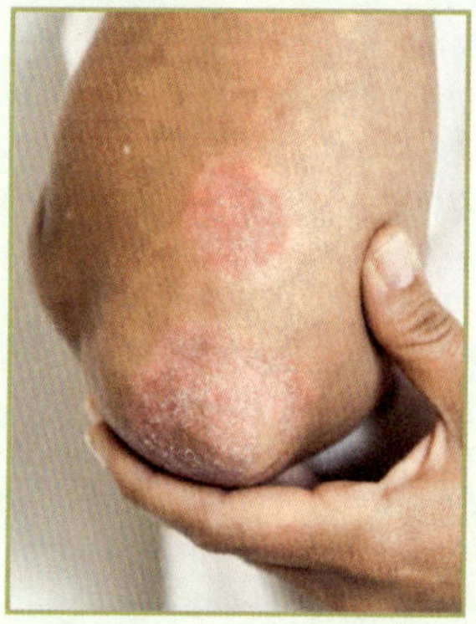

Am Ellenbogen tritt die Schuppenflechte häufig auf – ebenso an Knien und auf den Handflächen

In etwa einem Fünftel der Fälle macht sich die Psoriasis zudem durch Entzündungen von Gelenken (meist an Fingern und Zehen) und Sehnenansätzen (besonders an der Ferse) bemerkbar.

Mit einer Schuppenflechte einher gehen zudem häufig andere Erkrankungen wie Herz-Kreislauf-Leiden, Fettstoffwechselstörungen, Diabetes, Depression oder Autoimmunerkrankungen wie Rheuma. Betroffene sollten sich daher auch auf Begleiterkrankungen untersuchen lassen.

Ursachen

Die Veranlagung wird wahrscheinlich vererbt. Bei einem erkrankten Elternteil ist das Risiko bereits deutlich erhöht, sind beide Eltern betroffen, steigt es nochmals erheblich. Das erstmalige Auftreten der Erkrankung und nachfolgende Schübe können durch verschiedene Triggerfaktoren ausgelöst werden: etwa durch Hautreizungen wie einen Sonnenbrand, durch Kratzen oder kleine Verletzungen, Infektionen, psychische Belastungen (Stress). Auch Medikamente (zum Beispiel Betablocker, Antimalariamittel) können die Schuppenflechte in Gang setzen, ebenso starker Alkoholkonsum und Rauchen.

Ein enger Zusammenhang besteht zudem zwischen Übergewicht und Psoriasis (vermutlich, weil Fettgewebe zahlreiche entzündungsfördernde Stoffe produziert). Eine Studie mit 373 Patienten ergab etwa, dass bei Fettleibigen das Erkrankungsrisiko doppelt so hoch ist wie bei Normalgewichtigen (BMI unter 25).

Die Symptome der Psoriasis entstehen durch eine Fehlregulation des Immunsystems: Abwehrzellen gelangen in die Haut und schütten entzündungsfördernde Botenstoffe aus. Die bewirken, dass sich bestimmte Zellen in der Oberhaut (Keratinozyten) erheblich schneller vermehren und anders entwickeln: Während sich die Zellen normalerweise im Laufe von Wochen zu flachen, verhornten Plättchen wandeln, die die außen liegende Hornschicht bilden, gelangen sie nun schon nach wenigen Tagen an die Hautoberfläche. Die aus unvollständig gereiften Hornzellen gebildete Schicht löst sich entsprechend schnell in Form deutlich sichtbarer Schuppen ab.

Therapie

Die meist dauerhaft auftretende Schuppenflechte ist nicht heilbar. Ziel der Therapie ist es, die Entzündung zu mindern und damit Symptomfreiheit zu erreichen.

Milde Verläufe mit kaum sichtbaren Stellen müssen nicht zwingend ärztlich behandelt werden. Mit Pflegeölen, Öl- oder Solebädern können Betroffene die Abschuppung der Haut unterstützen; der Juckreiz lässt sich durch kühlende Umschläge, etwa mit Schwarztee, mindern.

Schuppenflechte führt oft auch zu **Gelenkbeschwerden** an Fingern

Bei stärkeren Beschwerden sollte der Hautarzt aufgesucht werden. Er stellt die Diagnose, ermittelt den Schweregrad und richtet die Behandlung danach, aber auch nach dem individuellen Leidensdruck aus.

Der erste Schritt besteht darin, die Schuppen mit Salben, die Salicylsäure oder Harnstoff enthalten, von der darunterliegenden, entzündeten Haut zu lösen.

Auf diese werden antientzündliche Wirkstoffe wie Kortison oder Calcipotriol aufgetragen, die auch die Vermehrung der Keratinozyten drosseln. Ergänzt wird diese

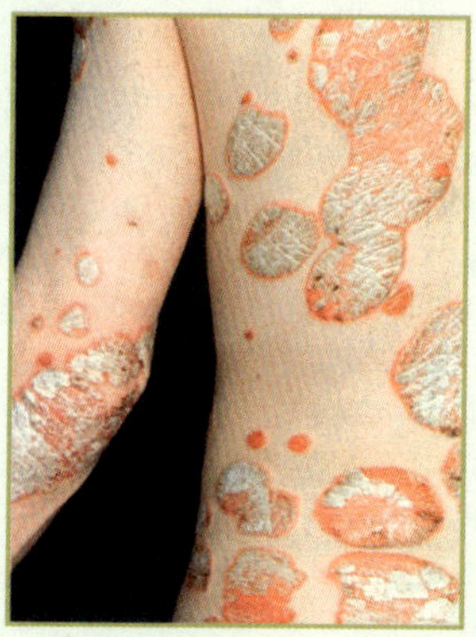

Typisch sind scharf abgegrenzte Hautflächen, die oft mit silbrig-weißen Schuppen bedeckt sind

Schuppenflechte

Behandlung – vor allem, wenn mehr als zehn Prozent der Haut von Plaques bedeckt sind – durch UV-Therapie, etwa gezielt dosierte UV-B-Bestrahlungen. Die hemmen die übermäßige Teilung der Hautzellen.

Noch wirksamer ist die sogenannte PUVA-Therapie: Tiefer in die Haut dringende UV-A-Strahlung wird dabei mit Psoralen kombiniert, einem pflanzlichen Wirkstoff, der die Haut lichtempfindlicher macht. Natürliches Sonnenlicht (das bei vielen Patienten schon zu merklicher Besserung führt) muss dann allerdings gemieden werden. Bei jeder UV-Therapie erhöht sich zudem das Hautkrebsrisiko.

Bei jedem fünften Erkrankten ist das Leiden so stark, dass nur noch innerlich wirkende, antientzündliche Medikamente helfen (systemische Therapie), in der Regel Fumarsäureester, Methotrexat oder Ciclosporin. Sie können allerdings Nieren, Leber oder bestimmte Blutzellen schädigen, weshalb der Arzt regelmäßig die Blutwerte kontrollieren muss.

Rauchverzicht und **Gewichtsreduktion** können das **Leiden mindern**

Nicht wenige Erkrankte schrecken wegen der möglichen Nebenwirkungen vor einer solchen Behandlung zurück. Allerdings sind die Risiken einer schweren, unbehandelten Psoriasis nach Einschätzungen von Medizinern deutlich größer.

Medikamente der neuesten Generation sind die sogenannten Biologika: exakt auf eine Erkrankung zugeschnittene, biotechnisch hergestellte Eiweiße, die gezielter in die Entzündungsreaktion eingreifen, statt wie die konventionellen Wirkstoffe das Immunsystem zu dämpfen. Weil sie sehr teuer sind, verordnen Ärzte sie vor allem, wenn andere Mittel nicht infrage kommen. In schweren Fällen werden sie aber oft schon sofort angewandt.

Generell sollten Erkrankte die betreffenden Stellen mit geeigneten Cremes oder Salben pflegen. Hilfreich ist zudem besserer Umgang mit Stress, etwa durch autogenes Training, progressive Muskelentspannung, Yoga oder achtsamkeitsbasierte Stressreduktion (MBSR). Manchmal ist eine Psychotherapie sinnvoll.

Forschung

Experten halten es für möglich, dass Wirkstoffe entwickelt werden, die nach dem ersten Auftreten der Krankheit so in die Entzündungsprozesse eingreifen, dass die Schuppenflechte nicht chronisch wird.

Auf diese Weise könnte Psoriasis eines Tages sogar heilbar sein.

VORSORGE

Eine ausgewogene Ernährung, der Verzicht auf das Rauchen und starken Alkoholgenuss, regelmäßige Bewegung sowie Abnehmen bei Übergewicht können die Schuppenflechte nachweislich positiv beeinflussen.

Um die Behandlung von Psoriasis-Patienten durch Informationsaustausch zu verbessern, haben sich Dermatologen aus ganz Deutschland im „PsoNet“ zusammengeschlossen. Betroffene finden auf psonet.de Ärzte in ihrer Umgebung, die auf die Krankheit spezialisiert sind.

Oft leiden Psoriasis-Erkrankte auch psychisch. Austausch in einer Gruppe kann helfen. Die Website psoriasis-bund.de listet Ansprechpartner für Selbsthilfegruppen in allen Bundesländern auf.

Sie sind unschön: Warzen, die kleinen Hautwucherungen, die vor allem an Händen oder Füßen auftreten. Die meisten von ihnen sind ein rein kosmetisches Problem. Mediziner unterscheiden gewöhnliche Warzen von Mosaikwarzen, Dornwarzen, Pinselwarzen, Feigwarzen und Dellwarzen.

Symptome

Gewöhnliche Warzen treten vor allem an den Händen auf. Typisch sind vorstehende Gebilde mit rauer, harter Oberfläche und unregelmäßiger Form. Kleine, oberflächliche Mosaikwarzen finden sich (oft in Gruppen) meist an den Fußsohlen – wie auch die einzeln stehenden, nach innen wachsenden Dornwarzen, die unter der Oberfläche eine erhebliche Größe erreichen können und dann oft heftige Schmerzen auslösen. Pinselwarzen sind zapfenförmig und eher klein, sie sitzen vor allem im Gesicht, speziell an den Augenlidern.

Die durch Geschlechtsverkehr übertragenen Feigwarzen entwickeln sich von stecknadelkopfgroßen Knötchen im Genital- und Analbereich zu blumenkohlartigen Wucherungen. Mitunter zeigen sie ein sehr starkes Wachstum (nach außen wie auch ins Gewebe) und können dann zu massiven Beeinträchtigungen führen, langfristig ist in manchen Fällen auch eine bösartige Entartung (Hautkrebs) möglich.

Von diesen Gruppen zu unterscheiden sind die kugeligen Dellwarzen, aus denen bei Druck eine breiige Masse austritt. Sie treten meist an Gesicht, Hals und Rumpf, unter den Achseln sowie im Genitalbereich auf, betroffen sind vor allem Kinder und Jugendliche.

Ursachen

Auslöser sind Viren, bei den meisten Typen humane Papillomviren (HPV). Die Ansteckung erfolgt durch Hautkontakt oder indirekt über Gegenstände, häufig in Schwimmbädern, Turnhallen oder im heimischen Bad; die Viren gelangen dann über kleinste Wunden in die Haut. In den meisten Fällen sind die Abwehrkräfte stark genug, das Virus zu bekämpfen.

Lästige Mitbringsel aus dem Schwimmbad

So leicht sich Warzen ansiedeln, so schwer ist es, sie wieder loszuwerden

Gelingt dies nicht, nistet sich das Virus im Erbgut von Basalzellen der Epidermis ein. Nach Monaten – oder auch Jahren – haben sich die Viren aber so weit vermehrt, dass die befallenen Zellen ein verändertes Wachstum zeigen, wenn sie in die äußeren Hautschichten aufsteigen: An der Oberfläche entsteht eine Warze. Dann hat es das Immunsystem schwer, die Viren zu bekämpfen, denn sie sind für die Abwehrzellen kaum noch erreichbar.

Sogenannte Alterswarzen entstehen dagegen nicht durch Viren: Es handelt sich um gutartige Neubildungen aufgrund von Erbgutveränderungen in der Haut.

Therapie

Fast alle Behandlungen zielen darauf ab, das Warzengewebe so weit zu zerstören, dass das Immunsystem die verbliebenen Viren selbst bekämpfen kann.

In jedem Fall sollte ein Arzt die Wucherung untersuchen, um eine Verwechslung mit einer anderen, eventuell bösartigen Hautveränderung auszuschließen.

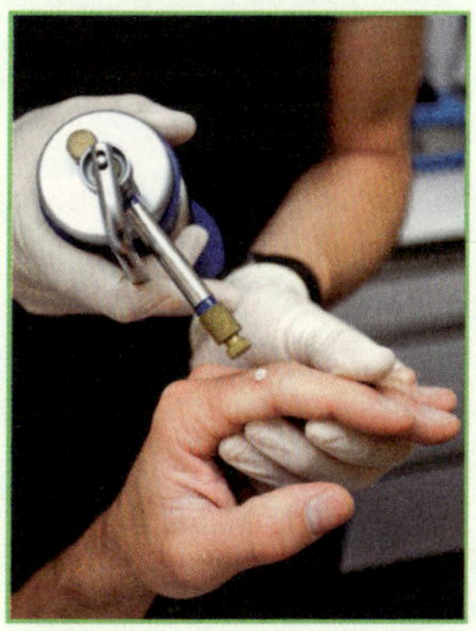

Warzen lassen sich mit flüssigem Stickstoff vereisen; das betreffende Gewebe stirbt dann ab

In Apotheken sind zahlreiche Produkte erhältlich, mit denen der Patient sich dann selbst behandeln kann. Die am häufigsten angewandte Methode ist das Auftragen von Salicylsäure, die als Lösung, Lack, Creme oder Pflaster auf die Haut einwirkt. Schicht für Schicht lässt sich die verhornte Warzenmasse mit solchen Präparaten aufweichen und jeweils nach einiger Zeit abtragen, etwa durch Ausschaben beim Arzt oder durch Bearbeiten mit Bimsstein oder Feile.

Meist wird die Salicylsäure als Kombinationspräparat mit anderen Wirkstoffen angeboten, beispielsweise mit Milchsäure.

Nachweislich gute Ergebnisse erzielt vor allem die rezeptpflichtige Kombination mit Fluorouracil – einer Substanz, die das Zellwachstum hemmt. Diese Mittel werden etwa als Lack auf die Warze aufgetragen und nach dem Eintrocknen abgezogen. Bei den Verfahren gilt es zu bedenken, dass es zuweilen etliche Wochen dauert, bis sich eine Wirkung zeigt.

Auch Vereisen kann zum Erfolg führen – allerdings mit Nebenwirkungen wie Schmerzen oder Narbenbildung. In zwei bis drei Sitzungen trägt der Arzt meist mit einem speziellen Sprühgerät um minus 200 Grad Celsius kalten Stickstoff auf die Warzen auf. Das infizierte Gewebe wird eingefroren und stirbt ab. Frei verkäufliche Vereisungssprays erreichen bis zu minus 80 Grad Celsius, was oft bereits für eine erfolgreiche Anwendung ausreicht.

Zum Absterben des Warzengewebes führen auch Präparate mit Tri- oder Monochloressigsäure. Aufgrund ihrer stärker ätzenden Wirkung sollten sie aber nur auf maximal zwei Quadratzentimetern Hautfläche gleichzeitig aufgetragen werden. Mitunter genügen zwei bis drei Behandlungen, von denen der Arzt die erste ausführen sollte.

Mildere Mittel mit Ameisensäure dringen tief in die Warze ein und lösen sie langsam von innen auf. Sie lassen sich komplett in Selbstmedikation anwenden, die Behandlung dauert mehrere Wochen.

Wenn Warzen starke Beschwerden verursachen (speziell bei Dorn- und Feigwarzen) oder eine schwere Entstellung darstellen, ist oft das Herausschneiden, Ausschaben oder Lasern der Warzen durch einen Arzt sinnvoll. Auf diese Weise kann er das betroffene Gewebe vollständig in einer Sitzung beseitigen. Es können sich aber Narben bilden – und wie bei allen Therapieformen treten die Warzen häufig wieder auf.

Wie wirksam und dauerhaft eine Behandlung gegen Warzen ist, lässt sich kaum vorhersagen. Während in manchen Fällen nichts hilft, führen in Studien oft Placebo-Behandlungen zu guten Resultaten.

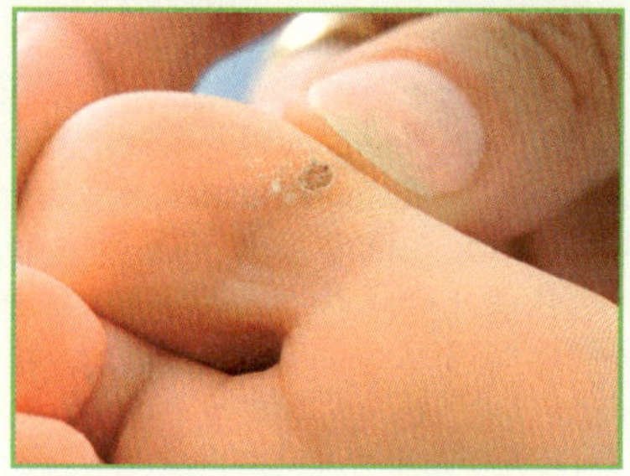

An Füßen treten Warzen sehr oft auf – die verursachenden Viren bevorzugen ein feuchtes Klima

Ähnlich ist die Situation bei Verfahren jenseits der Schulmedizin. Auch sie können unter Umständen den Körper anregen, sich selbst zu helfen. So sind zahlreiche Rituale gegen Warzen bekannt, welche die Selbstheilungskräfte stärken sollen: etwa das Besprechen mit Beschwörungsformeln oder das Bestreichen mit Kräutern bei Vollmond.

Manche Dermatologen nutzen solche Rituale oder weitere Verfahren, die rein auf Suggestion beruhen, um eine Behandlung zu unterstützen. Ebenso können Eltern versuchen, die Warzen ihres Kindes mit Zaubersprüchen oder geheimnisvollen Zeremonien zu vertreiben, ehe sie zu Medikamenten greifen. Wer sich von den Wucherungen nicht gestört fühlt und andere damit nicht ansteckt, kann auch einfach abwarten: Die meisten Warzen verschwinden irgendwann von selbst, etwa die Hälfte binnen zwei Jahren.

Forschung

Bereits seit Jahren wird für Mädchen von neun bis 14 Jahren eine Impfung gegen

Warzen

bestimmte, Gebärmutterhalskrebs auslösende Typen der humanen Papillomviren empfohlen, die ebenfalls vor den Erregern von Feigwarzen schützt.

Ob diese Impfung zur Verhinderung von Genitalwarzen und bestimmten Krebsarten auch für Jungen sinnvoll sein kann, wird derzeit unter Experten diskutiert. Zudem ist ein neuer Impfstoff in der Entwicklung, der vermutlich auch gegen normale Hautwarzen hilft.

Sollte das Serum auf den Markt kommen, könnten künftig Kinder oder immungeschwächte Patienten, bei denen sich Warzen häufig in großer Zahl ausbreiten, vor den Hautwucherungen geschützt werden.

VORSORGE

Schutz vor Ansteckung durch andere bietet vor allem Hygiene: Hautärzte raten, in Schwimmbädern, Fitnessstudios oder Hotelzimmern nicht barfuß zu laufen, Handtücher nicht zu teilen und die Füße zwischen den Zehen gut abzutrocknen, weil die Viren in feuchte Haut besonders leicht eindringen können. Gut belüftetes Schuhwerk und Warmhalten der Füße sind weitere Maßnahmen.

Oft entwickeln sich durch Selbstübertragung noch weitere Warzen an anderen Stellen des Körpers, speziell durch Kratzen an den befallenen Orten (das deshalb unbedingt vermieden werden sollte), aber beispielsweise auch beim Abtrocknen (dagegen hilft es, Handtücher nach Gebrauch abzukochen).

Die Gefahr einer Übertragung von Feigwarzen beim Geschlechtsverkehr lässt sich durch Kondome mindern.

Weitere Hautkrankheiten

Von Wunden, Venen und Quaddeln

Welche Therapien helfen

Chronische Wunden

Wunden schließen sich normalerweise binnen weniger Tage oder Wochen. Besonders bei älteren Menschen bleibt die Selbstheilung aber mitunter aus.

Symptome Von einer chronischen Wunde sprechen Mediziner, wenn die Haut an der betroffenen Stelle nach zwei Monaten noch immer nicht verheilt. Diese Wunden können stark schmerzen, sind zuweilen aber auch schmerzfrei. Oft nässen sie und riechen unangenehm.

Ursachen Die verzögerte Heilung hängt meist mit mangelnder Durchblutung der Haut zusammen. Schlechterer Bluttransport zum Gewebe, zum Beispiel aufgrund starker Arteriosklerose, oder ein schlechter Abtransport des Blutes, etwa bei Venenschwäche oder Gefäßverstopfung, können eine Rolle spielen. Mögliche Ursachen sind zudem Bettlägerigkeit, Diabetes, andere Stoffwechselstörungen, Entzündungen, Hautinfektionen oder Autoimmunerkrankungen. Auch der sogenannte weiße Hautkrebs kann chronische Wunden verursachen, wenn er die Haut so stark schädigt, dass sie nicht mehr zuwächst.

Therapie Als Erstes sollte ein Arzt mit Erfahrung in Wundtherapie die Ursache suchen. Diabetes, Durchblutungsstörungen und Entzündungen müssen so früh wie möglich behandelt werden.

Für unterschiedliche Wundtypen gibt es spezielle Verbände. Gels und andere Materialien sorgen dafür, dass sich die Wunde nicht entzündet und gleichzeitig feucht bleibt. Betroffene sollten der Versuchung widerstehen, ständig unter den Verband oder das Pflaster zu schauen.

Damit es möglichst nicht so weit kommt, ist es ratsam, frische Wunden zu reinigen, mit Desinfektionsmittel einzusprühen und mit einem Pflaster abzudecken. Eitert die Wunde, helfen desinfizierende Salben. Entwickeln sich Rötungen, Schmerzen und Lymphknotenschwellungen, sollte ein Arzt aufgesucht werden.

Krätze

Wenn ansonsten gesunde Haut plötzlich unerträglich juckt, können Krätzmilben die Ursache sein. Oft breitet sich eine Krätze epidemisch in bestimmten Gruppen aus, zum Beispiel in einer Familie.

Symptome Extremes Hautjucken, vor allem bei Wärme (nachts im Bett); häufig, aber nicht immer, gerötete Stellen und Knötchen. Extremitäten, Genitalien und die Haut zwischen den Fingern sind besonders oft betroffen. Bei sehr genauer Betrachtung lassen sich eventuell die winzigen Gänge der Milben unter der Haut

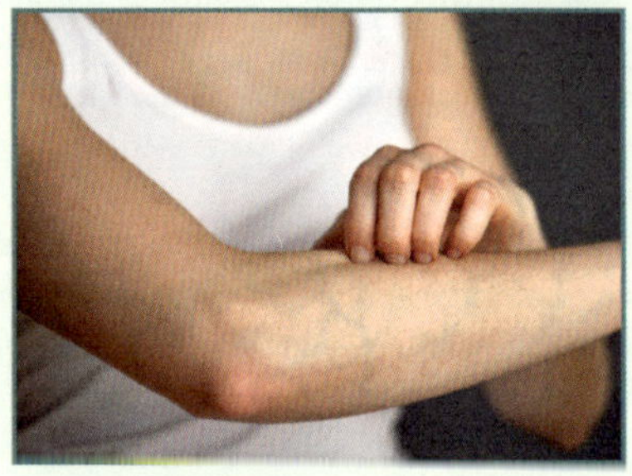

Krätzmilben führen meist zu heftigem Juckreiz – und sie breiten sich oft schnell aus

erkennen; an deren Ende sitzt oft das Tier als kleiner schwarzer Punkt.

Ursache Die bis zu 0,4 Millimeter großen Weibchen der Milben bohren Gänge in die oberen Hautschichten und legen dort Eier ab, aus denen Larven schlüpfen. Die leben zunächst auf der Hautoberfläche und vermehren sich nach etwa drei Wochen weiter. Durch engen Körperkontakt verbreiten sie sich von Mensch zu Mensch. Bei Erstinfektion setzt der Juckreiz erst nach Wochen ein – so lange braucht das Immunsystem, um eine Abwehr gegen die Parasiten aufzubauen.

Therapie Eine wirkstoffhaltige Creme oder spezielle Tabletten töten die Milben ab, Mittel gegen Juckreiz und zur Hautpflege lindern die Beschwerden. Auch Familienmitglieder sollten behandelt werden. Um eine weitere Verbreitung zu verhindern, müssen Kleidung und Bettwäsche oft gewechselt und heiß gewaschen oder fünf Tage ausgehängt werden.

Nagelbettentzündung

Heilen leicht entzündete Finger- oder Fußnägel nicht nach wenigen Tagen von selbst ab, sollte zügig ein Arzt aufgesucht werden. Denn unbehandelt kann sich der Nagel verformen oder abfallen. In schweren Fällen greift die Entzündung auch den Knochen und das Knochenmark an.
Symptome Die Haut unter und seitlich an den Nägeln schwillt an, schmerzt und eitert. Mitunter gibt es Verfärbungen.
Ursachen Bei der Nagelpflege, durch den Gebrauch ätzender Reinigungsmittel oder intensive Beanspruchung können Wunden in der Haut entstehen, durch die Bakterien (oder seltener Pilze) in das Nagelbett eindringen; die Haut entzündet sich. Mitunter können die Beschwerden auch als Begleiterscheinung einer anderen Krankheit auftreten, etwa bei Neurodermitis.
Therapie Je nach Erreger helfen antiseptische und entzündungslindernde Salben oder Bäder, in manchen Fällen auch ein Antibiotikum oder Antipilzmittel. Kommt es zur Abszessbildung, muss die Eiterblase vom Arzt geöffnet und die Wunde gereinigt werden, wofür zuweilen die vollständige Entfernung des Nagels nötig ist.

Nesselsucht

Fast jeder leidet irgendwann im Leben an Nesselsucht (Urtikaria): juckende Quaddeln, die meist nach Stunden wieder verschwinden. Doch bei manchen Menschen wird sie zu einem Dauerzustand.
Symptome Die charakteristischen Quaddeln – gerötete, angeschwollene Stellen unterschiedlicher Größe – schießen oft schubweise hervor und jucken meist stark. Innerhalb eines Tages lösen sie sich von selbst wieder auf, beim eigentlichen Krankheitsbild der Nesselsucht bilden sich jedoch mitunter über Wochen oder Monate ständig neue. Die Quaddeln können dann überall am Körper auftreten und zu größeren Flächen zusammenwachsen. Manchmal machen sie sich vor allem durch stärkere Schwellungen bemerkbar, etwa an den Augen oder im Mund- und Rachenraum – dann drohen Betroffene schlimmstenfalls zu ersticken.
Ursachen Die Immunabwehr überreagiert auf bestimmte Reize und schüttet entzündungsfördernde Botenstoffe aus, vor allem Histamin. Dadurch weiten sich die Gefäße (Rötung), und Flüssigkeit sammelt sich unter der Oberhaut, die dadurch angehoben wird.

Die möglichen Auslöser sind vielfältig: Allergien, Reaktionen auf Medikamente oder Zusatzstoffe in Lebensmitteln, Kälte, Wärme, UV-Strahlung, Kratzen, Reiben oder auch Stress. Speziell bei chronischer Nesselsucht spielen oft Infekte oder Autoimmunreaktionen eine Rolle.
Therapie Antihistaminika helfen gegen das Jucken. Je nach Auslöser und Stärke der Beschwerden verabreicht der Arzt mitunter Glukokortikoide (Kortison). Bei anhaltender Nesselsucht versucht der Arzt, den genauen Auslöser zu bestimmen. In rund der Hälfte aller Fälle bleibt die Ursache jedoch unklar – dann beschränkt sich die Therapie auf die Minderung der Symptome. Dabei kommen neben Antihistaminika Mittel zum Einsatz, die das Immunsystem dämpfen.

Pilzerkrankungen

Pilze kommen nahezu überall vor, im Erdboden, auf Haustieren und Menschen, manche Arten führen zu Problemen auf der Haut. Ist die erst einmal befallen, dauert es oft lange, bis die Erreger wieder verschwunden sind.
Symptome Hautpilz lässt die Körperhülle manchmal jucken, es bilden sich gerötete Erhebungen, die langsam größer werden und innen verblassen. Die Haut kann sich schuppen, nässen oder Pusteln ausbilden. Am Kopf sorgt Hautpilz mitunter für Haarausfall – wenn er zu spät behandelt wird, verschwinden die Haare dauerhaft.

Fußpilz führt ebenfalls zu Juckreiz und beginnt meist in den Zehenzwischenräumen. Von dort kann er sich über die Zehen bis zu den Nägeln ausbreiten.
Ursachen Vor allem Fadenpilze infizieren Haut, Nägel und Haare. Oft dringen die Sporen durch kleine Risse in die Oberhaut ein und ernähren sich dort von Proteinen.

Ständig feuchte Füße in luftundurchlässigen Schuhen begünstigen das Wachstum. Wer die Füße nach dem Duschen gut abtrocknet und häufig offene Schuhe trägt oder barfuß läuft, ist aber entgegen allgemeiner Annahme in eher geringer Gefahr, sich zu infizieren.

In der Regel geht die körpereigene Abwehr gegen Eindringlinge vor, ist aber das Immunsystem geschwächt, können sich die Pilze besonders gut ausbreiten.
Therapie Der Arzt verschreibt ein Antipilzmittel als Creme oder Puder. Patienten sollten dieses über den gesamten verordneten Zeitraum auftragen, auch wenn der Pilz verschwunden zu sein scheint – sonst kann es zu einem Rückfall kommen.

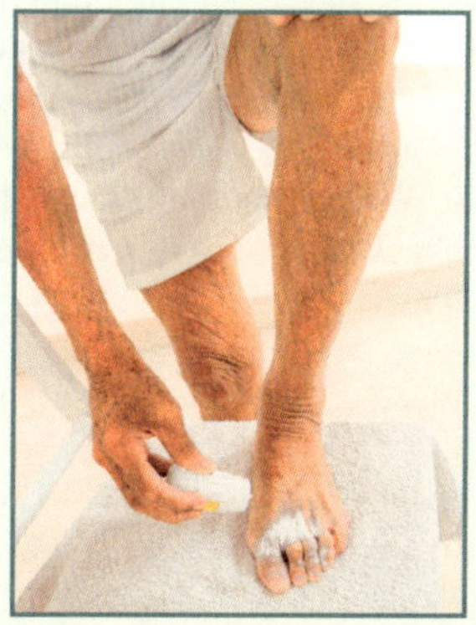

Pilzerkrankungen sind oft hartnäckig, können aber meist erfolgreich behandelt werden

Bei Nagelpilz trägt der Arzt den erkrankten Teil des Nagels ab, der Rest wird über mehrere Wochen mit speziellen Pilzmitteln behandelt. Ist der Nagel sehr stark befallen, verschreibt der Arzt ein Antipilzmittel zum Einnehmen. Kopfhautpilz muss über mehrere Wochen mit Medikamenten behandelt werden.

Hält der Betroffene Haustiere, sollten die ebenfalls untersucht werden – es kann sein, dass die Tiere befallen sind und den Menschen wieder anstecken.

Grundsätzlich sollten Betroffene auf Hygiene achten, vor allem Hände und

Füße gewissenhaft waschen (aber nicht zu oft). Luftdurchlässige Kleidung und Schuhe sorgen dafür, dass kein feuchtes Mikroklima entsteht, in dem Pilze gedeihen. Nach dem Waschen ist die Haut mit eigenen Handtüchern abzutrocknen – und die sind danach möglichst abzukochen.

Wer bereits Fußpilz hat, sollte nicht barfuß durch die Wohnung laufen, die Socken täglich wechseln und heiß waschen. In der Apotheke gibt es desinfizierende Sprays für die Schuhe. Ist die Kopfhaut betroffen, empfiehlt der Arzt ein spezielles Shampoo zum Haarewaschen.

Rosazea

Die Krankheit tritt meistens nach dem 30. Lebensjahr auf und kann zu unschönen Veränderungen der Nase führen.

Symptome Anfangs treten oft Gesichtsrötungen auf und im weiteren Verlauf Pusteln, Knötchen und Schwellungen. Die Haut ist überempfindlich, juckt, brennt und sticht bei kleinsten Reizen. Meist beginnt Rosazea an Nase und Wange, kann sich aber über das ganze Gesicht ausbreiten. Im fortgeschrittenen Stadium kommt es speziell bei Männern oft zu starker Bindegewebsvermehrung. Die Folge ist die sogenannte Knollen- oder Blumenkohlnase (Rhinophym).

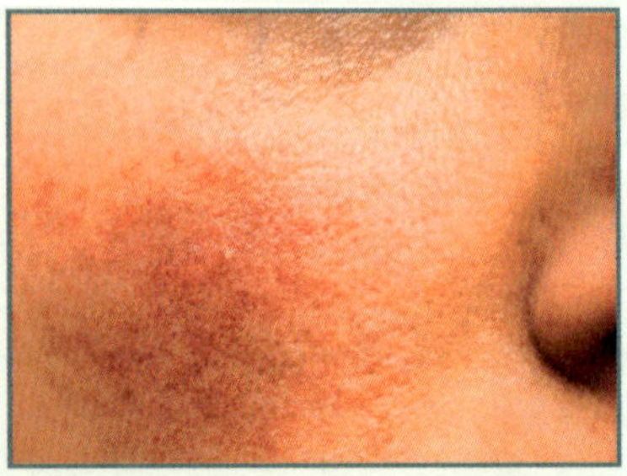

Bei Rosazea rötet sich die Haut und wird überempfindlich – Ursache sind geweitete Blutgefäße

Ursachen Die Veranlagung für die Erkrankung ist vererbbar. Die Blutgefäße der Unterhaut sind zum Teil dauerhaft geweitet und entzünden sich zusammen mit den Haarfollikeln und Talgdrüsen. Oft sind auch Haarbalgmilben im Spiel – eigentlich harmlose, aber entzündungsanregende Besiedler der Haut. Alkohol, scharfe Speisen, Sonnenlicht, aggressive Reinigungsmittel, Hitze und Kälte können die Entzündung verstärken.

Therapie Bei leichten Formen verschreibt der Arzt ein entzündungshemmend wirkendes Medikament als Creme oder Gel, im fortgeschrittenen Stadium Tabletten. Alkohol, starke UV-Strahlung und andere Reize sollten vermieden werden, ebenso aggressive Reinigungsmittel für die Haut.

Einzelne Knötchen und Gefäßerweiterungen lassen sich mit einer Lasertherapie behandeln. Bei einem ausgeprägten Rhinophym wird oft eine Dermabrasion durchgeführt: Mit einem speziellen Schleifgerät trägt der Arzt dabei das wuchernde Bindegewebe ab. Rosazea kann allerdings immer wieder ausbrechen.

Einige Kosmetikstudios bieten Rosazea-Massagen an, die helfen sollen, dass sich die angeschwollenen Hautpartien entstauen. Patienten können die Massagen erlernen und dann mehrmals pro Woche selbst durchführen.

Schwerer Juckreiz

Mehr als 15 Prozent aller Erwachsenen leiden immer wieder oder sogar ständig an Juckreiz (Pruritus), etwa jeder Dritte davon so schwer, dass die Lebensqualität erheblich eingeschränkt ist.

Symptome Manchmal ist die Haut gerötet oder trocken, hat Bläschen oder Quaddeln. Doch Juckreiz kann auch bei normaler, gesund aussehender Haut auftreten. Der Reiz kommt in Schüben oder bleibt dauerhaft stark. Typisch in schweren Fällen sind erhebliche Schlafstörungen durch permanentes Jucken nachts.

Ursachen Die genauen Mechanismen sind noch nicht vollständig geklärt, aber Experten gehen davon aus, dass die Haut juckt, wenn freie Nervenenden in den oberen Hautschichten aktiviert werden, ausgelöst etwa durch juckende Substanzen oder Entzündungen der Haut. Bei manchen Erkrankungen tritt Pruritus als eines der Hauptsymptome auf. Auch psychische Probleme, Allergien, Organ- oder Stoffwechselerkrankungen, bestimmte Medikamente, Vitaminmangel oder zu trockene Haut können Ursachen dafür sein.

Bei schwerem **Juckreiz** hilft oft die Kühlung der Haut – oder **Ablenkung**

Therapie Entscheidend ist, die eigentliche Ursache zu entdecken und zu behandeln. Dabei lindern bisweilen Cremes, Salben oder Tabletten den Juckreiz. Kratzen der Haut sollte vermieden werden, da der Juckreiz nur vorübergehend verschwindet und danach oft noch stärker ist. Manchem hilft auch ein Kratzkissen, an dem Betroffene das Verlangen abreagieren können, ohne ihre eigene Haut zu schädigen. Grundsätzlich sollten Patienten Stress und Wärme vermeiden, auch Wollfasern können den Reiz auslösen. Lindern können die Betroffenen das Jucken, indem sie die Haut kühlen oder sich ablenken.

Venenschwäche

Schwere, sich müde anfühlende Beine gehören zu Anzeichen einer Venenschwäche; schlimmstenfalls stirbt das Hautgewebe ab, entstehen chronische Wunden.

Symptome Außer Schmerzen können auch kleine Schwellungen an den Knöcheln Vorboten einer Venenschwäche sein – sie treten vor allem abends auf. Später können sich dunkel durchscheinende Venengeflechte (Besenreiser), Krampfadern und Verfärbungen der Haut bilden; oft entwickeln sich starke Schmerzen.

Wohl 20 Prozent der Erwachsenen in Deutschland leiden an einer chronischen Venenschwäche, Frauen häufiger als Männer. Bei etwa zwei Prozent aller Betroffenen entwickeln sich aus einem schweren Venenleiden offene Geschwüre.

Ursachen Die Venen pumpen wegen defekter Venenklappen nicht genug Blut zum Herzen zurück, es staut sich in Füßen und Beinen. Flüssigkeit lagert sich ins Gewebe ein. Die dadurch unterbundene Sauerstoff- und Nährstoffzirkulation kann zu Entzündungen führen, das Gewebe absterben lassen. Ein Geschwür entsteht.

Therapie Normalerweise verschreiben Ärzte Kompressionsstrümpfe oder -verbände, die das Bein zusammendrücken, damit die Venenklappen leichter arbeiten können und weniger Flüssigkeit ins Gewebe gelangt. In manchen Fällen sind unterstützend Massagen sinnvoll.

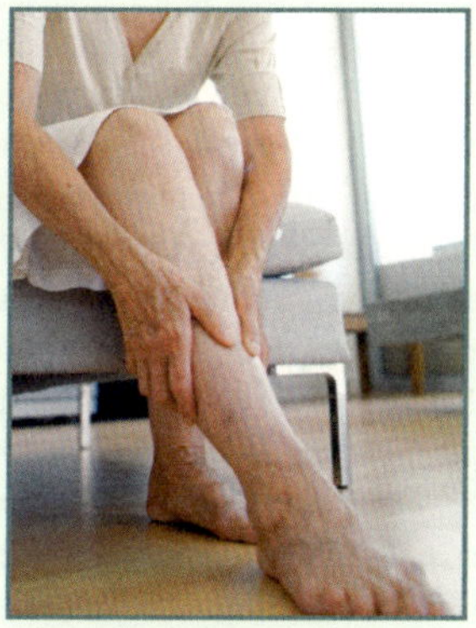

Wenn die Beinvenen das Blut nicht mehr ausreichend zum Herz befördern, helfen Kompressionsstrümpfe

Betroffene sollten nicht zu lange stehen und sitzen, damit sich nicht noch mehr Blut staut. Es ist ratsam, im Arbeitsalltag immer kleine Fußwege einzubauen, um die Wadenmuskeln zu kräftigen und die Venenklappen zu entlasten. Es hilft oft, mehrmals täglich die Beine für eine halbe Stunde hoch zu lagern, um die Zirkulation zu verbessern. Reicht all dies nicht aus, kann der Arzt eventuell zusätzlich Medikamente (die etwa die Schwellungen lindern) verschreiben, oder operativ eingreifen (siehe Seite 111).

Wenn die Seele leidet

Viele Hautkrankheiten werden durch psychische Belastung verstärkt

Unsere Haut ist so eng mit unserem Wohlergehen verknüpft, dass sich unser Gemütszustand oft an ihr ablesen lässt: Vor Scham rötet sie sich, bei Angst produziert sie Schweißtropfen, und im Falle einer Panik wird sie leichenblass. Ist sie straff und rosig, lässt sie uns tatkräftig erscheinen. Ist sie dagegen fahl und rissig, wirken wir erschöpft. Die Haut, so sagen viele, ist der Spiegel der Seele.

Das ist weit mehr als ein Sprichwort. Wie sehr das psychische Befinden die Gesundheit unserer Hülle beeinflusst, darüber haben Dermatologen, Psychologen und Psychotherapeuten in den letzten Jahrzehnten ausgiebig geforscht. Ihre Erkenntnis: Krankheiten wie etwa Schuppenflechte, Nesselsucht oder Akne können durch seelische Belastungen erheblich verstärkt werden – bei der Neurodermitis gilt das für jeden dritten Patienten.

Die Haut ist einerseits ein Sinnesorgan: Mithilfe der in ihr endenden Nervenfasern leitet sie Informationen etwa über Berührungen an das Gehirn weiter. Den Reiz, den beispielsweise eine sanft über den Oberarm streichende Hand auslöst, bewertet das Denkorgan meist als angenehm, beim Piksen einer Messerspitze zucken wir dagegen zurück.

Stress setzt eine Kaskade in Gang, die **Entzündungen** hervorrufen kann

Andererseits ist unsere Körperhülle auch ein Ausdrucksorgan: Sie ist in der Lage, Anweisungen des Gehirns auszuführen und so etwa Gefühlsregungen anzuzeigen – oft gegen den bewussten Willen des Betroffenen.

Bei einem Menschen, der ungern vor Publikum spricht, sorgt das Gehirn zum Beispiel oft dafür, dass die feinen Gefäße in seiner Gesichtshaut mehr Blut aufnehmen: Er errötet. Umgekehrt können Angst und Erschrecken dazu führen, dass das Blut plötzlich aus dem Gesicht schwindet, der Betreffende erblasst.

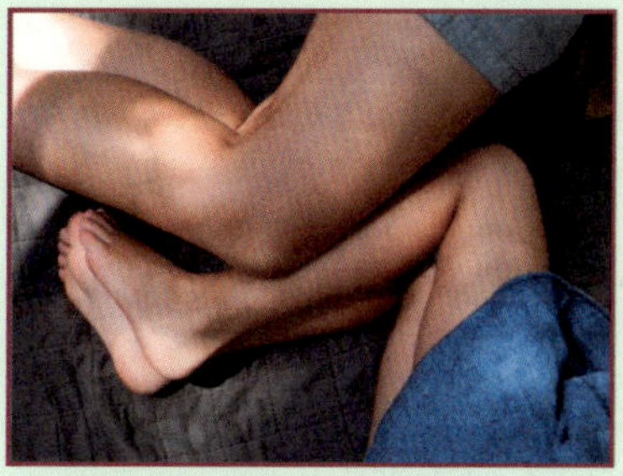

Nervenfasern in der Haut leiten auch sanfte Reize an das Gehirn weiter

Und in wieder anderen Situationen kontrahieren in der Haut die winzigen Muskeln an den Körperhärchen, sodass sie sich aufrichten: Es entsteht Gänsehaut.

Während Tiere mit dichtem Fell so auf Kälte reagieren (zwischen den aufgestellten Haaren befindet sich mehr wärmedämmende Luft), ist dieser Effekt beim Menschen äußerst gering.

Zudem bekommen wir nicht nur bei Kälte Gänsehaut, sondern auch bei ganz unterschiedlichen emotionalen Zuständen – sei es der wohlige Schauer bei einem Horrorfilm, eine gefühlsstarke Erinnerung oder ein anrührendes Musikstück.

Wie genau solche unwillkürlichen Äußerungen der Haut zustande kommen, ist noch weitgehend unklar. Manche Forscher vermuten, dass sie einst einen positiven Effekt bei Konflikten hatten: Sie waren womöglich hilfreich, um die Gefühlslage des Gegenübers einzuschätzen – und erhöhten so die Wahrscheinlichkeit einer adäquaten Reaktion, durch die das Aufschaukeln von Aggression vermieden werden konnte.

Das enge Zusammenspiel zwischen Gehirn und Haut ist auf die embryonale Entwicklung jedes Menschen zurückzuführen, so der Gießener Psychodermatologe Uwe Gieler: „Die Haut und das zentrale Nervensystem haben den gleichen

Haut und Psyche

Ursprung – beide bilden sich bei uns aus den gleichen Anlagen, der äußeren Keimhülle des frühen Embryos."

Solange die Körperoberfläche lediglich spontan anzeigt, ob ein Mensch sich fürchtet oder schämt, ist das womöglich peinlich, nicht aber schädlich. Wer dagegen dauerhaft psychisch belastet ist, des-

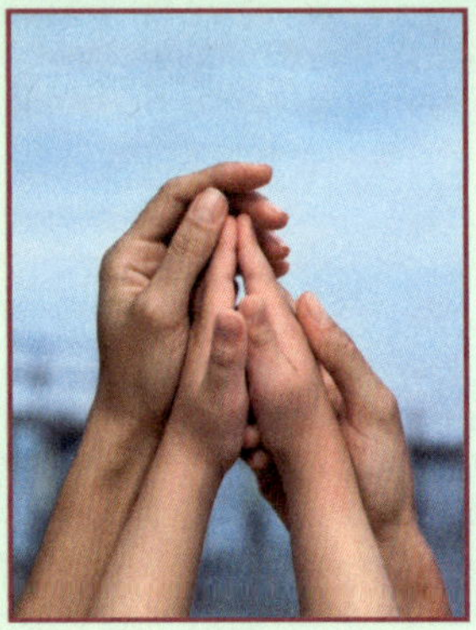

Berührungen beruhigen den Herzschlag und senken den Blutdruck

sen Gehirn kann Signale an die Hülle senden, durch die sich bereits bestehende Hautkrankheiten verschlimmern.

Der vielleicht mächtigste Vermittler in diesem Zusammenspiel zwischen Körper und Seele ist Stress. Darunter verstehen Mediziner und Psychologen nicht nur Zeitnot oder Leistungsdruck im Beruf, sondern den Zwang, sich einer neuen Situation anzupassen – selbst das morgendliche Aufstehen zählt dazu.

Das Gehirn sendet dann unter anderem Signale an die Nebennieren, die daraufhin Kortisol ausschütten: ein Stresshormon, das den Stoffwechsel mobilisiert und den Organismus in Bereitschaft versetzt, die Herausforderungen anzunehmen. Normalerweise wird das Kortisol aber nach kurzer Zeit wieder abgebaut, und der Körper beruhigt sich.

Wenn jedoch Belastungen, etwa Ärger mit dem Vorgesetzten, Prüfungsstress oder ein Konflikt mit dem Partner, über Wochen oder Monate anhalten, verändert sich das Muster. Der Kortisolspiegel pendelt sich permanent auf einem höheren Niveau ein als unter normalen Bedingungen – mit gravierenden Folgen.

Denn das Hormon beeinflusst nicht nur den Stoffwechsel, sondern auch das Immunsystem. Das ist bei dauerhaft hohem Kortisolspiegel einerseits geschwächt, sodass es den Körper generell schlechter gegen Infektionen zu verteidigen vermag. Andererseits reagieren manche Abwehrmechanismen aber unangemessen heftig auf bestimmte Angreifer. Wobei mitunter regelrechte Fehler passieren: So kann es vorkommen, dass sie auch völlig harmlose Substanzen für Krankheitserreger halten und bekämpfen.

Zusätzlich gesteigert wird die Reaktion auf echte oder vermeintliche Feinde in der Haut durch die zahllosen Nervenfasern, die dort enden. Sie setzen bei psychischem Stress vermehrt bestimmte Botenstoffe frei und regen damit unter anderem sogenannte Mastzellen an.

Die sitzen in der Dermis und haben Histamin sowie weitere entzündungsfördernde Botenstoffe gespeichert – die sie nun umso leichter freisetzen. Das Ergebnis: Die Haut rötet sich, es entstehen Juckreiz, Quaddeln oder Schwellungen.

> Nach dem **Erdbeben** verschlechterte sich der Hautzustand **vieler Menschen**

Genau diese Symptome treten bei Hautkrankheiten auf, die auf das Immunsystem zurückzuführen sind:

- Bei Nesselsucht etwa bilden sich juckende Quaddeln;
- bei Neurodermitis kommt es meist zu großflächigen Entzündungen der Haut;
- im Verlauf einer Schuppenflechte löst sich die Oberhaut ab;

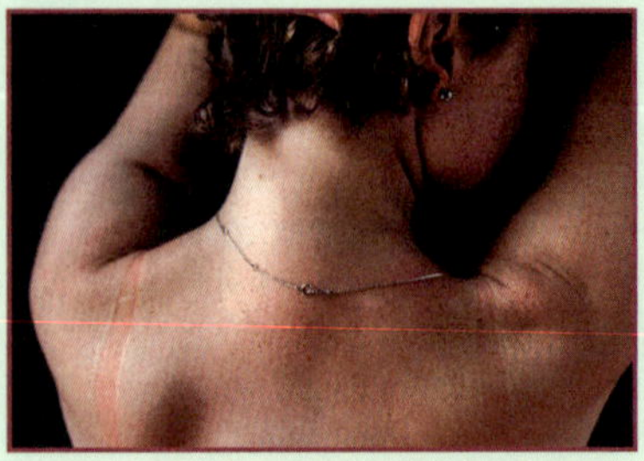

Psychische Probleme können Hautkrankheiten verschlimmern – oder überhaupt erst hervorrufen

- und bei der Weißfleckenkrankheit zerstört vermutlich die körpereigene Abwehr Pigmentzellen der Haut, was zu scharf begrenzten farblosen Stellen führt.

All diese Leiden können sich durch Stress verschlimmern, weil das ohnehin fehlgeleitete Immunsystem der Betroffenen noch mehr aus dem Takt kommt.

Sehr gut ist der Zusammenhang zwischen seelischer Belastung und Neurodermitis erforscht. Viele Neurodermitiker etwa, die ein schweres Erdbeben im japanischen Kobe erlebten, berichteten, der Zustand ihrer Haut habe sich im Monat danach verschlechtert. Nach Erkenntnissen der Forscher war die subjektiv empfundene Belastung durch die Schrecken der Katastrophe dabei der wichtigste Faktor. Vergleichspatienten aus nahe gelegenen Städten, in denen das Beben nicht zu massiven Zerstörungen geführt hatte, zeigten in der gleichen Zeit deutlich seltener eine Zunahme der Symptome.

Inzwischen weiß man: Schon während der Schwangerschaft führt psychischer Stress der Mutter dazu, dass sich das Immunsystem des Fötus verändert und leichter Histamin freisetzt, jenen Stoff, der Juckreiz und Entzündungen verursacht – und so die Wahrscheinlichkeit erhöht, dass bei dem Kind später im Leben Neurodermitis ausbricht, sofern eine entsprechende Veranlagung besteht.

Auch zu anderen Krankheiten gibt es viele Beispiele. Der Gießener Dermatologe Uwe Gieler, der sich seit mehr als

20 Jahren mit dem Zusammenhang zwischen der Psyche und Hautkrankheiten beschäftigt, berichtet von einem 22-jährigen Mann, dessen Leiden infolge innerer und äußerer Belastungen erneut ausbrach.

Der Student, als Jugendlicher an Akne erkrankt, hatte sich zum ersten Mal in eine Frau verliebt. Weil er der ungewohnten Situation nicht gewachsen war und sich auch niemandem anvertrauen konnte, entwickelte sich – verstärkt durch Examensstress – seine Akne erneut. Damit kehrten aber auch die Unsicherheit und die Angst vor Kränkung zurück, die er schon zu Schulzeiten erfahren hatte, sodass der Mann sich immer mehr zurückzog und schließlich nicht einmal mehr zu seinen Vorlesungen ging.

Neurodermitiker leiden überdurchschnittlich häufig an **Depressionen**

Eine andere Patientin Gielers litt seit der Kindheit an Neurodermitis. Ihre Mutter hatte sich vornehmlich der schwerstbehinderten Schwester der Patientin zugewandt; sie selbst fühlte sich oft vernachlässigt. Diese problematische Beziehung schlug um in Aggression gegen sich selbst. Die Frau begann, ihre entzündete Haut bis aufs Fleisch zu zerkratzen.

In einem solchen Fall, in denen negative Gefühle wie Scham und Selbsthass mit zu einer Hautkrankheit führen, reiche es nicht aus, eine schonende Creme aufzutragen oder Medikamente einzunehmen, erklärt Uwe Gieler. Dann könne meist nur eine Psychotherapie helfen – oft mit gutem Erfolg: Die an Neurodermitis leidende Frau, so Gieler, zeigte kaum noch Symptome, nachdem sie 100 Stunden tiefenpsychologisch fundierte Psychotherapie absolviert hatte.

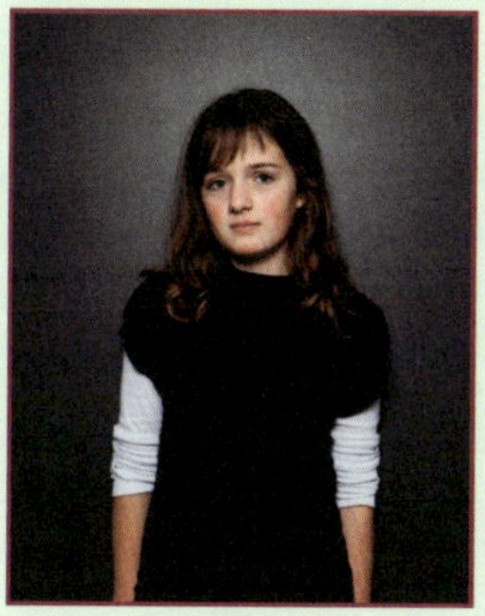

Genieren wir uns, nehmen die feinen Gefäße im Gesicht mehr Blut auf: Wir erröten

Die (aus medizinischer Sicht nicht sonderlich schwerwiegende) Akne des Studenten ließ sich dagegen durch herkömmliche dermatologische Behandlung bessern; eine Kurzpsychotherapie half zudem, die Selbstunsicherheit des Patienten zu überwinden.

Dieses Beispiel zeigt jedoch, dass auch die Hautkrankheit selbst Scham hervorrufen und das seelische Befinden verschlechtern kann – was sich wiederum negativ auf die Hautgesundheit auswirkt.

Ist die Haut „beschädigt oder gar entstellt“, sagt Uwe Gieler, „verlieren wir an Ausdrucksfähigkeit und Ausstrahlungskraft“. Schon kleinste Makel würden als „störend und stigmatisierend“ empfunden; viele Patienten verhüllten sich oder mieden soziale Kontakte.

Oft scheuen diese Menschen auch davor zurück, dass andere sie berühren – häufig, weil ihre Haut zu empfindlich geworden ist, nicht selten aber auch, weil sie sich schämen.

Dabei sind sanfte Berührungen für das Wohlbefinden von essenzieller Bedeutung: Sie beruhigen den Herzschlag, senken den Blutdruck und bremsen die Ausschüttung von Stresshormonen.

Studien zufolge erleben Menschen mit Neurodermitis aber weitaus seltener (nichtsexuelle) Zärtlichkeit als Hautgesunde, während Menschen mit Schuppen-

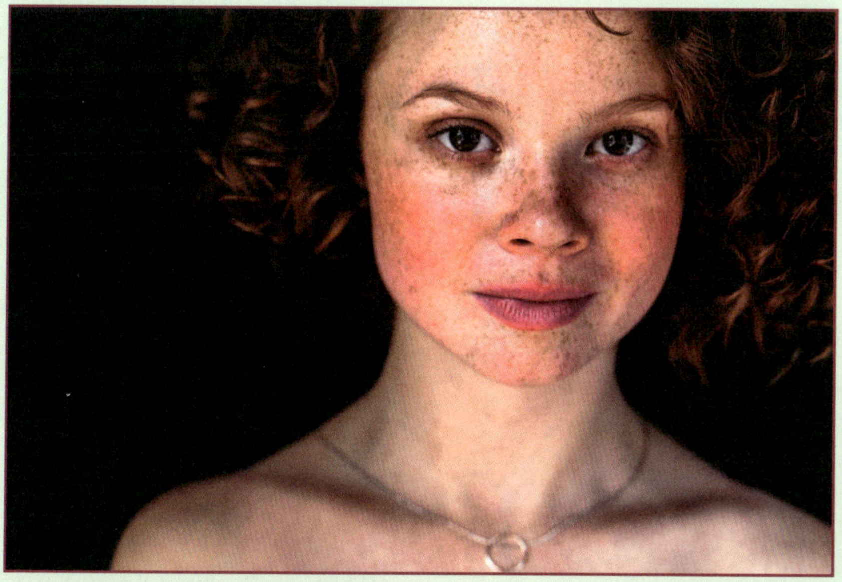

Viele Hautleiden lösen Scham aus. Der damit verbundene Stress erschwert wiederum die Heilung

flechte Berührungen als deutlich weniger angenehm bewerten.

Auch die unmittelbaren körperlichen Symptome – vor allem der Juckreiz – können die Psyche belasten: Wer nachts vor Kratzen kaum schläft, ist tagsüber übermüdet und wenig leistungsfähig. Das wiederum führt womöglich zu sozialen Konflikten in Beruf und Familie, depressiven Verstimmungen und Ängsten, die ihrerseits dazu beitragen können, die Krankheit weiter zu verschlimmern.

Kein Wunder, dass etwa Neurodermitiker häufiger als andere unter Depressionen oder Angststörungen leiden und öfter daran denken, sich das Leben zu nehmen, als Menschen ohne entsprechende Störung. Meist lässt sich dabei kaum noch nachvollziehen, ob es die Erkrankung der Körperhülle ist, die das Seelenleiden auslöst, oder ob umgekehrt die Depression – ähnlich dem Stress – das Fortschreiten der Hautstörung begünstigt.

Die Verschlimmerung einer Krankheit, durch die sie überhaupt erst zum ernsthaften Problem wird, kann auch auf erlernte Verhaltensweisen zurückgehen. Insbesondere bei Neurodermitis setzen sich bestimmte Muster oft schon im Säuglings- oder Kleinkindalter fest: Die Eltern versuchen während eines Schubs mit allen Mitteln, den Juckreiz ihres Kindes zu lindern. Dieses wiederum lernt, dass es durch Kratzen ihre Aufmerksamkeit erregt; sein Verhalten entkoppelt sich von den Symptomen und ruft diese mitunter sogar erst hervor.

Um derart verfestigte Handlungsmuster zu korrigieren, raten Dermatologen und Psychologen ihren Patienten zu speziellen Methoden – zum Beispiel ein Tagebuch über das Auftreten ihres Juckreizes zu führen. Betroffene können so eine bessere Wahrnehmung von Ausmaß und Wesen der Krankheit erlangen, etwa in welchen Alltagssituationen Symptome besonders stark auftreten.

Eine weitere Strategie, besser mit Juckreiz umzugehen, besteht darin, das Kratzen (wenn möglich) durch ein anderes Verhalten zu ersetzen. Helfen kann es etwa, auf die betroffene Stelle zu klopfen oder sich zu zwicken, um vom Kribbeln abzulenken. Zudem empfehlen Psychodermatologen Entspannungstechniken wie autogenes Training oder progressive Muskelentspannung. Sie tragen – sorgfältig erlernt und regelmäßig eingesetzt – langfristig dazu bei, besser auf Stress zu reagieren und gelassener mit der Krankheit und ihren Symptomen umzugehen.

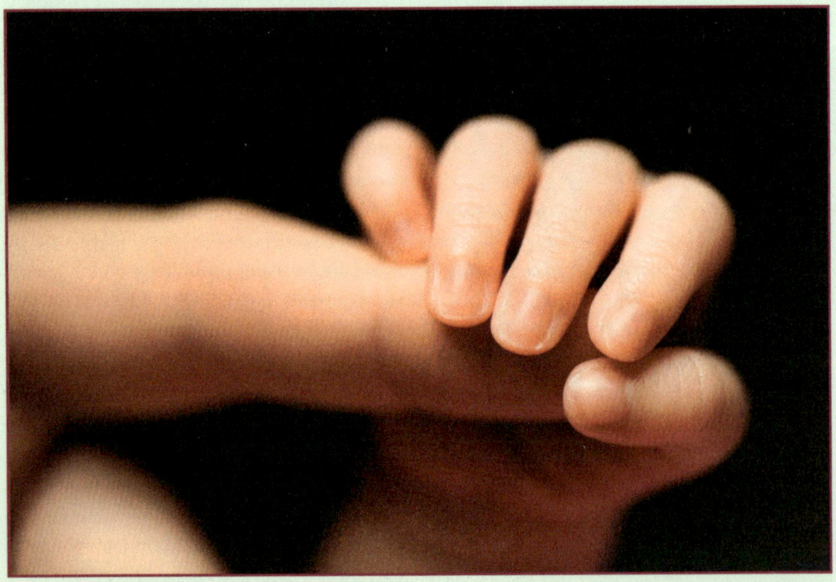

Stress in der Schwangerschaft erhöht das Risiko des Kindes, an Neurodermitis zu erkranken

Bei manchen **Hautleiden** hilft vor allem eine **Psychotherapie**

Patienten, deren Hautkrankheit mit besonders schweren psychischen Störungen einhergeht, verschreiben Ärzte gegebenenfalls zusätzlich Psychopharmaka, etwa bei ausgeprägten Depressionen und Angststörungen. Auch Zwangserkrankungen wie das übertrieben häufige Waschen oder Eincremen der Hände lassen sich durch Antidepressiva lindern. Gegen den seltenen Dermatozoenwahn, bei dem Kranke irrigerweise glauben, unter ihrer Haut kröchen Würmer oder Insekten, helfen Mittel gegen Psychosen.

Um das Leben mit einer Hautkrankheit zu erleichtern, fordern viele Dermatologen und Psychologen auch, dass Betroffene ihr Leiden nicht verstecken, es nicht aus dem Alltag heraushalten, sondern sich beispielsweise in Patientenschulungen mit ihrer Krankheit beschäftigen und lernen, besser mit ihr umzugehen.

Dabei nehmen sie auch Menschen mit gesunder Haut in die Pflicht. Die können durch Toleranz dazu beitragen, jene seelische Belastung zu mildern, die oft mit den als Stigma empfundenen Hautveränderungen verbunden ist. Schließlich gebe es keinen vernünftigen Grund, Hautkranke zu meiden oder gar auszugrenzen.

Denn keines der hier genannten Leiden ist ansteckend. ○

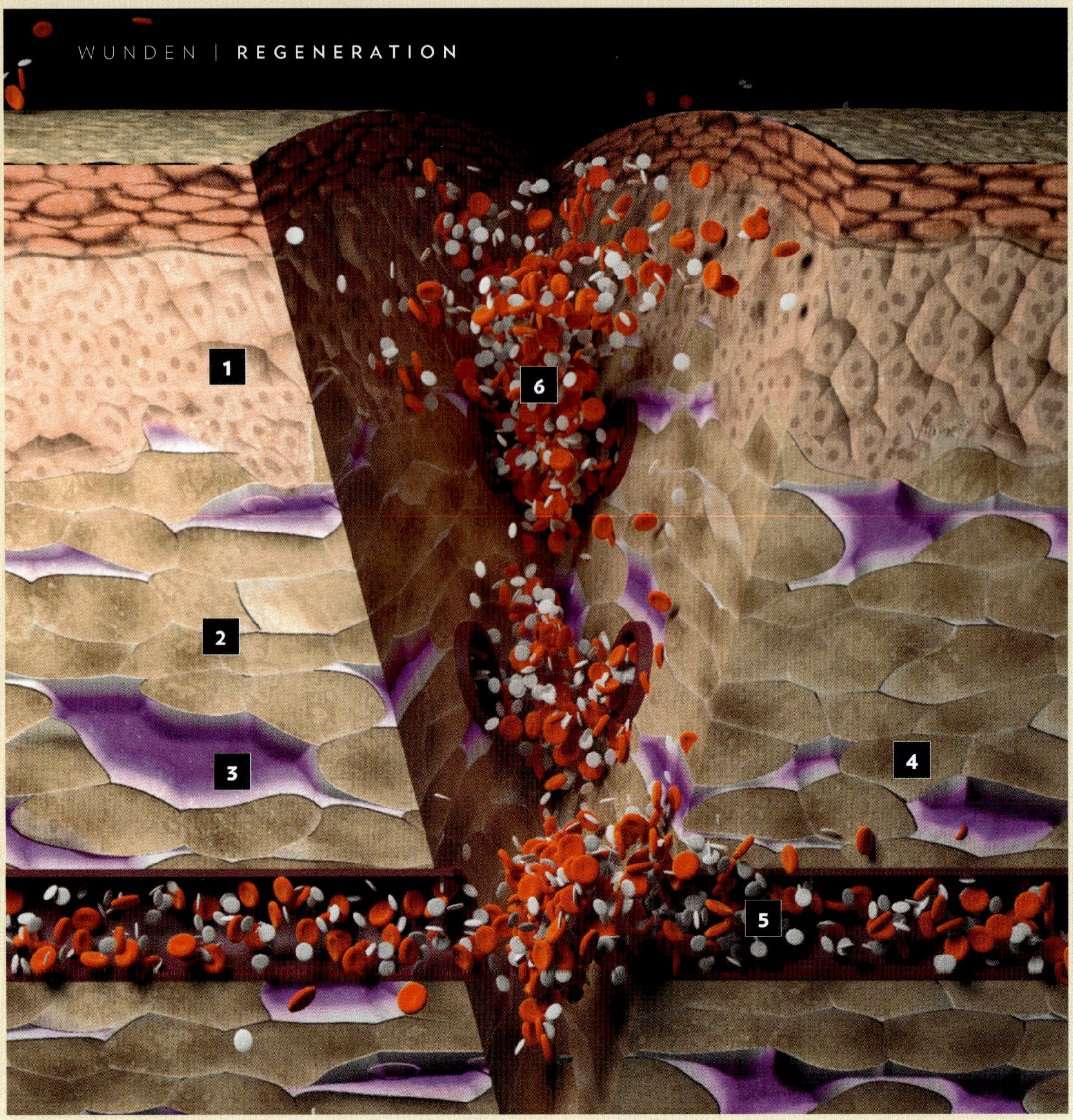

1. DIE WUNDE

Diese vereinfachte Darstellung zeigt eine Verletzung der Haut, etwa durch ein Messer. Das durchtrennt dabei mehrere Gewebeschichten: erst die mit einer Lage aus verhornten Zellen bedeckte **Oberhaut (1)**, dann die **Lederhaut (2)** mit ihren **Bindegewebszellen (3)** und den dazugehörigen **Fasern (4).** Aus zerschnittenen **Blutgefäßen (5)** strömt **Blut (6)**. Doch schon Sekunden später beginnt eine komplexe Form der Reparatur.

Das Wunder der **Heilung**

Wenn unsere Haut eine Verletzung erleidet, kommt binnen Sekunden einer der spektakulärsten Prozesse der Natur in Gang: Der Mensch repariert sich selbst. Schon nach wenigen Tagen entsteht frisches Gewebe – und die Schutzhülle baut sich neu auf

TEXT: STEFAN SEDLMAIR UND SEBASTIAN WITTE
ILLUSTRATIONEN: TIM WEHRMANN

2. DAS PROVISORIUM

Blut schwemmt Keime und Schmutz aus der Wunde, dann lagern sich **Blutplättchen (7)** an verletzte Gefäßwände an. Dort bewirken sie einen ersten Verschluss der betroffenen Adern. Unterdessen bauen spezielle Eiweißstoffe ein fixierendes Netz auf, das **Fibrin (8)**. Zusammen mit den Blutplättchen entsteht ein Pfropf, in dem auch **rote Blutkörperchen (9)** enthalten sind: Das Blut ist geronnen, die Blutung gestillt – die wichtigste Sofortmaßnahme.

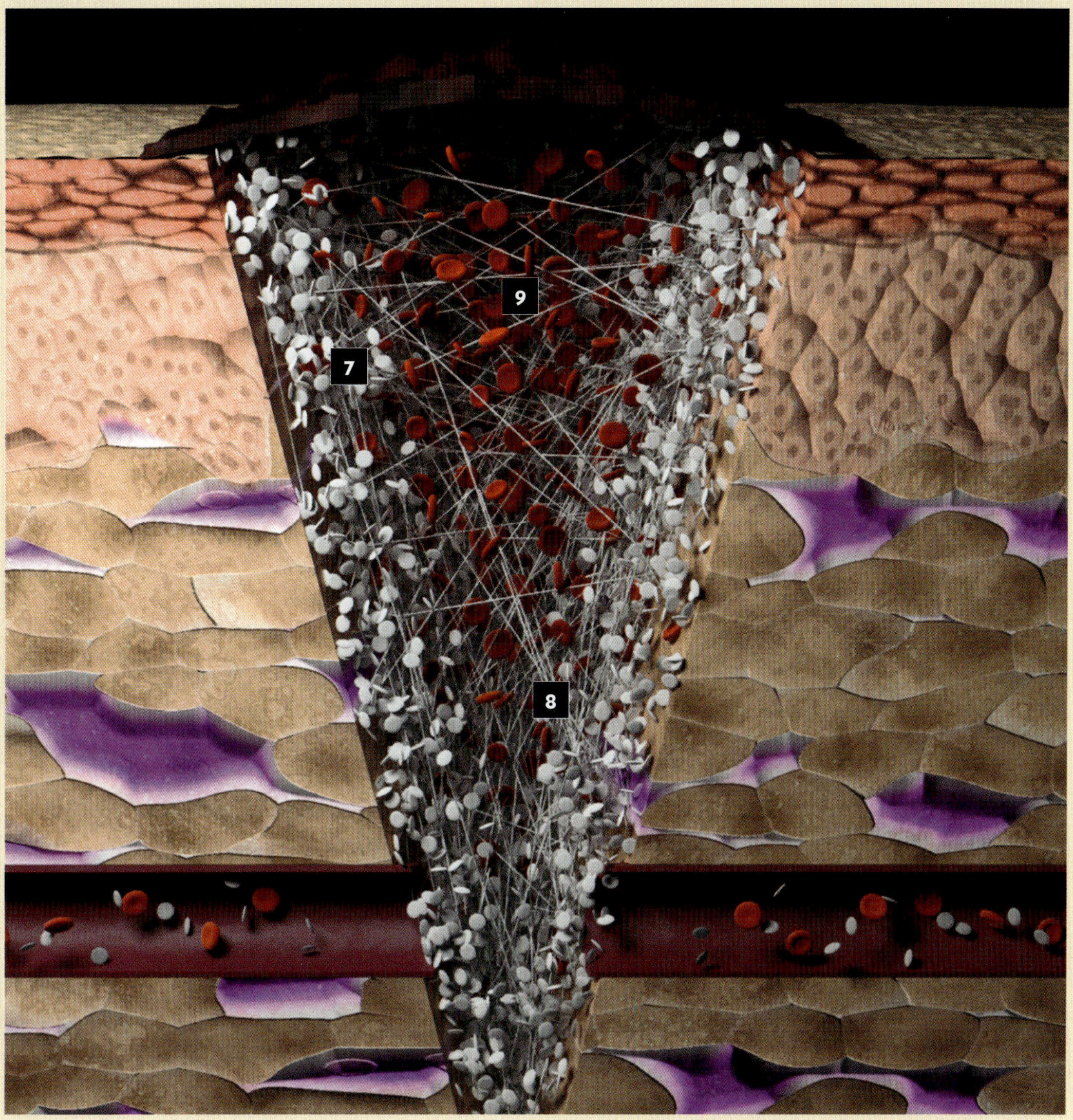

D

Die Lebenszeit jener Bausteine, aus denen unsere Knochen, Muskeln und Organe gemacht sind, ist begrenzt. Unentwegt lösen sich in den Geweben eingelagerte Stoffe und Fasern auf, gehen Zellen des Körpers zugrunde.

Doch der Organismus arbeitet ständig gegen diese Verluste an. Stunde um Stunde erneuert und repariert er sich selbst. Die Haut bildet da keine Ausnahme. Die Epidermis ist sogar für einen besonders schnellen Austausch angelegt: Tag für Tag bildet sie rund fünf Milliarden neue Zellen, die dann aus unteren Lagen nach oben aufsteigen, verhornen und sich schließlich ablösen. In einem Jahr erneuert sich die Epidermis auf diese Weise zwölf Mal komplett.

In den tieferen Hautschichten laufen solche Vorgänge wesentlich langsamer ab. Aber auch hier sterben fortlaufend Zellen – wobei sie in der Regel einem im Erbgut festgelegten Programm folgen. Ihre Überreste werden anschließend von speziellen Fresszellen an Ort und Stelle vertilgt, während gleichzeitig neue Zellen ihre Funktion übernehmen.

Doch unsere Schutzhülle muss nicht nur die immerwährenden Prozesse von Abbau und Aufbau im Gleichgewicht halten – mehr als jedes andere Organ ist sie auch Verletzungen und deren Folgen ausgesetzt. Eine Blutung, die nicht stoppt, oder eindringende Krankheitserreger können leicht zur lebensbedrohlichen Gefahr werden, wenn der Körper nicht sofort reagiert.

Schon ein kleiner Schnitt mit einem Küchenmesser richtet in der Haut Verheerendes an: vernichtet Zellen, öffnet Blutgefäße, verletzt Nervenfasern und durchtrennt Gewebeschichten, die dann von einfallenden Bakterien besetzt werden. Und überall Blut.

Doch bereits binnen Sekunden beginnt unsere Körperhülle, sich von

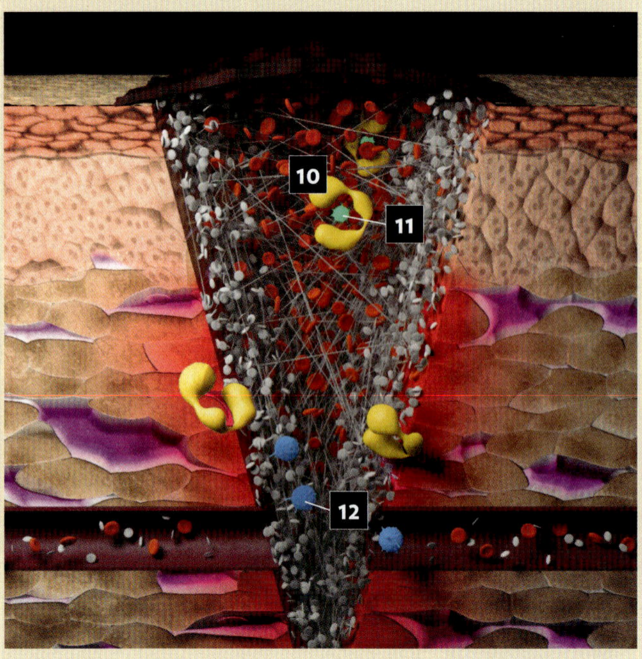

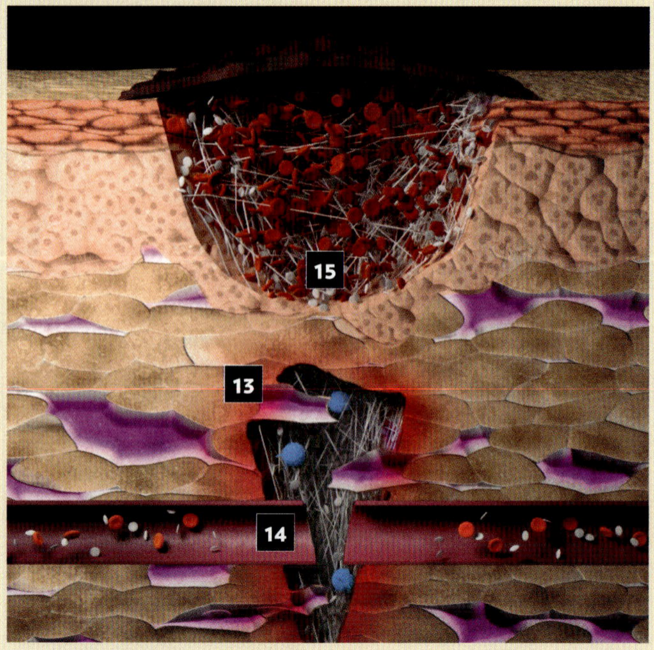

3. DAS AUFRÄUMEN

Das Gewebe um den Wundbereich lockert sich auf, schwillt an, rötet sich, verschiedene Zellen des Immunsystems werden aktiviert – die Haut ist nun entzündet. So bekämpfen beispielsweise **Abwehrzellen (10)** eindringende **Mikroben (11)**, andere **Immunzellen (12)** beseitigen Zelltrümmer. Diese Prozesse dauern einige Zeit, aber noch während der Aufräumarbeiten beginnt bereits die eigentliche Rekonstruktion des verletzten Gewebes.

4. DER WIEDERAUFBAU

In den Wundbereich dringen **Bindegewebszellen (13)** ein, vermehren sich durch Teilung und bauen ein neues, faserreiches Gewebe auf, das die Verletzung allmählich schließt. Ausgehend von gesunden Wandzellen der durchtrennten Gefäße erwachsen dann **röhrenförmige Gebilde (14)**, die sich zu neuen Adern zusammenfinden werden. Ist das Bindegewebe stabil genug, beginnt schließlich auch die **Neubildung der Oberhaut (15)**.

selbst zu verschließen und die Heilung einzuleiten. Und zwar mittels eines genau festgelegten Notprogramms.

Ausgelöst durch Signalbotenstoffe verengen sich bereits Augenblicke nach der Verletzung die durchtrennten Gefäße. Ausströmendes Blut, das durch den Schnitt an die Oberfläche tritt und Schmutz sowie Keime davonspült, versiegt schon dadurch nach und nach.

Zeitgleich lagern sich Blutplättchen (spezielle Zellen unseres Körpersaftes) an den Wänden der verletzten Gefäße an. Ein komplexer Prozess sorgt nun dafür, dass sich die Blutplättchen verformen: Aus flachen, weichen Scheiben werden kugelförmige Gebilde mit winzigen Fortsätzen. Binnen zwei bis vier Minuten kitten sie sich zu einem ersten Verschluss der Wunde zusammen; die Blutung stoppt.

Gleichzeitig kommt die Gerinnung in Gang: Im Blut enthaltene Eiweißmoleküle spannen ein fixierendes Netz (Fibrin), das sich mitsamt den Blutplättchen zu einem stabilen Pfropf verdichtet, der an seiner Oberfläche rasch eintrocknet. Es entsteht ein undurchdringliches, schützendes Gerinnsel, das die Wunde provisorisch stopft.

> Lecks werden mit einem Pfropf aus Eiweißmolekülen und Blutplättchen abgedichtet

Ist das Leck erst einmal geschlossen, wird die Zone um die Verletzung wieder stärker durchblutet, dadurch erwärmt sie sich und errötet.

Das umliegende Gewebe lockert sich auf, lagert Flüssigkeit ein und schwillt an. Dadurch dringen vermehrt Abwehr- und Räumtrupps des Immunsystems in das Wundgebiet. Spezielle Fresszellen verleiben sich eingedrungene Mikroben, abgestorbene Zellen und Zelltrümmer ein. All diese Vorgänge spüren wir als schmerzhafte Entzündung.

Noch während die Aufräumarbeiten im Gange sind, starten Bindegewebszellen die eigentliche Rekonstruktion. Sie wandern aus der Dermis in den Wundbereich ein (wobei sie das Fibrin des Pfropfes gewissermaßen als Klettergerüst nutzen), vermehren sich durch Teilung und beginnen, Kollagenfasern zu produzieren und eine Art Ersatzgewebe aufzubauen.

In dieses Ersatzgewebe hinein wachsen nun, ausgehend von den

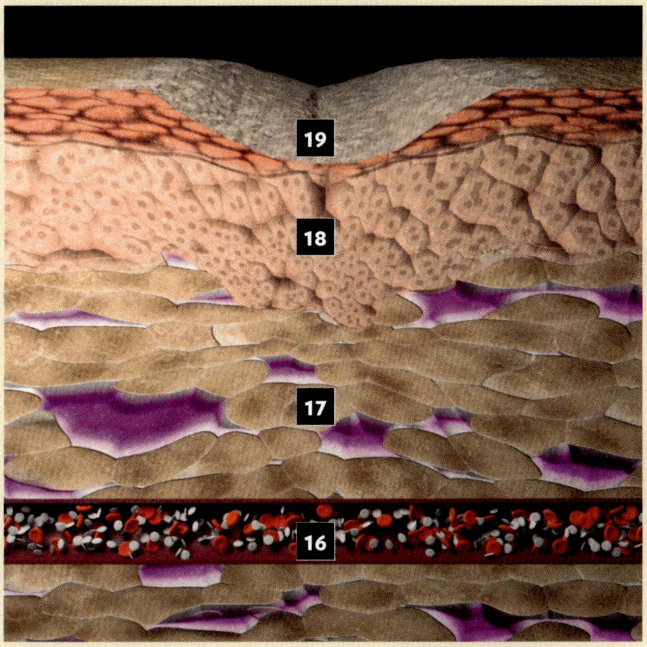

5. DIE NARBE

Das **neue Blutgefäß (16)** hat sich geschlossen, ebenso das **neue Bindegewebe (17)** und eine **neue Oberhaut (18)**. Zurück bleibt oft eine **Einbuchtung (19)**. Das nachgewachsene Gewebe ist fester als normale Haut und weniger elastisch, zudem meist blass, da die farbstoffbildenden Zellen der Oberhaut fehlen; je nach Größe des Schadens enthält es auch keine Schweißdrüsen, Nervenfasern oder Haarfollikel: Es ist eine Narbe.

Wandzellen durchtrennter Gefäße, röhrenartige Gebilde, aus denen sich neue Blutgefäße entwickeln.

Sobald das frische Bindegewebe ausreichend stabil und die Blutversorgung gewährleistet ist, bauen Zellen der Epidermis von den Wundrändern her auch die Oberhaut wieder auf. Die Reste des anfänglichen Blutpfropfes bewegen sich derweil nach außen und bilden eine Kruste, die das nachwachsende Gewebe für eine Weile schützend abdeckt und schließlich abfällt.

All diese Prozesse laufen deutlich langsamer ab als die ersten Notmaßnahmen. Dennoch führen sie meist bemerkenswert schnell – innerhalb weniger Tage – zu einer fast vollständigen Reparatur. Dabei geht der gesamte Vorgang der Rekonstruktion nahezu ausschließlich von ganz normalen Gewebezellen aus, die sich ansonsten nur selten oder überhaupt nicht teilen – sich nun aber, angeregt durch diverse Signalstoffe, kräftig vermehren.

Trotz dieser beachtlichen Leistung sind die Zellen bei größeren Schädigungen allerdings nicht in der Lage, den ursprünglichen Zustand präzise wiederherzustellen. So setzt sich das neue Bindegewebe bei größeren Wunden fast nur aus zugfesten Fasern zusammen; dehnbar und elastisch wie bei gesunder Haut ist es nicht.

Dadurch aber hinterlässt die Verletzung eine relativ steife Stelle, die sich meist auch nach weiteren Umbauten im Laufe von Monaten und Jahren noch merklich vom normalen Gewebe unterscheidet: eine Narbe.

Viele Zell- und Gewebetypen sind zudem gar nicht fähig, sich neu zu erschaffen, wenn sie erst einmal vollständig zerstört worden sind. Der reparierten Hautregion fehlen daher zuweilen Haarfollikel, Schweißdrüsen oder Nervenfasern. Und da die neue Epidermis meist keine Zellen enthält, die den Farbstoff Melanin bilden, bleibt der Narbenbereich oft blass oder durchscheinend. Manche Betroffene empfinden das als unästhetisch – mitunter spannt die Haut auch unangenehm. Doch nur so ist der Körper so schnell wie möglich wieder einsatzbereit.

So effizient das Reparaturprogramm in jungen Jahren auch funktioniert – mit zunehmendem Alter wird es schwerfälliger. Nach und nach heilen Abschürfungen und andere Hautwunden immer schlechter. Die Wände der Blutgefäße sind nun mürber und reißen leichter. So bilden sich schneller Blutergüsse. Kurz: Der alternde Mensch wird verletzlicher.

Überhaupt lässt die Regenerationskraft mit den Jahren nach. Unsere Hülle wird dünner und weniger elastisch. Und trockener, weil Schweiß- und Talgdrüsen allmählich versiegen und die Hautbarriere bröckelt: Die Epidermis produziert immer weniger von jenen Substanzen, die die Hornschicht wasserdicht versiegeln. So verliert die Haut allmählich an Feuchtigkeit, während umgekehrt Keime nun leichter in sie eindringen können.

Doch trotz dieser Einschränkungen hält die Körperhülle erstaunlicherweise ein Leben lang nahezu allen Strapazen stand, denen sie ausgesetzt ist. Sie vermag meist selbst stärkere Blutungen zu stillen, großflächige Verletzungen zu reparieren und Schäden zu beseitigen.

So effizient ist der Wundverschluss, so raffiniert und essenziell für das Überleben, dass manche Wissenschaftler sogar vermuten, dass er einst mit zum Siegeszug der Säugetiere beigetragen haben könnte.

Und damit auch zum Aufstieg des Menschen. ○

STEFAN SEDLMAIR, Jg. 1967, gehört zum Verifikationsteam, **SEBASTIAN WITTE**, Jg. 1983, ist Textredakteur im Team von GEO WISSEN. **TIM WEHRMANN**, Jg. 1974, arbeitet als Illustrator in Hamburg.

Wenn der **Körper zur Leinwand** wird

Waren früher Tattoos eher Männersache, liegen bei jüngeren Altersgruppen heute die Frauen vorn

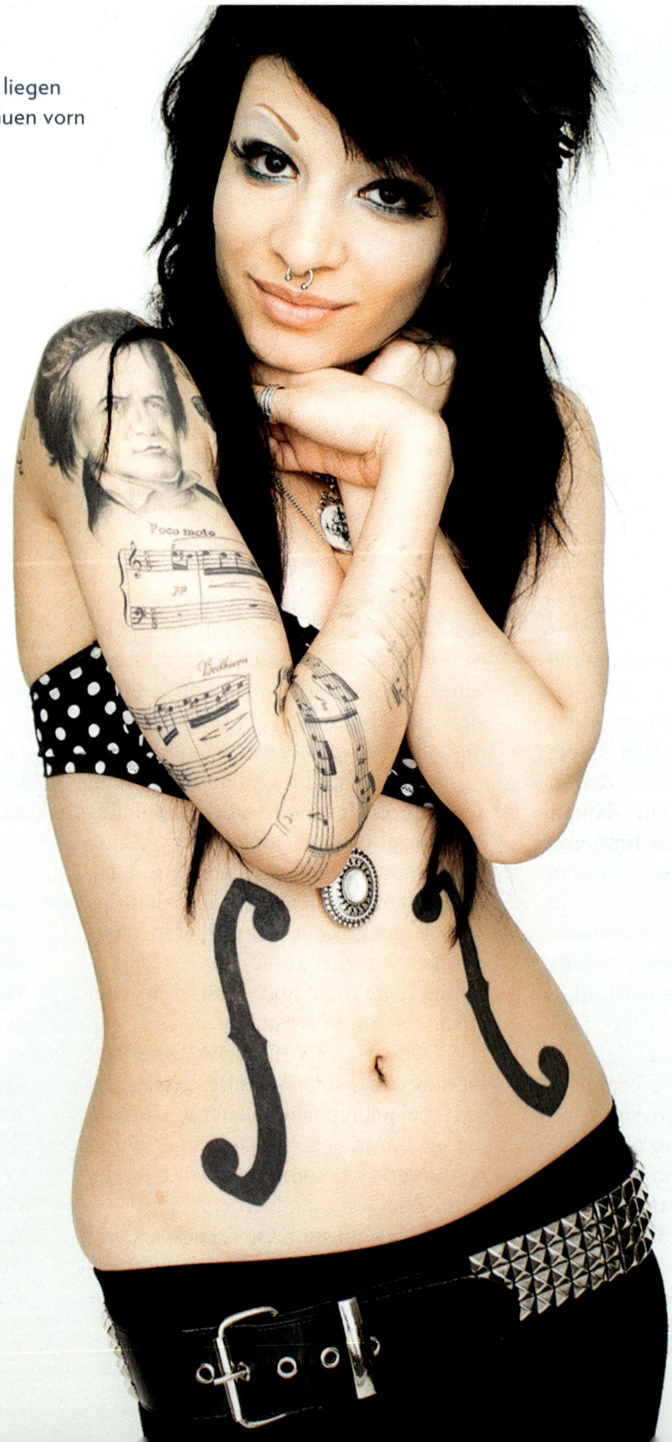

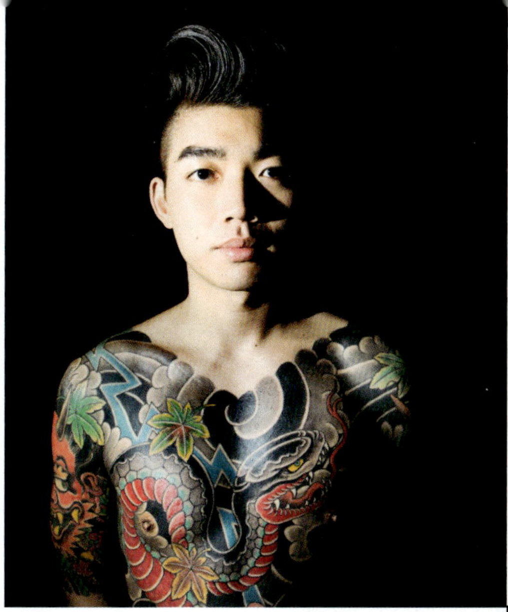

Vielen dient ein Tattoo als Andenken an einen Wendepunkt im Leben

Weshalb lassen sich so viele Menschen Tattoos stechen? Was sagt die Wahl des Motivs aus? Und wie lässt sich späte Reue über den Eingriff vermeiden? Die Professorin **Aglaja Stirn** über das Wesen der farbigen Hautverzierungen

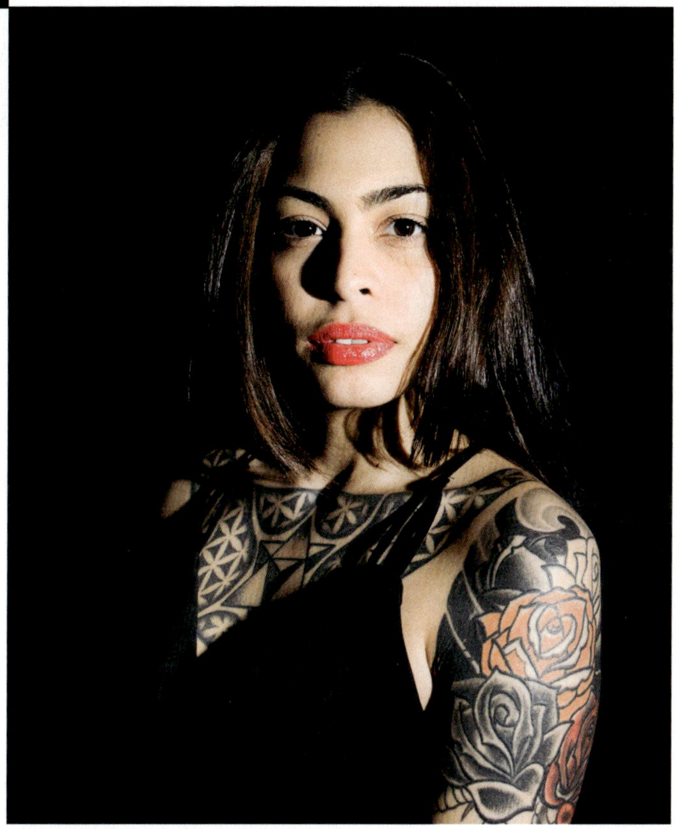

In Umfragen sagen die meisten Tätowierten, dass sie sich nun attraktiver finden und zufriedener mit ihrem Äußeren sind

INTERVIEW: **MARIA KIRADY** UND **BERTRAM WEISS**

FOTOS: **SPENCER KOVATS** UND **DINA LITOVSKY**

GEO WISSEN: ***Frau Professor Stirn, Tattoos scheinen im Trend zu liegen. Stimmt dieser Eindruck?***

PROF. DR. AGLAJA STIRN: Ja, die Verbreitung von Tätowierungen hat in den letzten zwei Jahrzehnten deutlich zugenommen. Kürzlich hat eine Studie ergeben, dass in Deutschland etwa jeder fünfte Erwachsene tätowiert ist. Bei jungen Menschen sind es deutlich mehr, in der Altersgruppe von 25 bis 34 Jahren über 40 Prozent. Und während Tattoos früher vor allem Männersache waren, liegen bei den Jüngeren inzwischen die Frauen vorn.

Sind es Menschen aus bestimmten gesellschaftlichen Gruppen, die sich tätowieren lassen?

Es ist ein gängiges Vorurteil, dass Tattoos ein Unterschichtenphänomen sind. Lange Zeit waren die gestochenen Bilder tatsächlich vor allem in eher randständigen, häufig wenig angesehenen Milieus verbreitet, unter Seeleuten, Soldaten und Prostituierten sowie in halbkriminellen Umfeldern. Doch von den 1960er Jahren an wurden Tätowierungen nach und nach in den verschiedenen Musikszenen populär und haben sich dann immer weiter in den Mainstream verbreitet. Heute sind sie in sämtlichen Gesellschaftsschichten zu finden.

Tätowierte Ärztinnen und Bankiers sieht man dennoch nicht alle Tage.

Richtig ist, dass Tattoos unter Menschen mit niedrigerem sozioökonomischen Status und geringerem Bildungsgrad weiter verbreitet sind als unter Akademikern. Aber eine deutliche Grenze lässt sich heute definitiv nicht mehr ziehen, auch Professorinnen und Anwälte haben Tätowierungen, das nivelliert sich immer mehr.

Weshalb entscheiden sich Menschen für ein Tattoo?

Sehr häufig gibt es einen persönlichen, biografischen Grund. Etwa die

Geburt eines Kindes, die Überwindung einer schweren Krise oder auch eine Trennung. Ereignisse also, die die Betroffenen als Wendepunkte oder Meilensteine in ihrem Leben wahrnehmen und für die sie sich ein ganz individuelles Andenken schaffen wollen.

Manche Menschen entscheiden sich auch für religiöse oder spirituelle Motive, die ihnen Kraft und Orientierung geben. Themen, die andere vielleicht in einem Talisman oder einem Bild finden, das sie sich an die Wand hängen. Oft geht es auch um Werte, die einem wichtig sind, oder Charaktereigenschaften, die man an sich schätzt – oder die man gern hätte.

Aber wieso muss es eine schmerzhafte, irreversible Veränderung des eigenen Körpers sein?

Zwei wichtige Aspekte haben Sie mit Ihrer Frage schon angesprochen: Eine Tätowierung ist etwas, das Überwindung kostet – und eine Veränderung, die bleibt. Es ist, so gesehen, eine zweifache Mutprobe. Und das verleiht der Botschaft, die man damit aussenden möchte, ein großes Gewicht. Natürlich gibt es auch andere Wege, die Liebe zu einem Menschen, die Hingabe für einen Fußballverein oder das Bekenntnis zu einem bestimmten Musik- oder Lebensstil auszudrücken – aber ein Tattoo transportiert immer auch: Ich meine es ernst.

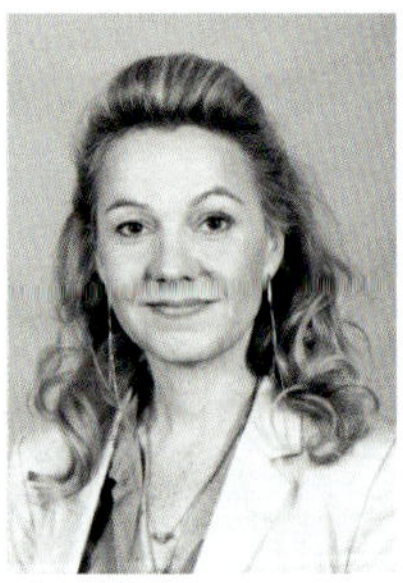

PROF. DR. AGLAJA STIRN erforscht die Beweggründe für Körpermodifizierungen und Tattoos

Geht es immer um so eine tiefe Symbolik? Manche Motive scheinen eher dekorativen Charakter zu haben.

Man sieht einem Tattoo die Bedeutung, die es für den Träger oder die Trägerin hat, nicht unbedingt an. Ein Sternchen kann einfach nur ein Sternchen sein, weil es hübsch aussieht. Der Anlass kann aber eben auch der Heiratsantrag gewesen sein oder ein Auslandsaufenthalt, den man als sehr prägend empfunden hat. Für viele ist es auch einfach ein Statement gegen die Kurzlebigkeit unserer Zeit.

Wie wichtig ist es, sich durch den Körperschmuck attraktiver zu fühlen?

Nach meiner Erfahrung geht es rund 25 Prozent der Tätowierten vor allem ums Aussehen. Aber das sollte man nicht herunterspielen. Denn die meisten setzten sich in der Entscheidungsphase intensiv mit ihrem eigenen Körper auseinander. Nach der Pubertät, also in dem Alter, in dem sich viele mit Tattoos beschäftigen, ist es für junge Menschen oft wichtig, sich den veränderten Körper zu eigen zu machen. Die meisten Tätowierten sagen in Umfragen, dass sie sich dadurch attraktiver finden und zufriedener sind mit ihrem Äußeren.

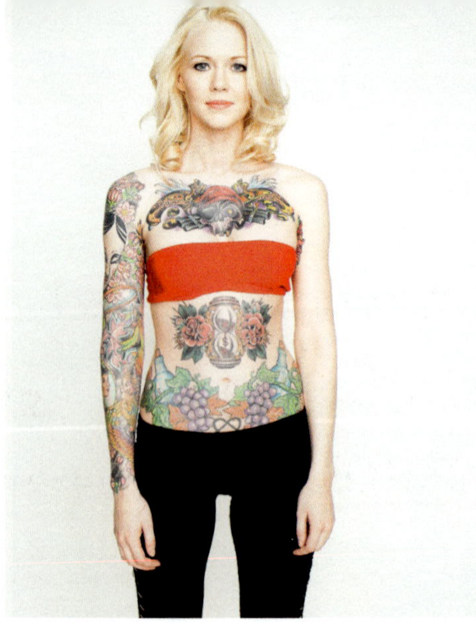

Tattoos lenken den Blick auf bestimmte Körperregionen und regen die Fantasie an: Wie mag es unter der Kleidung weitergehen?

Wer sich tätowieren lässt, hat ein Problem mit seinem Körper?

Dieser Umkehrschluss wäre falsch. Bis zu einem gewissen Grad ist es völlig normal und gesund, dass Menschen sich mit ihrem Äußeren befassen und eben auch versuchen, es ein Stück weit zu verändern, zu verschönern, besonders hübsche oder auch erotische Zonen zu betonen.

Tattoos sind ja auch nicht die einzige Form der Körperveränderung. Andere Menschen gehen ins Fitness-Studio, machen Diät oder geben viel Geld für Make-up, Frisuren und Kleidung aus. Bei all dem kann es vereinzelt zu Extremen kommen, und das kann dann auch krankhaft sein. Aber auf die große Mehrheit trifft das nicht zu.

Gibt es Persönlichkeitsmerkmale, die Tätowierte auszeichnen?

Studien zeigen eine gewisse Tendenz: Menschen, die sich tätowieren lassen, neigen auch in anderen Lebensbereichen dazu, höhere Risiken einzugehen. Sie sind impulsiver, suchen verstärkt nach neuen Reizen. Das kann sich etwa in höherem Alkohol- oder Drogenkonsum äußern, kann aber auch Quelle großer Kreativität sein. Insgesamt sind die Unterschiede zu Nichttätowierten allerdings nicht sehr groß.

Gibt es einen Trend zu immer mehr, immer größeren Tattoos, zu extremeren Körperstellen?

Wer den Bann einmal gebrochen hat, dem fällt auch der Schritt zum zweiten oder dritten Tattoo leichter, das belegen Studien. Ich würde aber nicht von einer Sucht sprechen, wie es manche tun, eher von einer Sammelleidenschaft, die da geweckt wird – und meistens dann auch irgendwann befriedigt ist. Es gibt eine kleine Gruppe, die das ins Extrem treibt, sich also etwa im Gesicht oder großflächig am ganzen Körper tätowieren lässt. Aber einen großen Trend sehe ich da nicht.

Gibt es bei der Motivauswahl bestimmte Moden?

Ja. Ein extremes Beispiel ist das Tribal-Motiv auf Steißbeinhöhe, also ein eher dekoratives Ornament, das in den 1990er Jahren bei vielen Frauen sehr populär war. Spätestens als es dann von anderen als „Arschgeweih" oder im Englischen als „tramp stamp" bezeichnet wurde, war der Trend ganz schnell wieder vorbei.

»Ein Tattoo ist für viele ein Statement gegen die Kurzlebigkeit unserer Zeit«

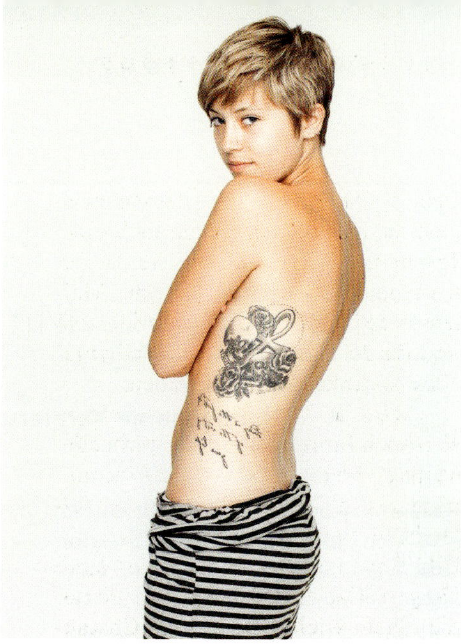

Menschen, die sich tätowieren lassen, sind oft auch in anderen Lebensbereichen bereit, höhere Risiken einzugehen

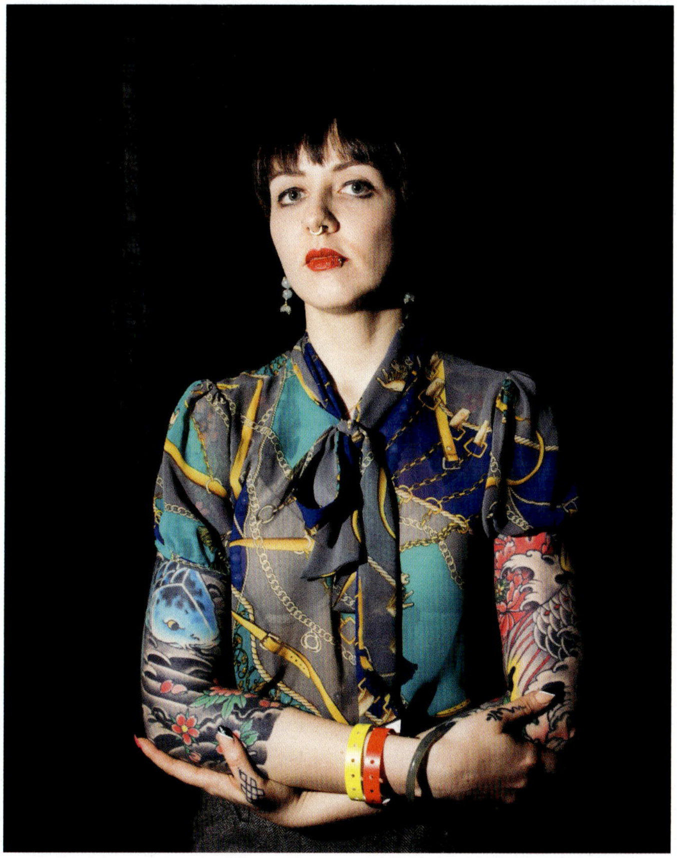

Ein Plus fürs Selbstbewusstsein: Wer sich durch seine Tattoos attraktiver findet, ist in intimen Situationen weniger unsicher

Einerseits sagen Sie, Tattoos sind in der Mitte der Gesellschaft angekommen, andererseits gibt es offenbar noch Ressentiments. Wie passt das zusammen?

Beides ist richtig. Die Chance, dass es einen Arbeitgeber nicht stört, wenn Sie sichtbar tätowiert sind, ist heute sicherlich höher denn je. Ebenso, dass jemand, den Sie privat treffen, Ihre Tattoos attraktiv findet – schon allein weil die Wahrscheinlichkeit hoch ist, dass die andere Person ebenfalls tätowiert ist, gerade in der jüngeren Generation. Andererseits ist es so, dass in unserer westlichen, christlich geprägten Welt der unversehrte Körper, das antike griechische Ideal, noch Kulturgut ist. Es wird spannend sein zu sehen, wohin sich das entwickelt.

Sind Tätowierungen heute handwerklich und künstlerisch besser ausgeführt als früher?

Ja, die Branche hat sich extrem professionalisiert. Es haben sich verschiedene Stile herausgebildet, manche Tätowierer verstehen sich eher als Künstler denn als Dienstleister und werden in der Szene auch entsprechend gefeiert.

Aber auch die handwerkliche Qualität und die hygienischen Bedingungen sind heute besser als früher. Viele Studios sind in Verbänden organisiert, mit Zertifikaten, die gewisse Standards garantieren sollen.

Können Tattoos auch ein sexueller Stimulus sein?

Absolut – schon allein deshalb, weil sie den Blick auf bestimmte Körperregionen lenken. Oder weil sie Neugier wecken, wenn sie nur zum Teil zu sehen sind und man sich fragt, wie es wohl unter der Kleidung weitergeht.

Wenn Frauen also eine Tätowierung über der Scham oder an den Fesseln tragen oder Männer an den muskulösen Oberarmen, dann ist das oft als erotisches Signal gemeint – und wird auch so verstanden. Aber auch an

TATTOO-ENTFERNUNG

Mit Licht gegen **die Farbe**

Unliebsame Verzierungen lassen sich weglasern – doch nicht ohne Risiko

Ein Tattoo lässt sich leicht entfernen", erklärte einst der US-Autor Mark Twain. 1889 beschrieb er in einer Zeitung, wie er sich aus Scham und Überdruss ein Anker-Tattoo auf dem Handrücken mit heißen Nadeln aus der Haut gebrannt hatte.

Derlei martialische Methoden gehören der Vergangenheit an. Heutzutage lassen sich Tattoos in der Regel per Laserbehandlung beseitigen. Allerdings empfinden die meisten Betroffenen diese Prozedur als mindestens so schmerzvoll wie das Tätowieren selbst.

Daneben gibt es noch weitere Methoden, etwa das Injizieren von Milchsäure, um die unerwünschte Einfärbung wegzuätzen. Von solchen Verfahren raten Dermatologen aber ab, weil häufig großflächige Narben zurückbleiben.

Das Prinzip der Laserbehandlung besteht darin, die in Hautzellen eingelagerten Farbstoffe zu zerstören, ohne das Gewebe zu schädigen: Das gebündelte Licht dringt durch die obersten Hautschichten und die Zellmembran, wird von den Pigmenten absorbiert und erhitzt sie so stark, dass sie zerfallen. Dabei wird je nach Farbton ein Laser mit spezifischer Wellenlänge genutzt.

Weil auch der körpereigene Farbstoff Melanin (den die Haut als Schutz gegen die UV-Strahlung der Sonne bildet) Laserlicht absorbiert, sollten Betroffene die Hautpartie vor einer Behandlung längere Zeit wenig der Sonne aussetzen und aufs Solarium verzichten. Sonst kann es zu Bläschenbildung und Pigmentstörungen kommen.

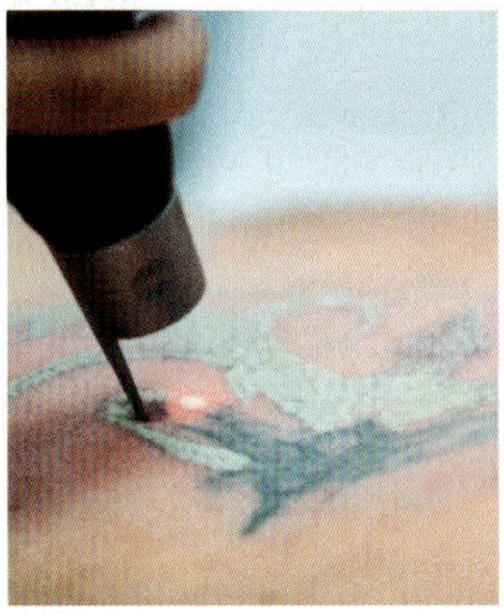

Nach der Prozedur sind Hautirritationen möglich

Doch selbst bei optimalen Voraussetzungen nimmt das umliegende Gewebe durch die Hitze zuweilen Schaden, kommt es zu Brandblasen, Krusten, Rötungen oder punktförmigen Blutungen. Manchmal bleiben Narben oder Farbstörungen zurück.

Immerhin: Bei neuen Picosekundenlasern, die ihre Energie über Billionstelsekunden kurze Pulse übertragen (etwa 100-mal kürzer als bisher), ist die Behandlung in der Regel schonender. Weil diese Geräte noch nicht weit verbreitet sind, lohnt es sich nachzufragen, welchen Laser eine Praxis verwendet.

In jedem Falle ist die Entfernung eines Tattoos aufwendig und kostspielig: Speziell bei vielfarbigen Motiven können mehr als ein Dutzend Sitzungen nötig sein, und selbst danach ist eine von körperfremden Pigmenten vollkommen freie Haut nicht garantiert.

Die Kosten richten sich nach der Ausdehnung des Tattoos: Bei mittlerer Größe (zehn mal zehn Zentimeter) etwa belaufen sie sich zumeist auf 120 bis 150 Euro – pro Sitzung.

Noch weitgehend unklar ist, welche Wirkung von den Zerfallsprodukten der Pigmente im menschlichen Körper ausgeht. Das Bundesamt für Risikobewertung hat zum Beispiel nachgewiesen, dass ein bestimmter blauer Farbstoff unter anderem zu Blausäure zerfällt, die Zellschäden verursachen kann.

Bei der Auflösung mancher sogenannter Azofarbstoffe bilden sich potenziell krebserregende Substanzen – und obwohl diese Pigmente in Deutschland für Tätowiermittel nicht erlaubt sind, haben Forscher sie in verschiedenen hierzulande benutzten Tattoo-Farben gefunden, vor allem in Gelbtönen.

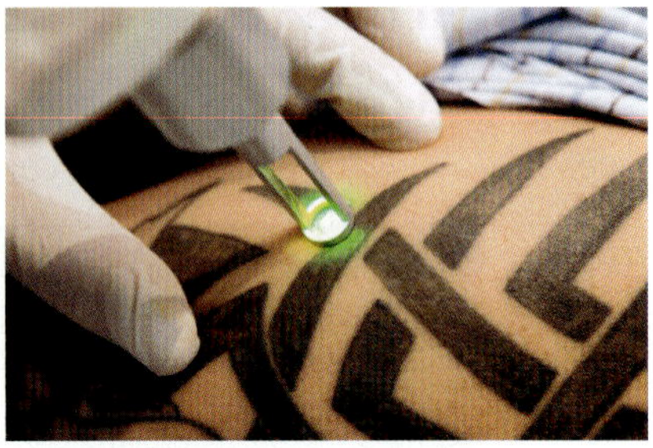

Das Prinzip der Laserbehandlung: Licht erhitzt die Pigmente, sodass sie zerfallen

Bekannt ist zudem, dass manche gefährlichen Substanzen nicht erst durch die Laserbehandlung entstehen, sondern in geringerem Maße auch durch den natürlichen Zerfall der injizierten Stoffe; der Laser beschleunigt den Prozess jedoch erheblich. Fachleute raten deshalb, zwischen zwei Behandlungen mindestens acht Wochen verstreichen zu lassen. Nach dieser Zeit ist auch das Lymphsystem, das die Fremdstoffe abtransportiert, wieder aufnahmefähig.

Ohnehin sollte sich jeder schon vor dem Stechen eines Tattoos mit den Risiken auseinandersetzen. So kommt es häufig zu allergischen Reaktionen, etwa gegen Pigmente oder die in den Tuschen enthaltenen Zusätze sowie gegen Verunreinigungen durch Metalle wie Chrom oder Nickel. Vor allem rote Farben lösen (aus bislang noch ungeklärten Gründen) häufig körperliche Reaktionen aus.

In besonders schweren Fällen muss ein Tattoo schon gleich nach dem Stechen wieder entfernt werden. Um sämtliche Allergene zu beseitigen, trägt ein Arzt im betroffenen Areal die Haut mit Spezialinstrumenten ab oder schneidet sie gar mit einem Skalpell heraus – bei großflächigen Motiven ist dann eine Hauttransplantation nötig. Zurück bleiben in jedem Fall Operationsnarben.

Auch Henna-Bemalungen können schwere Kontaktallergien auslösen, wenn der Farbe die Substanz Para-Phenylendiamin beigemischt wird – ein Stoff, der in Deutschland nicht für die Anwendung auf der Haut zugelassen ist.

Darüber hinaus gelten die meisten Tattoo-Farben grundsätzlich als problematisch, etwa die Schwarztöne, die fast immer aus Ruß gewonnen sind. Ihre Bestandteile sind noch Jahre nach dem Stechen in Lymphknoten nahe dem tätowierten Bereich nachweisbar. Weil sie mitunter potenzielle Karzinogene wie polyzyklische aromatische Kohlenwasserstoffe enthalten, gilt ein erhöhtes Krebsrisiko als nicht ausgeschlossen.

Dass solche bedenklichen Substanzen überhaupt in den Tuschen vorkommen, liegt an fehlenden Zulassungsverfahren und einer nur stichprobenhaften Überprüfung der (häufig importierten) Produkte. Verbraucherschützer raten daher, sich vom Tattoo-Studio schriftlich bestätigen zu lassen, dass die verwendeten Farben zumindest der deutschen Tätowiermittel-Verordnung entsprechen. Die verzeichnet etliche Stoffe, die bei der Herstellung nicht verwendet werden dürfen.

Der Gang ins Tattoo-Studio sollte also wohlüberlegt sein. Zumal manche Spätfolge schwer abzusehen ist. So wissen viele Frauen zum Beispiel nicht, dass ein großflächiges Steißbein-Tattoo bei einer Geburt oft die Injektion eines lokalen Betäubungsmittels (Periduralanästhesie) unmöglich macht. Denn durch die Hohlnadel könnten Farbpartikel aus der Haut in den Bereich des Rückenmarks gelangen und dort gefährliche Gewebereaktionen auslösen.

Auch das kann ein unerwarteter Grund für späte Reue sein.

Malte Werner

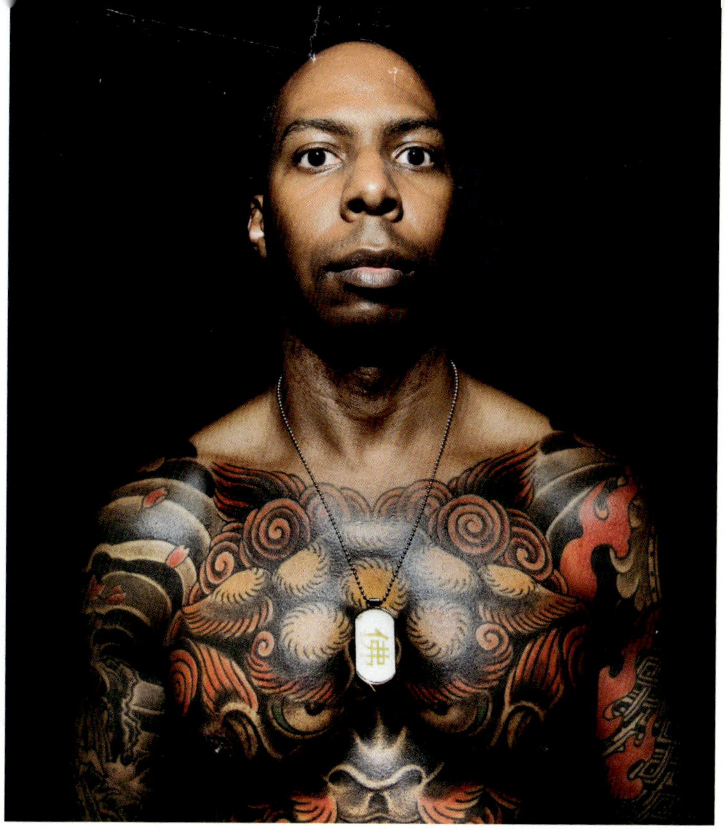

Wer einmal gewagt hat, sich das erste Motiv stechen zu lassen, dem fällt erfahrungsgemäß auch der Schritt zu weiteren Hautverzierungen leichter

anderen Stellen gelten Tätowierungen oftmals als Zeichen von Experimentierfreude und Offenheit für Neues, was viele attraktiv finden.

Doch es geht bei Tätowierungen nicht nur um die Außenwahrnehmung: Wer sich dank eines Tattoos attraktiver findet, ist in intimen Situationen selbstbewusster, was selten von Nachteil ist.

Manch einer empfindet seine Tätowierungen im Nachhinein als Jugendsünden. Wie hoch ist der Anteil derer, die sie wieder loswerden wollen?

Da gibt es nur Schätzungen – die reichen von fünf Prozent bis 30 Prozent der Menschen mit Tattoos. All jene, die sich tätowieren lassen, überlegen sich das nach meiner Erfahrung zumeist sehr genau. Daher ist es den Betroffenen auch klar, dass ein Tattoo für immer bleibt, und sie sind in dem Moment auch überzeugt, dass sie es haben und behalten wollen. Und selbst wer seine Meinung später ändert, weiß die Tätowierung oftmals weiterhin als Erinnerung zu schätzen, an eine Lebensphase, in der man eben anders gedacht hat.

Was sollte ein an einem Tattoo Interessierter im Voraus bedenken, damit er den Eingriff später nicht bereut?

Eine Untersuchung in einer französischen Laserklinik hat ergeben, dass ein Viertel der Patienten, die sich für die Entfernung eines Tattoos entschieden haben, von Anfang an mit diesem nicht zufrieden waren. Es lohnt sich also, sehr genaue Absprachen mit dem Tätowierer zu treffen, sich detaillierte Entwürfe zeigen zu lassen und sich zu versichern, dass derjenige sein Handwerk versteht und ein gewisses künstlerisches Talent mitbringt.

Damit das Motiv auch wirklich genau so aussieht, wie man es sich wünscht. ○

PROF. DR. AGLAJA STIRN, Jg. 1962, leitet das Institut für Sexualmedizin und Forensische Psychiatrie und Psychotherapie der Christian-Albrechts-Universität zu Kiel.

Die Welt von GEO

Ein Blick in weitere Hefte

GEO EPOCHE

Mythos Babylon

Die Geschichte des Zweistromlands

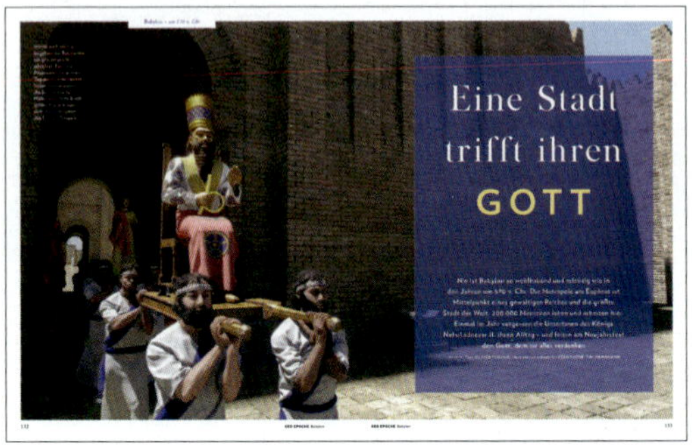

Die Babylonier huldigen ihrem Gott Marduk in einer feierlichen Prozession

Das Land zwischen Euphrat und Tigris war die Wiege unserer Zivilisation. Seine Bewohner haben Schrift, Literatur, Bürokratie und die Wissenschaften erfunden, ja sogar die Zeiteinteilung in Stunden, Minuten, Sekunden.

Sie konstruierten bereits vor 5000 Jahren prächtige Paläste und Tempel, wohnten in Großstädten – zu einer Zeit, als die Menschen in Europa fast durchweg noch in primitiven Weilern lebten. In Mesopotamien entstand Uruk, die erste Metropole der Menschheit, und erblühte Babylon, „das Licht der Himmel“: Unter König Nebukadnezar II. war der mythenumwobene Ort um 570 v. Chr. die größte Stadt der Welt.

GEO*EPOCHE* erzählt von Babylon sowie von den Reichen der Sumerer und Assyrer: die Geschichte des Zweistromlandes, von 3300 v. Chr. bis 500 v. Chr.

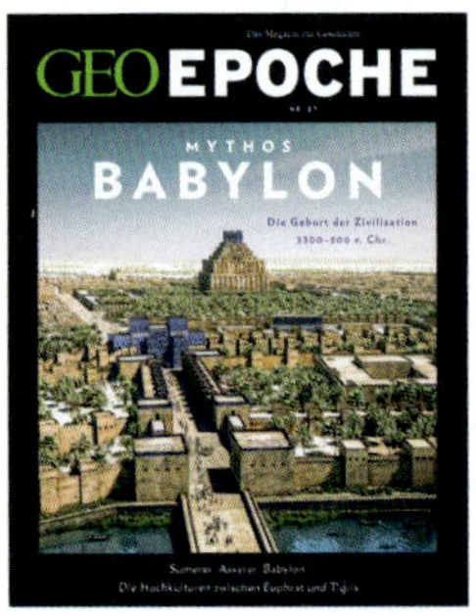

GEO*EPOCHE* »Mythos Babylon« kostet 10 Euro (mit DVD 17,50 Euro). Einige Themen: Die erste Dichterin • Ein Fest für einen Gott • Der älteste Mordprozess der Menschheit.

GEO EPOCHE EDITION

100 Meisterwerke

Die bedeutendsten Gemälde der Kunstgeschichte

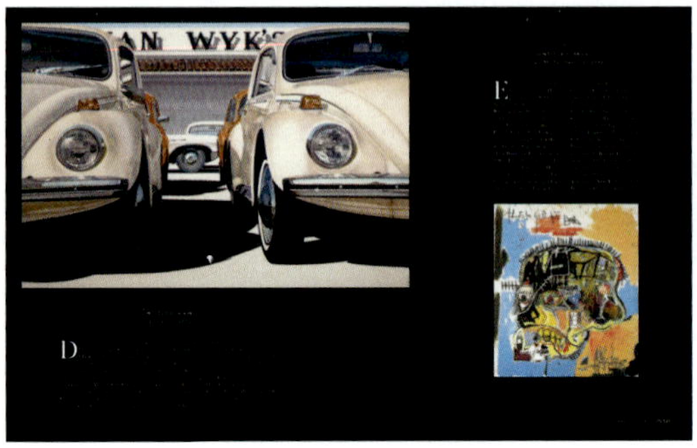

100 Meisterwerke der Malerei, von der Steinzeit bis zur Gegenwart: vorgestellt, erklärt, gefeiert

GEO*EPOCHE* EDITION widmet sich in seiner neuen Ausgabe nicht wie sonst einer Kunstepoche, sondern präsentiert die ergreifendsten, prägendsten, schönsten Gemälde der gesamten Kunstgeschichte, von der Steinzeit bis zur Gegenwart. In kurzen Texten werden die Schöpfer und ihre Bilder vorgestellt und wird deren außergewöhnliche Strahlkraft ergründet.

Das Heft gleicht einem virtuellen Museum, dessen Schau die Redaktion zusammengestellt hat – in dem Wissen natürlich, dass es weitaus mehr als 100 bedeutende Gemälde gibt. Und so ist die Auswahl denn auch keine Rangliste, sondern ein Angebot an die Leser zu einer Diskussion über die Kunst anhand einer Riege von beeindruckenden, herausragenden Bildern. Meisterwerken eben.

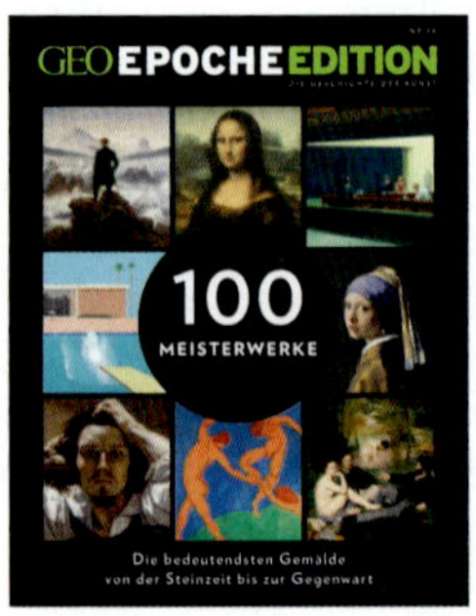

GEO*EPOCHE* EDITION »100 Meisterwerke«. Auf 132 großformatigen Seiten finden sich Bilder etwa von Leonardo da Vinci, Caspar David Friedrich, Vermeer, Manet, Matisse und Edward Hopper (16,50 Euro).